人工呼吸療法：最近の進歩

千葉大学教授 西野 卓 編著

positive end-expiratory pressure ventilation | intermittent mandatory ventilation | continuous positive airway pressure
high-frequency ventilation | pressure support ventilation | proportional assisted ventilation | prone position | nitric oxid
noninvasive positive pressure ventilation | liquid ventilation | extracorporeal membrane oxygenation

RECENT ADVANCES IN MECHANICAL VENTILATION AND RESPIRATORY CARE

克誠堂出版

執筆者一覧(執筆順)

西野　　卓	千葉大学医学部麻酔学教室
佐藤　二郎	千葉大学医学部麻酔学教室
磨田　　裕	横浜市立大学医学部附属病院集中治療部
氏家　良人	北海道立小児総合保健センター手術部
田代　雅文	熊本大学医学部麻酔学教室
寺崎　秀則	熊本大学医学部麻酔学教室
今中　秀光	国立循環器病センター外科系集中治療科
田村　正徳	長野県立こども病院新生児科
星　　邦彦	東北大学医学部集中治療部
松川　　周	東北大学医学部集中治療部
鈴川　正之	自治医科大学救急医学教室
五藤　恵次	岡山大学医学部麻酔・蘇生学教室
菅井　桂雄	千葉大学医学部救急医学講座
平澤　博之	千葉大学医学部救急医学講座
松田　兼一	千葉大学医学部救急医学講座
中西加寿也	千葉大学医学部救急医学講座
木村謙太郎	大阪府立羽曳野病院呼吸器科
稲葉　英夫	秋田大学医学部救急医学講座

序　文

　呼吸は生命維持には不可欠な機能であり，自発呼吸停止が個体死を意味する時代も過去にはあった。人工呼吸療法の歴史は意外と古く，自発呼吸の停止を人工呼吸によって補い生命維持を図る方法は 16 世紀半ばには既に考案されていた。しかし，人工呼吸療法が今日あるような形で医療技術のひとつとして定着するには長い年月を必要とした。さらに，一見確立したかのようにみえた人工呼吸療法も時代とともにその適応症例や適応基準は拡大され，それと同時に新しい概念や手技が出現してきた。確かに，20 世紀後半のテクノロジーの発展により，レスピレータを含む医療器具の改良にはめざましいものがあった。しかし，現段階においても重症な呼吸不全や低酸素血症に対する治療法が確立したとはいえず，人工呼吸療法はなお混沌とした状態にある。このような状況を打破するためには，これまでの知識や情報を一度整理し，何が解決し，何が未解決なのかを明らかにしたうえで次の段階を模索する必要がある。残念ながら，これまでこのような要求を満たす書物が見当たらなかった。そこで，本書の出版が企画された。本書では人工呼吸療法に関連するいくつかの厳選したテーマについて，それぞれの専門家から最新の知見を加えて解説してもらった。本書はいわゆる人工呼吸の教科書ではない。人工呼吸療法を理解するための基礎的事項についてはもちろん述べられているが，単なるレスピレータの使用法の解説は避け，人工呼吸療法に関連するさまざまな問題点を広く実践的な見地から解説する内容となっている。本書の第 1 章は人工呼吸療法の歴史と概念の変遷について解説してあり，人工呼吸療法の歴史を含めた全体の流れを知りたい場合はこの章から読み始めるのがよいかもしれない。しかし，本書の各章はそれぞれ独立した内容であり，興味ある章から読み始めても一向に構わない。各章を独立した内容とさせたため，全体を通して多少の重複がみられる点はご容赦願いたい。本書によって人工呼吸療法に対する過去の知識・情報が整理され，21 世紀に向けた新しい方向が少しでもみえてくると本書の目的は達成されたことになる。特に，これからこの分野で活躍する若い医師のお役に立つことを願っている。

　最後に，本書出版のために尽力された克誠堂出版の方々に厚く御礼を申し上げたい。

2000 年 1 月

西野　　卓

目　次

第1章　人工呼吸療法の歴史と概念の変遷 ……………………西野　卓　1

- I．人工呼吸の歴史 …………………………………………………………………1
- II．換気様式の発展 …………………………………………………………………3
  1. 終末呼気陽圧 (positive end-expiratory pressure ventilation：PEEP) …………3
  2. 間欠的強制換気法 (intermittent mandatory ventilation：IMV) ………………4
  3. 持続気道陽圧 (continuous positive airway pressure：CPAP) …………………4
  4. 高頻度換気 (high-frequency ventilation：HFV) ………………………………4
  5. pressure support ventilation (PSV) ………………………………………………5
  6. proportional assisted ventilation (PAV) …………………………………………5
  7. permissive hypercapnia ……………………………………………………………5
  8. 腹臥位 (prone position) による呼吸管理 ………………………………………6
- III．血液ガス分析の発展 ……………………………………………………………6
- IV．新しい呼吸管理法 ………………………………………………………………7
  1. 非侵襲的陽圧換気法 (noninvasive positive pressure ventilation：NIPPV) ……7
  2. 液体換気療法 (liquid ventilation) ………………………………………………8
  3. 体外膜型肺 (extracorporeal membrane oxygenation：ECMO) …………………8
- V．呼吸不全への新しいアプローチ ………………………………………………9
  1. 一酸化窒素 (nitric oxide：NO) …………………………………………………9
  2. ヘリウムガスを用いた人工呼吸治療 …………………………………………10
  3. サーファクタント ………………………………………………………………10
  4. 薬物療法 …………………………………………………………………………10
- VI．人工呼吸の今後 ………………………………………………………………11

第2章　人工呼吸モードの整理 ……………………………………佐藤　二郎　15

- I．はじめに …………………………………………………………………………15
- II．人工呼吸モードの体系化 ………………………………………………………17
  1. 吸気制御関数 (control functions) ………………………………………………19
  2. 呼吸位相変数 (phase variables) …………………………………………………19
  3. 二次条件変数 (conditional variables) …………………………………………21
- III．人工呼吸モードの概説 …………………………………………………………23
  1. 強制換気 …………………………………………………………………………23
  2. 自発換気 …………………………………………………………………………28
- IV．終わりに …………………………………………………………………………35

第3章　人工呼吸中のモニター ……………………… 磨田　　裕　37

- **I. 呼吸管理に使用されるモニター** ……………………………………………… 37
- **II. パルスオキシメトリ** ……………………………………………………………… 39
- **III. カプノメトリ（CO_2 モニター）** ……………………………………………… 42
    1. 測定の原理 ……………………………………………………………………… 42
    2. CO_2 波形 ……………………………………………………………………… 45
    3. CO_2 カーブモニター─呼気量との関係─ ………………………………… 47
- **IV. 換気のモニター** ………………………………………………………………… 48
    1. 気道内圧 ………………………………………………………………………… 48
    2. 流量，換気量 …………………………………………………………………… 50
- **V. グラフィックモニター** …………………………………………………………… 51
- **VI. インピーダンスニューモグラフィー，インダクタンスプレチスモグラフィー** …… 52
- **VII. 血液ガスのモニター** …………………………………………………………… 52
    1. 動脈血の採血，測定 …………………………………………………………… 52
    2. 測定値の評価 …………………………………………………………………… 52
    3. Co オキシメータによる酸素飽和度測定 …………………………………… 53
    4. 持続動脈内血液ガスモニター ………………………………………………… 53
    5. 混合静脈血酸素飽和度（$S\bar{v}_{O_2}$）モニター ……………………………… 54
- **VIII. 呼吸仕事量モニター** …………………………………………………………… 55
- **IX. 代謝モニター** …………………………………………………………………… 56
- **X. 湿度モニター** …………………………………………………………………… 56
- **XI. おわりに** ………………………………………………………………………… 56

第4章　体位変換療法　特に腹臥位呼吸管理 …………………… 氏家　良人　59

- **I. はじめに** ………………………………………………………………………… 59
- **II. 腹臥位呼吸管理の対象とその病態** …………………………………………… 59
    1. ARDS とその定義 ……………………………………………………………… 59
    2. ARDS における背側肺濃度上昇と下側肺傷害 ……………………………… 61
- **III. 腹臥位呼吸管理の臨床報告** …………………………………………………… 62
    1. 1970 年代後半（腹臥位呼吸管理の黎明期） ………………………………… 63
    2. 1980 年代後半〜90 年代前半（腹臥位呼吸管理の再評価） ……………… 63
    3. 1990 年代後半（ARDS に対する治療戦略とその評価） …………………… 64
- **IV. 腹臥位呼吸管理の酸素化および予後に関する評価** ………………………… 67
    1. 腹臥位は酸素化を改善するか ………………………………………………… 67
    2. ARDS 症例に対する腹臥位呼吸管理は死亡率を改善するか ……………… 68
- **V. 腹臥位による酸素化改善の機序** ……………………………………………… 70
    1. 横隔膜運動の変化 ……………………………………………………………… 70
    2. 換気血流比の改善 ……………………………………………………………… 71

3. 体位ドレナージ··71
4. 静水圧の変化··71
5. 肺内外圧差の改善··71
6. FRCの増加···72
VI. 腹臥位呼吸管理の実際··72
1. 目的··72
2. 適応··72
3. 禁忌··74
4. 腹臥位時間··74
5. 施行上の注意点··74
VII. 最後に···76

第5章 特殊な呼吸管理法（ECMO, ECLA, PCPS, etc）
···田代 雅文，寺崎 秀則 79

I. はじめに···79
II. 用語の定義···79
III. 体外式肺補助（extracorporeal lung assist：ECLA），
体外式心肺補助（extracorporeal lung and heart assist：ECLHA）の適応 ···········81
1. 小児・成人症例··82
2. 新生児症例··82
IV. ECLA, ECLHAの方法··82
1. 体外循環の脱送血··82
2. 人工肺··83
3. 体外循環回路と装置··84
4. 血液凝固調節··85
V. 実際···86
1. 回路の充填··86
2. カテーテルの挿入··86
3. 抗凝固療法··87
4. ベンチレータの設定··87
5. ガス流量の設定··87
6. 循環動態の管理··87
7. 離脱··88
VI. 成績···88
1. extracorporeal life support organization（ELSO）集計 ···················88
2. 膜型人工肺研究会··89
3. 熊本大学··90
VII. 症例提示··92
VIII. 進歩···92

  1．技術的特徴………………………………………………………………………………93
  2．少量ヘパリンによる ECLA …………………………………………………………94
  3．メシル酸ナファモスタットによる ECLA …………………………………………94
  4．抗凝固薬を投与しない ECLA ………………………………………………………94
 IX．今後……………………………………………………………………………………………95
  1．陽圧換気 ECLA ………………………………………………………………………95
  2．救急蘇生への応用……………………………………………………………………95
  3．脳低温療法と ECLHA の併用療法…………………………………………………96

第6章　一酸化窒素（NO）吸入療法……………………………今中　秀光　99

 I．一酸化窒素（nitric oxide：NO）吸入療法の原理 ………………………………………99
 II．NO 吸入システム ……………………………………………………………………………100
  1．プレミキシング方式…………………………………………………………………101
  2．持続注入方式…………………………………………………………………………101
  3．吸気相同期方式………………………………………………………………………104
 III．対象となる疾患………………………………………………………………………………104
  1．急性呼吸窮迫症候群（acute respiratory distress syndrome：ARDS）…………104
  2．新生児遷延性肺高血圧症（persistent pulmonary hypertension of
    newborn：PPHN）……………………………………………………………………107
  3．開心術後の肺高血圧症………………………………………………………………107
 IV．モニタリング…………………………………………………………………………………108
 V．NO 吸入の副作用……………………………………………………………………………109
  1．回路内 NO_2 の産生……………………………………………………………………109
  2．メトヘモグロビン血症………………………………………………………………109
  3．NO 吸入中止によるリバウンド現象………………………………………………109
  4．左心不全の増悪………………………………………………………………………109
  5．酸素化能の悪化………………………………………………………………………109
  6．余剰ガスの排気について……………………………………………………………110
 VI．NO 吸入に際して……………………………………………………………………………111
 VII．まとめ…………………………………………………………………………………………111

第7章　液体換気療法（liquid ventilation）……………………田村　正徳　115

 I．液体換気療法（liquid ventilation：LV）の原理…………………………………………115
 II．液体換気療法に用いる液体…………………………………………………………………115
 III．perfluorocarbon（PFC）とは？……………………………………………………………116
 IV．PFC の生体内での代謝………………………………………………………………………117
 V．liquid ventilation で酸素化やガス交換が改善する機序…………………………………118

VI. total liquid ventilation (TLV) と partial liquid ventilation (PLV) ……120
1. total liquid ventilation (TLV) ……120
2. partial liquid ventilation (PLV) ……123

VII. 他の呼吸管理法との組み合わせ ……124
1. 高頻度振動換気 (high-frequency oscillation：HFO) ……124
2. サーファクタント補充療法 ……125
3. 一酸化窒素 (nitric oxide：NO) 吸入療法 ……125
4. 体外膜型肺 (extracorporeal membrane oxygenation：ECMO) ……126

第8章 人工呼吸中の鎮静法 ……星　邦彦，松川　周　129

I. はじめに ……129
II. 鎮静の目的および方法 ……130
1. 鎮静薬にミダゾラムを用いた持続鎮静法 ……132
2. 鎮静薬にミダゾラムを鎮痛薬にケタミンを用いた持続鎮静法 ……133
3. 鎮静薬にミダゾラムを鎮痛薬にフェンタニルを用いた持続鎮静法 ……137
4. 鎮静薬にプロポフォールを用いた持続鎮静法 ……137
5. 吸入麻酔薬による持続鎮静法 ……137
6. その他の薬物 ……139

III. 鎮静中の注意点 ……140
IV. 結論 ……141

第9章 非侵襲的陽圧換気法 ……鈴川　正之　143

I. 非侵襲的陽圧換気法とは何か ……143
II. 従来の人工呼吸と何が違うのか ……144
1. 気管内挿管をしないことによって得られるメリット ……144
2. 気管内挿管をしないために起こるデメリット ……146
3. マスクを付けるために起こるデメリット ……147

III. どのような疾患に使うといいのか ……147
1. 急性呼吸不全における適応 ……147
2. 慢性呼吸不全における適応 ……152

IV. どのように施行したらいいか ……154
1. 適応の判断 ……154
2. 患者にマスクを付けるコツ ……156
3. 医師，看護婦，呼吸療法士の教育 ……157

V. NPPV用の人工呼吸器について ……158
VI. おわりに ……159

第10章 特殊患者の呼吸管理 ………………………………五藤 恵次 163

- I. はじめに …………………………………………………………………………163
- II. 肺の保護と permissive hypercapnia …………………………………………163
  - 1. 人工呼吸の欠点 ……………………………………………………………163
  - 2. permissive hypercapnia …………………………………………………164
  - 3. permissive hypercapnia の問題点と許容範囲 …………………………164
- III. ARDS における呼吸管理 ………………………………………………………165
  - 1. 病態と人工呼吸 ……………………………………………………………165
  - 2. lung protective ventilatory strategy (LPVS) ………………………165
  - 3. 人工呼吸条件の設定 ………………………………………………………165
  - 4. LPVS の有効性の検討 ……………………………………………………166
- IV. COPD における呼吸管理 ………………………………………………………167
  - 1. 病態の特徴 …………………………………………………………………167
  - 2. 人工呼吸の影響 ……………………………………………………………169
  - 3. 呼吸管理とウイニング ……………………………………………………169
- V. 肺気腫に対する volume reduction surgery (VRS) の周術期管理 …………170
  - 1. 肺の volume reduction surgery (VRS) とは …………………………170
  - 2. patient profile ……………………………………………………………172
  - 3. 周術期の病態 ………………………………………………………………172
  - 4. モニタリング ………………………………………………………………173
  - 5. 術前および術中の人工呼吸 ………………………………………………173
  - 6. 早期抜管 ……………………………………………………………………175
  - 7. 術後疼痛管理 ………………………………………………………………176
  - 8. 術後呼吸管理 ………………………………………………………………176
  - 9. 術前呼吸機能評価と術後呼吸不全の発生 ………………………………177
  - 10. VRS による呼吸機能改善の機序 …………………………………………177
- VI. 肺移植患者の周術期呼吸管理 …………………………………………………178
  - 1. 病態 …………………………………………………………………………179
  - 2. NO 吸入と体外膜型肺(extracorporeal membrane oxygenation：ECMO)の使用 ……180
  - 3. 術後呼吸管理 ………………………………………………………………180
  - 4. 免疫抑制剤の影響 …………………………………………………………180
- VII. おわりに …………………………………………………………………………180

第11章 腎不全合併呼吸不全の治療 持続的血液濾過透析(CHDF)の有効性
……………………菅井 桂雄, 平澤 博之, 松田 兼一, 中西加寿也 183

- I. はじめに …………………………………………………………………………183
- II. 急性呼吸窮迫症候群（acute respiratory distress syndrome：ARDS）の病態生理 ……183
- III. ARDS 症例における humoral madiator 血中濃度 …………………………184

- Ⅳ．ARDS 症例における血漿膠質浸透圧（colloid osmotic pressure：COP） ……………185
- Ⅴ．CHDF を用いた ARDS 治療戦略 ……………………………………………………186
- Ⅵ．ARDS に対する CHDF の適応と施行方法 …………………………………………187
  1. ARDS に対する CHDF の適応 ……………………………………………………187
  2. ARDS に対する CHDF の施行条件 ………………………………………………187
  3. ARDS に対する CHDF の施行方法 ………………………………………………188
- Ⅶ．ARDS 症例に対する CHDF の効果 …………………………………………………189
  1. mediator 除去能 ……………………………………………………………………189
  2. mediator 除去による肺酸素化能に与える影響 …………………………………190
  3. CHDF 施行による血漿膠質浸透圧（COP）の変化と RI ………………………190
  4. ARDS 症例に対し CHDF 施行による 3 日間の cumulative water balance と COP，CVP および RI の変化 ………………………………………………………191
- Ⅷ．おわりに …………………………………………………………………………………192

第 12 章　在宅人工呼吸療法 ……………………………………木村謙太郎　195

- Ⅰ．はじめに …………………………………………………………………………………195
- Ⅱ．在宅人工呼吸療法（home mechanical ventilation：HMV）の定義と意義 ………196
  1. 定義私案 ……………………………………………………………………………196
  2. 意義と目的 …………………………………………………………………………196
- Ⅲ．わが国の HMV の歴史と現状 …………………………………………………………197
  1. 歴史 …………………………………………………………………………………197
  2. 現状 …………………………………………………………………………………198
  3. 支援体制 ……………………………………………………………………………200
- Ⅳ．適応と前提条件 …………………………………………………………………………200
  1. 適応病態 ……………………………………………………………………………201
  2. 前提条件 ……………………………………………………………………………201
  3. 小括 …………………………………………………………………………………202
- Ⅴ．方法のポイント …………………………………………………………………………202
  1. 準備 …………………………………………………………………………………202
  2. 換気補助法 …………………………………………………………………………203
  3. 教育とトレーニング ………………………………………………………………204
- Ⅵ．HMV 形成に向けての諸活動と作業課題 ……………………………………………204
  1. 諸活動 ………………………………………………………………………………204
  2. 作業課題 ……………………………………………………………………………205
- Ⅶ．結語 ………………………………………………………………………………………206

第13章 人工呼吸中の感染の予防と治療 ……………………… 稲葉 英夫 209

- I. 院内感染症としての肺炎（nosocomial pneumonia） …………………………209
- II. 集中治療における院内感染症 ……………………………………………………210
- III. 人工呼吸管理中の肺炎 ……………………………………………………………210
- IV. 院内感染による肺炎の病態生理 …………………………………………………211
- V. 院内感染による肺炎の診断 ………………………………………………………212
- VI. 院内感染としての肺炎の危険因子 ………………………………………………213
- VII. 感染制御のための方略 ……………………………………………………………214
  1. 体位 ……………………………………………………………………………215
  2. 人工呼吸 ………………………………………………………………………215
  3. ストレス潰瘍予防 ……………………………………………………………215
  4. selective digestive decontamination（SDD） ……………………………215
- VIII. 医療の効率と質 ……………………………………………………………………216

索　引 …………………………………………………………………………………………219

人工呼吸療法の歴史と概念の変遷

I. 人工呼吸の歴史

　自発呼吸が何らかの理由で障害され，呼吸不全の状態になった場合，気管内挿管をして陽圧人工呼吸をするという現在では当たり前の治療が定着したのは比較的近年になってからである。しかし，人工呼吸の歴史は古く，16世紀半ばにVesaliusは動物を開胸し，気管切開口より挿入したチューブから空気を送風することで動物を生かしておくことができることを実証している[1]（図1）。これは気管内挿管による人工呼吸の先駆けとなる実験であった。このような先駆的な研究にもかかわらず，当時は気道確保の技術がなかったため，人工呼吸の技術はそれ以上の発展はみられなかった。19世紀には体外式陰圧呼吸による研究が盛んに行われ，1864年にはAlfred Jonesによって鉄の肺の原

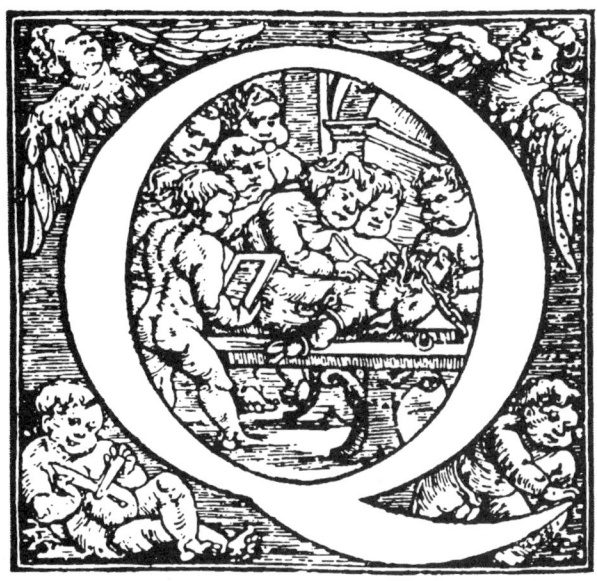

図1　Vesaliusによる人工呼吸の動物実験
〔Vesalius A：De Humani Corporis Fabrica. Basel (Bibl. Waller 9899), 1543, p 659 より引用〕

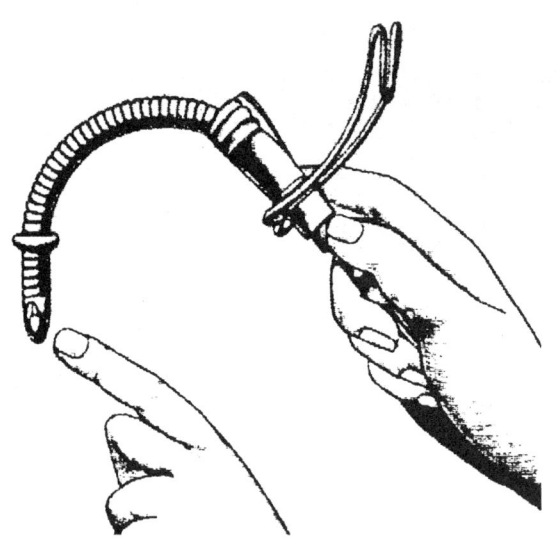

図2 ドイツの外科医Kuhnによって考案された気管内チューブ
チューブは屈曲性のある金属チューブでチューブ先端には側口がある。
イントロデューサーを用いて気管内に挿管された。
(Mushin WW, Rendell-Baker L, Thompson P, et al: Automatic ventilation of the lungs. 3rd ed. Oxford, Blackwell Scientific Pub, 1980, p 186 より引用)

型が作られた[2]。20世紀初頭には胸部外科手術が行われるようになり,気管内挿管の技術が発展しさらに酸素投与の重要性が認識されるようになった[3]（図2）。また,頭だけを気密な箱に入れ,箱内の圧を陰圧にしたり陽圧にしたりする現在の人工呼吸に近い呼吸法も考案されたが,なんといっても主流は陰圧呼吸であった。1938年にCrafoordは動物実験によって間欠的陽圧換気（intermittent positive pressure ventilation：IPPV）が陰圧呼吸より明らかに優れていることを示した[4]。このようにして,陽圧換気法の有用性が徐々に浸透していったが,20世紀半ばまでは長期呼吸管理は陰圧人工呼吸が主流で,陽圧人工呼吸法が陰圧人工呼吸法に置き換わったのは1950年前後の欧米でのポリオの大流行を経てからである。1948～49年のロスアンゼルスでのポリオ流行時には陰圧人工呼吸器の補助としてマスクあるいは気切チューブを介して陽圧換気が行われたが,1952年のコペンハーゲンでのポリオ大流行時には陽圧換気が主流となった。コペンハーゲンでのポリオ流行時も初期には陰圧人工呼吸が行われたが,その死亡率は87％と高く,陰圧人工呼吸はやがて用手による陽圧人工呼吸に置き換えられるようになった。用手による陽圧換気により人工呼吸が行われるようになってからは死亡率は25％にまで低下した。このポリオ大流行時の用手人工呼吸には医学生が人手として借り出され,交代で24時間用手人工呼吸を続け,ポリオ流行が終息するまで医学部の授業は中止されたということである。また,これを契機として,欧米では陽圧換気用の人工呼吸器が開発されるようになった。さらに,このような人工呼吸器には生理学的知識

に基づいたさまざまな工夫が組み込まれるようになった。例えば，Engstrom が考案した人工呼吸器には人工呼吸中の無気肺や不均等換気を防ぐ目的で吸気終末時に一次的なポーズが入るような工夫がなされた。一方，米国では1回換気量の1.5～3倍程度の大きさの呼吸（sigh）が間欠的に入る人工呼吸器が考案された。初期の陽圧換気用の人工呼吸器は基本的には2つのタイプがある。第1のタイプは pressure cycle を原理とした従圧式レスピレータと呼ばれるものであり，多くの場合圧縮ガスを動力源としている。このタイプの呼吸器は呼吸回路内に送気を開始することで吸気を惹起し，回路内圧があらかじめ設定した一定の圧に達すると自動的に送気を中止し，吸気を終了し呼気が開始する。第2のタイプは volume cycle を原理とした従量式レスピレータと呼ばれるもので，電気を動力源とすることが多い。従量式レスピレータではあらかじめベローなどに溜めておいた一定量の換気量を呼吸回路内に送り込むと送気が中止し，吸気から呼気に移行する仕組みになっていた。これらの人工呼吸器は主に呼吸筋麻痺による換気障害の治療を対象として使用され，機械的人工呼吸＝調節呼吸という考えに基づいて作られた。

II. 換気様式の発展

1. 終末呼気陽圧（positive end-expiratory pressure ventilation：PEEP）

1967年に Ashbaugh ら[5]は人工呼吸中の呼気時に陽圧を維持する方法が急性呼吸不全患者に有効であることを報告した。この方法は現在では持続的陽圧換気（continuous positive pressure ventilation）として知られている。また，呼気終末に加える陽圧をPEEPと呼ぶようになった。Ashbaugh らの報告以来，それまで換気の維持だけを目的としていた人工呼吸器が急性呼吸不全の最も大きな問題となる低酸素血症の治療にも応用されるようになった。PEEP は虚脱した肺胞を広げて機能的残気量を増大させ，ガス交換が可能な肺胞を増加させる。さらに，換気・血流不均等を改善し，肺シャントを低下させることで酸素化の改善をもたらす。PEEP は通常5～20 cmH$_2$O の範囲で加えられるが，無気肺などの予防的治療として1～5 cmH$_2$O の PEEP が加えられることもある。一方，通常の PEEP では酸素化が改善しない重症例に20 cmH$_2$O 以上の PEEP を加えて酸素化改善を認めた報告もある。しかし，PEEP には循環抑制や圧外傷（barotrauma）などの副作用もある。このような観点から，至適 PEEP（best PEEP）の概念が1975年に Suter ら[6]によって提唱された。彼らは急性呼吸不全患者で PEEP レベルを変化させ，動脈血液ガスデータ以外に肺シャント率，肺胸郭コンプライアンス，死腔，混合静脈血 Po$_2$ などを測定した。さらに，これらの測定値から best PEEP を酸素運搬能（心拍出量×動脈血酸素含有量）が最大となる点と定義し，best PEEP のレベルで肺胸郭コンプライアンスと混合静脈血 Po$_2$ 値は最大となり，死腔換気率（V$_D$/V$_T$）は最小となることを示した。彼らの報告は動脈血液ガス以外の指標を PEEP レベ

ルの設定に考慮した点で極めて斬新的なものであった。臨床的には肺胸郭コンプライアンスの最大値を測定すればbest PEEPを設定できることになるが，この点については多少異論がある。最も大きな問題は酸素運搬能は同じPEEPレベルでも心拍出量によって影響されるため，酸素運搬能を指標としたbest PEEPレベルがコンプライアンスが最大となるPEEPレベルと必ずしも一致しないことにある。

2. 間欠的強制換気法 (intermittent mandatory ventilation : IMV)

1970年代にPEEPによる酸素化障害の治療が一般化すると同時に，換気維持の方法にも大きな変化が生じた。すなわち，それまでの人工呼吸による換気は自発呼吸を無視した調節呼吸による換気法が中心であったが，患者の自発呼吸を残し，その自発呼吸を補助する役目を機械的人工呼吸が担うという考えが出てきた。このような考えは最初IMVという換気様式で小児に応用され，機械的人工呼吸からの離脱時に有用との報告がなされた[7]。IMVは自発呼吸の合間に一定時間ごとに強制的な人工換気が行われるものである。この方法は強制換気に同調しやすい小児の場合にはそれほど大きな問題はなかったが，成人では人工呼吸器による強制換気と自発呼吸が同調しにくいことからファイテングを起こし，患者にとっては苦痛となることが指摘された。そこで，患者の呼吸リズムと人工呼吸器による強制換気を同期させる工夫が生まれた。このような換気モードはsynchronized IMV (SIMV) あるいはintermittent assisted ventilation (IAV) と呼ばれる。この場合，患者の吸気によって人工呼吸器は作動し，あらかじめ定められた設定の強制換気が行われることになる。自発呼吸を取り入れたSIMVによる換気補助は人工呼吸からの離脱時に有用であり，調節呼吸に比べて麻薬や鎮静薬の量も減らすことができるようになった。

3. 持続気道陽圧 (continuous positive airway pressure : CPAP)

患者の自発呼吸を最大に生かした呼吸管理法としてCPAPがある。この方法は機械的人工換気の範疇には入らないが，呼吸管理の現場での有用性は極めて高い。CPAPは最初，気管内挿管を避ける意味で呼吸管理に応用されたが，気管内挿管をされている患者にも応用されるようになった。特に，人工呼吸器から離脱後に酸素化障害が持続するような場合に有用であることが示された。PEEPが呼気終末に陽圧を加えるのに比して，CPAPは呼吸の全サイクルに陽圧を加える。虚脱した肺胞を広げ，シャントを減少する効果はPEEPと同様であるが，呼吸の仕事量は増加する。

4. 高頻度換気 (high-frequency ventilation : HFV)

高頻度換気法はSjöstrandのグループ[8]が血圧調節に関する動物実験に際して，呼吸による血圧変動を除去する目的で少量の1回換気量で呼吸回数を頻回にする方法を用いたことから始まった。以来，数多くの研究によって，正常肺でのその有効性は証明され

た．しかし，実際の臨床での病的肺への応用はいまだに多くの問題点を残しており，特に成人でのHFVによる長期呼吸管理の有効性は証明されていない．したがって，成人におけるHFVの使用は現段階では緊急時における換気手段や，手術中の換気手段として応用されているにとどまっている．高頻度換気には基本的には3つの型 ① 高頻度陽圧換気 (high-frequency positive pressure ventilation：HFPPV)，② 高頻度ジェット換気 (high-frequency jet ventilation：HFJV)，③ 高頻度振動換気 (high-frequency oscillatory ventilation：HFOV) に分類されているが，臨床ではHFJVあるいはHFOVが使用されることが多い．小児におけるHFVの使用に関して，1989年に発表された北米の多施設によるHFOVと従来の機械的人工呼吸との比較対象試験の結果からはHFOVの利点は明らかにされなかった[9]．しかし，わが国において行われた研究結果からはある程度の有用性が示されている[10]．

5. pressure support ventilation (PSV)

自発呼吸を温存して換気補助を行う人工呼吸で最大の問題は，患者と人工呼吸器の同調性および患者の呼吸仕事量軽減が不十分であるという点にある．これらの問題点はSIMVのような呼吸様式でも解決しなかった．1980年代にはPSVという人工呼吸の新しい様式が登場した[11]．PSVは基本的には従圧式の補助換気であるが，従来の従圧式換気との違いは，PSVでは設定圧に達したのちも患者が吸気を続ける限り人工呼吸器からの送気が続くことにある．言い換えると，従来の換気様式では1回換気量，換気数，吸気時間，吸気流速などが人工呼吸器の設定値に従って作動するが，PSVでは設定するのは気道内圧だけで，吸気流速，吸気時間，呼吸回数はすべて患者自身の呼吸により決定される．PSVは患者と人工呼吸器の同調がよく，現在では呼吸不全患者の補助換気から人工呼吸の離脱に至るまで最も広く使用される換気様式となっている．

6. proportional assisted ventilation (PAV)

1990年代にはPAVという新しい様式が登場した．PAVはPSVをさらに発展させた概念から生まれた様式であり，人工呼吸器は呼吸補助を患者の呼吸努力や呼吸パターンに合わせた形で行う．PAVは呼吸系の抵抗やエラスタンスの増加を補うように気流や気道内圧を発生する換気様式であり，人工呼吸器の同調性を極めて高めた理想的な様式といえる．しかし，実際の臨床での有用性については今後の評価を待たなければならない．

7. permissive hypercapnia

成人型呼吸窮迫症候群 (adult respiratory distress syndrome：ARDS) のような病的肺状態を有する患者での高い気道内圧が肺の気圧障害 (barotrauma) を引き起こすことは経験的に知られていた．一方，高い気道内圧による人工換気が間質の拡大を起こ

し，肺水腫や ARDS に似た組織変化を起こすことが動物実験によって示された。さらに，このような高い気道内圧による肺障害は圧そのものよりも肺の過伸展による末梢気道や肺胞上皮細胞，血管内皮細胞への障害に由来するものであることが明らかにされている。このような機械換気による肺障害を最小限にするために，1回換気量と最高気道内圧を制限し，その結果生じる高二酸化炭素を許容する呼吸管理方針すなわち permissive hypercapnia が Hickling ら[12]によって提唱された。彼らの報告によれば，50 名の重症 ARDS 患者で換気量制限の結果によって生じた Pa_{CO_2} の最高平均値は 62 mmHg，最大値は 129 mmHg であったが，permissive hypercapnia によって ARDS の予後は改善している。permissive hypercapnia に関する研究は最近急増しているが，現段階では気道最大圧や 1 回換気量の上限をどこに設定するか，Pa_{CO_2} 上昇をどこまで許容するかなど未解決の問題も多く残されている。

8. 腹臥位（prone position）による呼吸管理

仰臥位が呼吸機能にとって不利であることはたびたび指摘されてきた。急性呼吸不全患者で体位を仰臥位から腹臥位に変更すると動脈血の酸素化が改善することは約 20 年前に報告されていた[13]。しかし，その後，この体位変更を人工呼吸管理の中に組み込む試みはあまりなされなかった。1990 年代になって再び腹臥位による人工呼吸管理が注目されるようになった。Fridrich ら[14]は外傷性の ARDS 患者を長時間（1 日 20 時間，平均 7.7 日間）腹臥位で管理し，動脈血液ガスの改善，肺シャントの低下，肺胞-動脈血酸素分圧較差の低下を認めている。腹臥位での呼吸管理は検査や看護処置が繁雑になる反面，生理学的には理にかなった管理法であり，適応を選べばある程度は期待できる管理法であると思われる。

III. 血液ガス分析の発展

人工呼吸器による呼吸管理に血液ガス分析から得られるデータは必須である。現在，われわれが何気なく使用している血液ガス分析装置も，長い科学の歴史の中で先人の努力によって作り上げられたものである。現在使用されている血液ガス分析装置は 3 つの電極から成り立っている。これらのうち，pH ガラス電極そのものは 1906 年 Cremer によって作られたが，血液 pH 測定用の電極は 1925 年 Kerrige によって作られた[15]。1954 年 Stow によって発表された P_{CO_2} 電極は pH ガラス電極を電解質液に浸し，その周囲を薄いテフロン膜で包んだ構造になっている。CO_2 はテフロン膜を通して電解質の pH を変化させ，この変化を pH 電極が感受するという原理である。P_{O_2} 電極は 1956 年 Clark[16]によって発表され，これはポーラログラフの原理を利用している。人工呼吸の方法が欧米でのポリオの大流行を契機に発展したと同時に，血液ガス分析や酸塩基平衡の分野でも飛躍的な発展があった。特に酸塩基平衡の理論面および実践面で指

導的立場を示したAstrupや各種のノモグラムを作成したSiggard-Andersen, Pco_2電極やPo_2電極を臨床で実用化したSeveringhausらの貢献は偉大なものである。

IV. 新しい呼吸管理法

患者管理の進歩と同時に，従来の人工呼吸療法がむしろ過剰な治療行為である場合や，従来の方法ではどうしても成績向上が望めない症例が存在することが徐々に明らかになってきた．そこで近年，いくつかの新しい呼吸管理法が台頭してきた．

1. 非侵襲的陽圧換気法（noninvasive positive pressure ventilation：NIPPV）

欧米でのポリオの大流行以来，陽圧呼吸管理が人工呼吸の主流になった経緯についてはすでに述べたが，陽圧換気には気管内挿管や気管切開などの侵襲的操作が必須と考えられていた．しかし，気管内挿管や気管切開は確実な気道確保が得られる反面，会話が不能になる，あるいは鎮静薬が必要となるなど患者のquality of life（QOL）を減じるような欠点もある．このような問題点を背景に，1980年後半に気管内挿管や気管切開を行わない非侵襲的な陽圧換気法が登場した[17]．この方法の出現には，睡眠時無呼吸症候群の治療法のひとつとしてnasal CPAPによる治療が確立したことが重要な役割を果たした．nasal CPAP施行時には鼻マスクを使用するが，長時間のマスク装着にも患者が十分耐えられるようなマスクの改良も行われた．NIPPVは気管内挿管を行わずにマスクを使用して機械的陽圧換気を行うものであり，この点ではCPAPのように人工呼吸器を使用しない換気法とは区別される．最初，NIPPVは肺障害のない慢性呼吸不

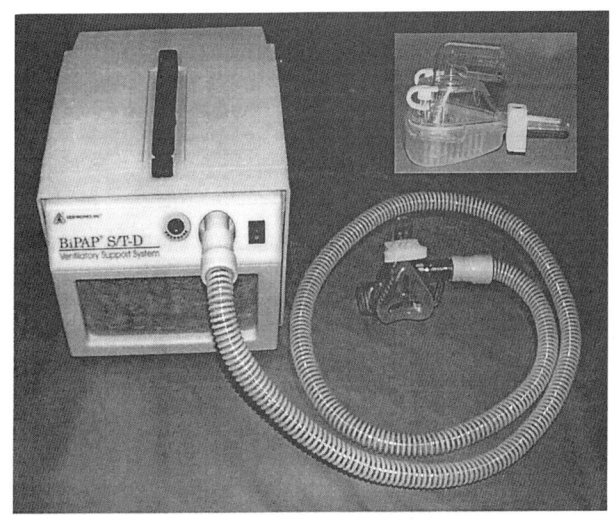

図3　BiPAP装置
自発呼吸をフロートリガーし，プレシャーサポート機能をもっている．

全に応用され，その有用性が認められた．次いでCOPD患者への応用が図られたが，その有用性に関しては意見の一致をみていない．1990年代になってからは，NIPPVを急性呼吸不全に応用しようという試みが多数みられるようになった[18]．これらの報告の多くはCOPD患者の急性増悪を対象としているが，NIPPVの有用性を示しており，症例を選べば，NIPPVでも侵襲的陽圧換気法に優るとも劣らない結果を出すことが可能なことが示唆された．最近，NIPPVにはbilateral positive airway pressure（BiPAP）装置（図3）を用いて行うことが多い．BiPAPは呼吸サイクルの吸気相と呼気相の二相性に気道内圧を調節する持続陽圧呼吸法をさし，BiPAP装置はCPAP装置にpressure support機能を付加した人工呼吸器をさす．BiPAPを用いたNIPPVでは鼻マスクあるいは顔マスクの使用が可能であるが，急性呼吸不全患者では顔マスクが第1選択とされることが多い．ある程度の回復がみられたのちに鼻マスクに変えることが普通である．また，顔マスクで十分な効果が得られず，呼気相での気道内圧が10 cmH$_2$O以上ならば気管内挿管に切り替えるという対応も必要である．

2．液体換気療法（liquid ventilation）

肺がガス交換器として働くヒトを含めた陸生哺乳類は水中で長くは生きられない．したがって，人工呼吸の概念のなかに酸素や空気などのガス以外の液体を使用して呼吸を補助する考えはほとんどなかった．一方，特殊な酸素加した液体に動物を浸漬させた場合に動物を比較的長時間生存させることが可能なことは実験的に証明されていた[19]．ヒトの肺に液体を入れる試みは1920年にWinternitzら[20]によって発表されており，彼らは生理的食塩水による肺洗浄で毒ガス吸入例を救命したことを報告している．しかし，このような肺への液体注入も，肺でのガス交換に視点を置いた研究の発展には結びつかなかった．1960年代よりKylstraら[21]によって液体呼吸の研究が盛んに行われるようになり，液体を用いてガス交換が病的肺においても可能なことが示された．しかし，本当の意味での臨床応用が始まったのは極めて最近のことである．1990年に報告されたGreenspanら[22]の最初の臨床実験は酸素加したフロロカーボン溶液を使用し，用手的に注液・排液を入れ替えるtotal liquid ventilation（TLV）法と呼ばれるものであった．しかし，TLVは排液量の制御が困難であり，最近では気道にフロロカーボンを満たしてから通常の人工呼吸を用いて換気を行うpartial liquid ventilation（PLV）法がより広く使用されている．PLV法による北米における臨床試験の結果からは重症呼吸不全患者の血液ガスや呼吸機能に改善が認められ，この方法に将来性があることが示唆されている．

3．体外膜型肺（extracorporeal membrane oxygenation：ECMO）

重症呼吸不全患者において，人工呼吸による生命維持が危うくなった場合，体外循環を利用して人工呼吸とはまったく異なる概念で患者の生命維持を図ろうとする試みがあ

る。その基本的な考えは、肺を一次的に休ませて時間を稼ぎ、その間に病的肺の自然回復を図るというものである。膜型人工肺を用いて体外的に呼吸循環補助を行う方法をECMOという。ECMOは重症呼吸不全患者の救命に期待を寄せられたが、1970年代に米国で行われた多施設臨床試験[23]では期待はずれの結果が得られ、その後ECMOの研究はやや低迷した。当初、ECMOは血液の酸素化のみを目的としていたが、やがて血液からのCO_2除去にも眼が向けられるようになり、CO_2低下に伴って機械的人工換気を減少させ、人工換気による肺損傷を最小にする補助手段として使用されるように変わってきた。Gattinoniら[24]は低頻度陽圧換気と膜型人工肺を利用したCO_2除去によって重症ARDS患者を管理し、約50%の生存率を報告している。ECMO技術の改善や厳正な適応によって、最近の報告では新生児症例で80%以上という極めて高い生存率が報告されている。膜型人工肺をCO_2除去およびO_2供給の両方に使う意味から、わが国でこの分野をリードしている熊本大学のグループはECMOを体外式肺補助(extracorporeal lung assist：ECLA)と呼んでいる。また、欧米ではextracorporeal life support（ECLS）という用語を使用することが多い。さらに最近では、小型の中空糸膜型人工肺を血管内に直接挿入し、静脈内でガス交換を行おうとする試み(intravascular blood gas exchange：IVCBGE) もある。

V. 呼吸不全への新しいアプローチ

医療技術の進歩や患者管理の向上によっても重症の呼吸不全患者の死亡率は依然として高い。ARDSなどの発症機序は明らかではないが、その研究は着実に進んでいる。このような研究成果を背景として人工呼吸の補助療法としての新しいアプローチが試みられる可能性がある。

1. 一酸化窒素（nitric oxide：NO）

1980年にFurchgottら[25]は血管内皮由来の拡張因子（endothelium-derived relaxing factor：EDRF）がアセチルコリンの血管拡張作用に関与することを明らかにし、1980年代後半にはEDRFは一酸化窒素（NO）と同一物質であることが明らかにされた。NOはガスとして肺から吸入することが可能であり、吸入によって換気されている肺胞の血管を拡張させる。また、NOは血中でヘモグロビンによりただちに失活するので、体循環への影響を与えることなく、肺血管のみを選択的に拡張することができると考えられている。このような考えに基づき、低酸素性肺血管攣縮（hypoxic pulmonary vasoconstriction：HPV）やARDSへの応用が図られた。Frostellら[26]は低酸素ガス吸入によって肺血管収縮を起こした健常人において、NO吸入によりHPVが拮抗されると報告した。また、Rossaintら[27]は重症ARDS患者にNO吸入を行い、肺動脈圧の低下、動脈酸素化の改善、シャント率の低下を認めている。わが国における多施設共同

研究の結果でも新生児遷延性肺高血圧症に対するNOの有用性は高く,75%が有効であったと報告されている。しかし,ARDSに対するNO吸入の効果に関しては,初期の段階の期待に反して,それほど有効ではないとの報告もみられる。その理由として,NOの効果が症例によっては著しく異なることや,NO吸入中止によりリバウンドが生じること,ARDSの予後は必ずしも改善しないことなどが挙げられる。結局,ARDS患者へのNO吸入は救命治療としての価値はあるものの,ARDSそのものを改善するには至らないという考えが支配的になりつつある。

2. ヘリウムガスを用いた人工呼吸治療

ヘリウムは分子量4の密度の低い非爆発性の希ガスであり,脂肪に対する溶解度も低く安定した物質である。この性質から従来より診断や治療への応用の可能性が示唆されていたが,実際の治療への臨床応用はあまりなされなかった。ヘリウム-酸素混合ガス(heliox)の吸入療法への応用は1934年にBarach[28]によって紹介され,その後,喘息や上気道閉塞への臨床応用がなされた。上気道閉塞に伴う肺胞低換気に対しては有効との報告が多いが,末梢気道閉塞への治療効果に関しては,重症の喘息重積発作の治療に有効性を主張する報告がある反面,無効を主張する報告もあり見解の一致をみていない。一方,heliox吸入は人工心肺後の呼吸管理など高いPEEPが望ましくない場合に,肺胞でのガス交換を改善し,動脈血酸素化を改善する補助手段として利用できる可能性がある。さらに,NO吸入の際のキャリアーガスとしてヘリウム混合ガスを使用しようという試みもある。実際の有効性については今後の検討を待たねばならないが,人工呼吸管理における補助手段としての応用が期待される。

3. サーファクタント

1959年にAveryら[29]によってサーファクタント欠乏が新生児呼吸窮迫症候群(respiratory distress syndrome:RDS)の一次的な原因であることが明らかにされた。その後,動物実験によってサーファクタント補充療法の可能性が示唆されたが,1980年になって初めてサーファクタントの臨床応用が実現した。ARDSもRDSと同様の臨床的および病理学的変化を示すことから,サーファクタントの変化がARDSの病態に関与することは十分考えられる。ARDSに対するサーファクタント補充療法の効果については十分な臨床的評価がなされたとは言い難いが,有効とする報告もあり,今後に期待できる。現在,治療用のサーファクタントとしては,ヒト羊水やウシの肺から精製した天然サーファクタント,ウシ肺から抽出し合成脂質を添加した成分調整サーファクタント,合成サーファクタントの3種類が手に入る。

4. 薬物療法

ARDSを肺障害の重症例という概念で捉えると,重症の肺障害の発症機序にさまざ

まな障害因子が関与していることが明らかになりつつある。これらの発症機序をふまえ，薬物によって肺障害を治療しようとする試みも徐々に行われつつある。例えば，蛋白分解酵素阻害薬や抗酸化剤あるいは抗エンドトキシン抗体などの免疫治療薬がその範疇に入る。しかし，これらの薬物の多くは実験段階にあり，臨床治験が始められたものは数えるほどしかない。それにもかかわらず，これらの薬物が有望視される理由は肺障害の発症機序に基づいた根本的治療が可能になることにある。重症ARDSの治療を人工呼吸だけで行うことには限界があることは明らかであり，発症のメカニズムの解明とそれに基づいた薬物治療はより理想に近いと思われる。

VI. 人工呼吸の今後

　20世紀半ばから急速に発展した人工呼吸療法は，呼吸は機械的換気にまかせて生命維持を図るという概念が主流であったが，やがて人工呼吸は自発呼吸を主体として機械的換気は自発呼吸を補助する役目を果たすという考えに変わってきた。このような過程の中で，さまざまな換気様式が考案され臨床で使用されている。しかし，どのような換気様式を用いても人工呼吸のみによる重症呼吸不全患者の治療の限界は明らかであり，従来の人工呼吸の概念にとらわれない新しい患者管理法や治療法が考案されなければならない。ECMOやPLVも広い意味では人工呼吸療法の範疇に入り，この点でわれわれは生命維持法の新しい手段を手に入れつつあるともいえる。現在進行中のNOやサーファクタントを使用する試み，あるいは今後行われる可能性のある各種薬物による重症肺障害の治療も基本的には人工呼吸療法の補助療法であり，人工呼吸により患者管理が上手に施行されている条件でのみ最大の効果が期待できる。治療が困難な重症肺障害に対して，将来，肺移植や人工臓器による治療が行われるようになる可能性があるが，この場合でも生命維持を図る目的の人工呼吸療法の重要性はいささかも揺るがない。

【参考文献】

1) Vesalius A：De Humani Corporis Fabrica. Basel (Bibl. Waller 9899), 1543, p 659
2) Woolam CM：The development of apparatus for intermittent negative pressure respiration. Anaesthesia 31：537, 1976
3) Mushin WW, Rendell-Baker L, Thompson P, et al：Historical background of automatic ventilator, Automatic ventilation of the lungs. 3rd ed. Oxford, Blackwell Scientific Pub, 1980, p 186
4) Crafoord C：On the technique of pneumonectomy in man. Acta Chir Scand (suppl) 54, 1938
5) Ashbaugh DG, Bigelow DB, Petty TL, et al：Acute respiratory distress in adults. Lancet 2：319, 1967

6) Suter PM, Fairley HB, Isenberg MD : Optimum end-expiratory airway pressure in patients with acute pulmonary failure. N Engl J Med 292 : 284, 1975
7) Kirby RR, Robison EJ, Schultz J, et al : Continual flow ventilation as an alternative to assisted or controlled ventilation in infants. Anesth Analg 51 : 571, 1972
8) Jonzon A, Oberg PA, Sedin G, et al : High frequency low tidal volume positive pressure ventilation. Acta Physiol Scand 80 : 5, 1970
9) The HIFI Study Group : High frequency oscillatory ventilation compared with conventional mechanical ventilation in the treatment of respiratory failure in preterm infants. N Engl J Med 320 : 88, 1989
10) Tamura M, Miyasaka K : High frequency oscillatory ventilation in Japan. Int Crit Care Digest 11 : 12, 1992
11) MacIntyre NR : Respiratory function during pressure support ventilation. Chest 89 : 677, 1986
12) Hickling KG, Henderson SJ, Jackson R : Low mortality associated with low volume pressure limited ventilation with permissive hypercapnia in severe adult respiratory distress syndrome. Intensive Care Med. 16 : 372, 1990
13) Douglas WW, Rheder K, Frouke MB : Improved oxygenation in patients with acute respiratory failure—the prone position—. Am Rev Respir Dis 115 : 559, 1977
14) Fridrich P, Krafft P, Hochleuthner H, et al : The effects of long-term prone positioning in patients with trauma-induced adult respiratory distress syndrome. Anesth Analg 83 : 1206, 1996
15) Severinghaus JW, Astrup PB : The development of electrochemistry. Int Anesthesiol Clin 25 : 1, 1987
16) Clark LC Jr : Monitoring and control of blood and tissue O_2 tensions. Trans Amer Soc Artif Intern Organs 2 : 41, 1956
17) Menduri GU, Abou-Sshala N, Fox RC, et al : Noninvasive face mask ventilation in patients with acute respiratory failure. Chest 95 : 865, 1989
18) Brochard L, Mancebo J, Wysocki M, et al : Noninvasive ventilation for acute exacerbations of chronic obstructive pulmonary disease. N Engl J Med 333 : 817, 1995
19) Clark LC, Gollan F : Survival of mammals breathing organic liquids equilibrated with oxygen at atmosphere. Science 152 : 1755, 1966
20) Winternitz MC, Smith GH : Preliminary studies in intratracheal therapy, pathology of war gas poisoning. Edited by Winternitz MC. New Haven, Yale Univ Press, 1920, p 144
21) Kylstra JA, Paganelli CV, Lanphier EH : Pulmonary gas exchange in dogs ventilated with hyperbarically oxygenated liquid. J Appl Physiol 21 : 177, 1966
22) Greenspan JS, Wofson MR, Rubenstein SD, et al : Liquid ventilation of human preterm neonates. J Pediatr 117 : 106, 1990
23) Zapol WM, Snider MT, Hill JD, et al : Extracorporeal membrane oxygenation in severe acute respiratory failure—a randomized prospective study—. JAMA 242 : 2193, 1979
24) Gattinoni L, Pesenti A, Masheroni D, et al : Low-frequency positive-pressure ventilation with extracorporeal CO_2 removal in severe acute respiratory failure. JAMA 256 : 881, 1986
25) Furchgott RF, Zawadzki JV : The obligatory role of endothelial cells in the relaxation of arterial smooth muscle by acetylcholine. Nature 288 : 373, 1980
26) Frostell CG, Blomquist H, Hedenstierna G, et al : Inhaled nitric oxide selectively reverses human hypoxic pulmonary vasoconstriction without causing system vasodilation. Anesthesiology 78 : 427, 1993

27) Rossaint R, Falke KJ, Lopez F, et al : Inhaled nitric oxide for the adult respiratory distress syndrome. N Engl J Med 328 : 399, 1993
28) Barach AL : Use of helium as a new therapeutic gas. Pros Soc Exp Bio Med 32 : 426, 1934
29) Avery ME, Mead J : Surface properties in relation to atelectasis and hyaline membrane disease. Am J Dis Child 97 : 517, 1959

(西野　卓)

人工呼吸モードの整理　2

I. はじめに

　本章では，まず人工呼吸モードの作動様式をできるかぎり単純に分類し，それに基づいて現在行われている種々の機械換気法を概括する。より厳密な類型化のため従来の教科書や総説とは異なった用語の用い方をしているところもある。そのため人工呼吸に慣れ親しんだ向きにはかえって直覚的でない記載もあるであろうが了承願いたい。

　歴史的にみると，人工呼吸の主たる目的はともかくも急性の呼吸不全を乗り切ることであり，換気量の確保そして肺酸素加が最優先され，それに適した従量式〔流量（したがって容量）制御型〕人工呼吸がもっぱら使われてきた。しかし成人型呼吸窮迫症候群（adult respiratory distress syndrome：ARDS）に代表されるように肺の病態の悪化は肺組織の硬化をもたらし，従量式人工呼吸では肺への過剰な圧負荷や過膨張を招いて，肺の圧損傷（barotrauma）や容量損傷（volotrauma）を起こす危険があることが比較的古くから指摘されてきた[1]。さらに最近では数時間程度の中程度の気道内陽圧でさえ肺実質に炎症性反応（ventilator lung injury）を惹起する遺伝子誘導を引き起こすことが明らかにされ[2]，ARDS患者を対象としての大規模研究では，従来どおりの比較的大きな一回換気量で呼吸管理した群に比べ，小さい一回換気量で管理した群の方が有意に高い生存率を有することが示された[3]。こうした観点からも，末梢肺組織（末梢気道と肺胞）の虚脱を避けえる最低の気道内圧を維持すべきだ（open lung approach）というような議論も起こっている[4]。こうした一連の見直しにより人工呼吸モードの潮流は従量式調節呼吸から，換気をある程度犠牲にしてもいいから低い気道内圧を維持しよう（pressure-conscious, pressure-friendly）という考えに向かっている。いわゆる高二酸化炭素血症の許容（permissive hypercapnia）はこの流れにある[5]。さらには気管挿管を避け，顔マスクや鼻マスクで気道確保を図ろうとする非侵襲的人工呼吸管理も盛んになってきている。こうした多彩な試みや多様な人工呼吸モードが生まれているのにはコンピュータ制御技術の普及と発達が時間的・機械的に精細な呼吸モードの制御を可能と

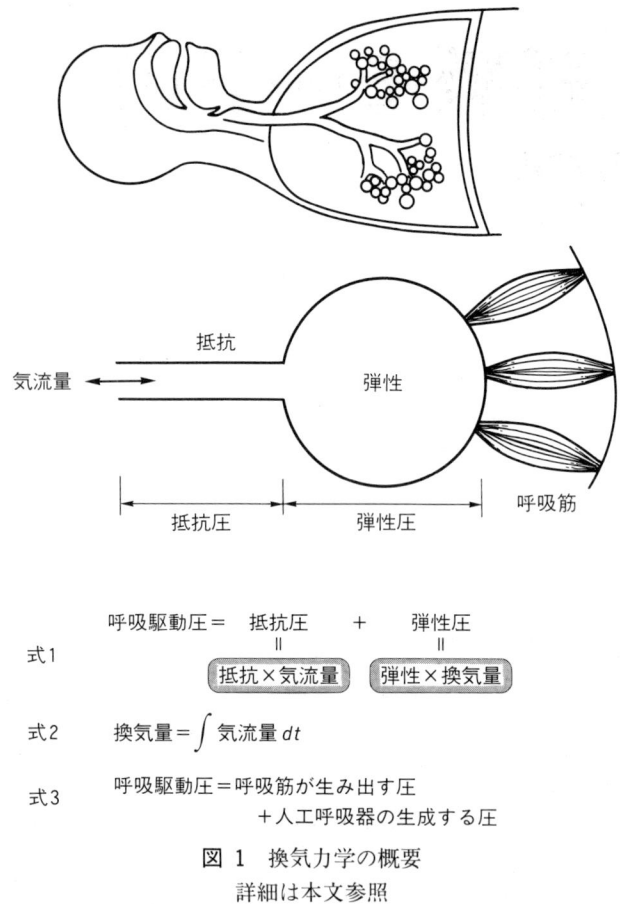

図 1 換気力学の概要
詳細は本文参照

したことにあるのは論を待たない。

　体外循環式ガス交換〔体外膜型肺（extracorporeal membrane oxygenation：ECMO, extracorporeal CO_2 removal：$ECCO_2R$）〕，液体換気などの肺胞-肺毛細血管間でのガス交換を代用するものを除いて，いわゆる人工呼吸は体外と肺胞との間のガスの出入りである「換気（ventilation）」の一部あるいはすべてを代用しているにすぎない。それは自発呼吸では呼吸筋によって駆動され，上下気道・肺・胸郭の機械的性質によって修飾される。これを換気力学といい人工呼吸モードの理解にとって大切なことである。

　図1に換気力学の要点を示した[6)7)]。上気道，肺〔気道＋肺実質（肺胞），lung またはpulmonary system〕，胸郭（chest wall）をまとめて呼吸系（respiratory system）と呼び，機械的な性質としては大まかにひとつの管とゴム風船とが直列に接続されたものを考えればよい。気管挿管してあれば上気道がなくなり，開胸してあれば胸郭がなくなるわけである。管内を流体である呼吸気が通過する際に，呼吸気分子と管壁あるいは呼吸気分子同士の摩擦により抵抗が生じるのでこれに打ち勝って気流を起こすための圧（抵抗圧）が要る。またゴム風船を膨らましておくために弾性に打ち勝つだけの圧（弾

性圧）が要る．気流を起こすためのエネルギーは呼吸気が管内を流れるときに消費されてしまうが，ゴム風船を膨らますために使われたエネルギーはゴム風船壁内（肺実質や胸壁内）に貯えられ，風船を萎めるためのエネルギーとして使われる．呼気が肺実質・胸壁の弾性収縮によって受動的に行われるというのはこのことである．いわゆる膨らみやすさの指標であるコンプライアンスは弾性の逆数である．式1（図1）は呼吸系の運動方程式と呼ばれる．式2（図1）に示すように換気量（容量）は気流量（流量）の時間積分である．逆に気流量は換気量の時間微分であるから，式1（図1）は微分方程式である．ここで圧は呼気終末時（ベースライン）を0としたときの圧であり，換気量は同じく呼気終末時の肺気量〔機能的残気量（functional residual capacity：FRC）〕からの変位量である．

このモデルは正常な呼吸系の機械的モデルとして古くから多用されており，現在でも直覚性・単純さから大変有用なものであるがいくつか留意しておくべきことがある．通常，管を気道系に風船を肺実質（肺胞）にあてはめることが多いが，モデルは呼吸系の機械的挙動（つまり機能的構造）を示すものであり，モデルの各要素を臓器のそれと一対一に対応させることは必ずしも正しくない．肺抵抗として測定されるもののうちには気道由来のいわゆる気道抵抗と，肺実質由来のものとがあるが，正常人の安静呼吸の状態では肺実質由来のもののほうが気道抵抗より大きい．また弾性についても肺気腫などでは気道由来の弾性として観察されるものの寄与が増すし，閉塞性肺疾患のように不均等換気の強いときには不均等性そのものが抵抗や弾性の一部として観察される．

機械的要素としてほかに慣性がある．これは一塊の物体が一定の速度で移動しようとする性質で，定速で走る自動車を加速させるのにはアクセルを踏んで（運動）エネルギーを与えたり，減速（負の加速）させるのにはブレーキをかけて運動エネルギーを奪ったりすることと同じである．換気は呼吸気の往復運動であるからそこには慣性が働いているが，生理的な呼吸数の範囲では慣性によって出入りするエネルギー（圧）は，抵抗と弾性によるものに比べ無視しえるほど小さい．慣性が問題となってくるのは高頻度人工呼吸の場合である．

呼吸系の換気運動をドライブするのは呼吸筋（安静時には吸気筋のみ）によって生み出された圧であるが，人工呼吸はこの部分を肩代わりする〔式3（図1）〕．式3（図1）から分かるように人工呼吸中には患者の呼吸筋活動と機械の換気仕事の和によって換気が行われる．それゆえ自発呼吸位相と機械の換気位相とがずれていればお互いに相手の仕事を打ち消すように作用し合い，無駄の多い非効率的な人工呼吸になることは容易に分かるであろう．

II．人工呼吸モードの体系化

人工呼吸モードを体系化するにあたってわれわれがどのように自発呼吸するかを考え

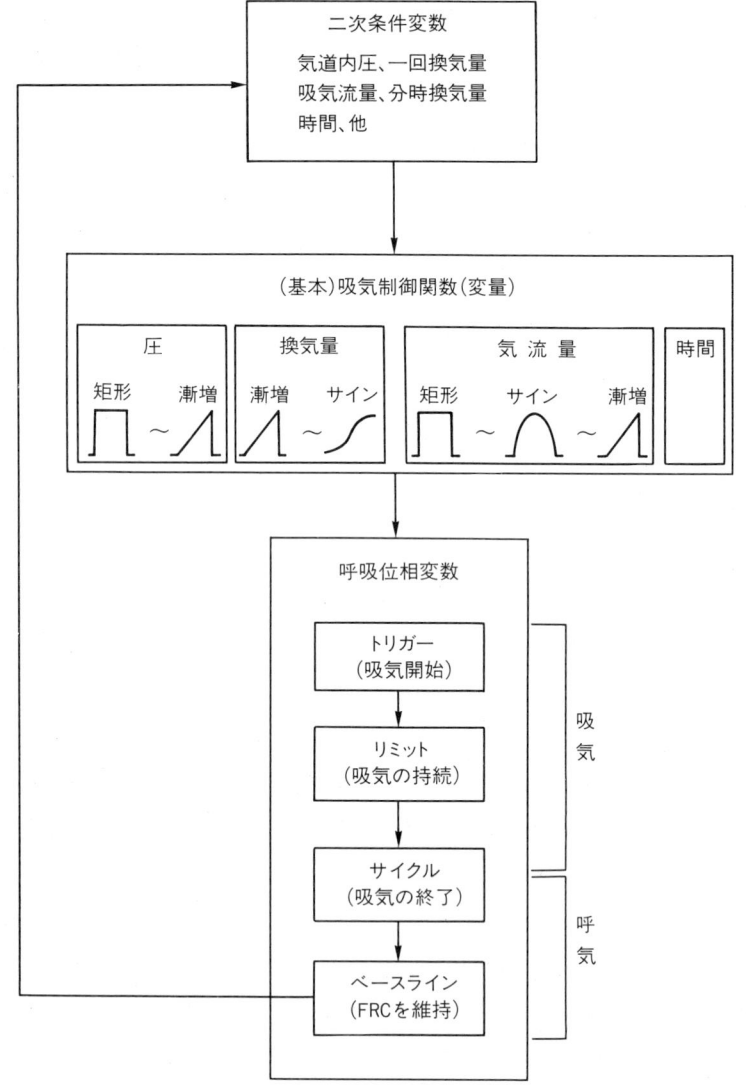

図2 人工呼吸のブロックダイアグラム
詳細は本文参照

てみる。化学性（血液ガス），反射性そして行動性の上行性刺激が呼吸中枢にフィードバックをかけ，種々の呼吸位相ニューロンにより呼吸パターンが生成される（central respiratory pattern generation）。それは呼吸筋に伝えられ呼吸系（肺・胸郭）の収縮・拡張という換気運動が起こる[8]。それは次の4つのコンポーネントに分けることができる。

　① いつ吸気を開始するか（呼気から吸気への転換），② どのように吸気するか（吸気流量波形や一回換気量），③ いつ吸気を終了するか（吸気から呼気への転換），そして ④ 安静呼気は通常受動的であり呼吸筋の弛緩と肺の弾性収縮により換気のベースラインまで戻る。

この一連の換気運動の結果，次の上行性刺激が生まれ呼吸中枢にフィードバックされて，新しい換気パターンを形作る。

人工呼吸器による換気生成様式は自発呼吸のものとは異なるが，同じようにブロック化してみれば整理しやすいであろう。本章では図2に示したように人工呼吸生成過程を3つのブロックに分ける[9]。① 吸気波形をどうやって決めるかの吸気制御関数（変量），② 呼気から吸気への転換を行い，吸気を持続し，そして終わらせ呼気に移る呼吸位相を定義する呼吸位相変数，そして ③ 換気によって得られる気道内圧（脚注1）とか換気量とかの二次条件変数である（脚注2）。現在の進化した人工呼吸モードではこの機械的な二次条件変数を次の換気パターンにフィードバックさせており，自発呼吸における化学性・反射性の上行性ネガティブフィードバックに相当するものである。

(脚注1) 気道内圧（airway pressure）：人工呼吸では便宜的に使われる言葉で，人工呼吸器が測定している生体を含まない呼吸回路内の一点の気圧である。生体内の気管とか気管支内の気圧ではない。気道開口部圧（airway opening pressure）ともほぼ同義である。

(脚注2) ここでは関数と変量とは同じ意味をもち時間波形のことであり，変数とはあるひとつの値をもつものとする。

1. 吸気制御関数（control functions）

どのように吸気を行うかは，気道内圧または吸気流量の時間波形をどういう形にするかで決められる。上述したように換気量（容量）は気流量（流量）の時間積分であり気流量波形から一意的に決定されるので，換気量と気流量とは同じように考えてよい。換気量の大きさは重要であるが換気量波形を問題とすることはまれである。ここでは時間も吸気制御関数として加えてあるが，これは高頻度人工呼吸のみにあてはまる。

2. 呼吸位相変数（phase variables）

呼吸位相は ① 呼気から吸気への転換，② 吸気の持続，③ 吸気から呼気への転換，そして ④ 呼気の4位相に分けるのが普通である。

1) 呼気から吸気への転換（トリガー）

図1に示した運動方程式の変量のいずれか（時間，圧，換気量，気流量）があらかじめ設定された値に達したとき人工呼吸器は吸気を開始する。例えば古典的な調節呼吸では設定した呼吸数で決定される呼吸周期の時間がくれば，患者の自発呼吸努力の有無にかかわらず吸気を始める。また自発呼吸努力に同調するモードでは患者の吸気努力を回路内圧のベースラインからの低下として感知し，人工呼吸器に設定された呼吸数を無視して吸気を開始する。

2) 吸気の持続（リミット）

吸気のあいだ，圧，容量，流量は呼気終末時（ベースライン）の値から上昇する。これらの変数の値があらかじめ設定された値以上に上昇しないのであれば，それをリミッ

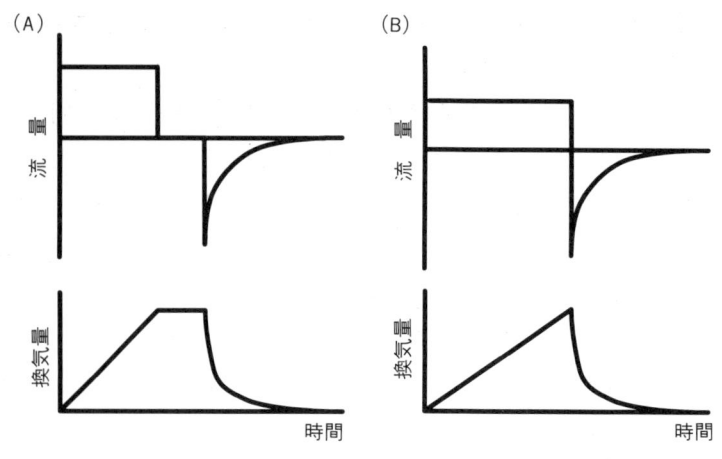

図3 リミット変数

(A), (B)とも古典的な定流量型人工換気の1呼吸分の流量および容量（換気量）波形である。

(A) いわゆる吸気終末ポーズをいれたもので流量，容量ともにある値に達するとそれがある時間保たれ，ある一定時間保たれた後呼気に移る。ここでは流量，容量ともにリミット変数であり，呼気を終わらせるサイクル変数は時間である。

(B) 流量がある値を保った後，そして容量はある値に達すると同時に呼気に移る。ここではリミット変数は流量である。サイクル変数は容量か時間のいずれかであるがこれだけでは分からない。

ト変数と呼ぶ。ここで混同していけないのはリミットと次に述べる吸気から呼気への転換を規定するサイクル変数との違いである。例えば回路内圧があらかじめ設定した制限圧（圧アラーム，圧リミット）に達すると吸気を停止する人工呼吸モードは過剰な気道内圧がかからないように日常的に用いられる。これはアラームとして用いられる"リミット"であり，人工呼吸作動様式としてはサイクル変数に属する。リミット変数のもうひとつの条件は圧，容量，流量などの変量がある値に達したとしても吸気が終わらないことである。これの例を図3に示す。

3) 吸気から呼気への転換（吸気の終了，サイクル）

吸気の終了は何らかの変量があらかじめ設定された値に達することでなされる。吸気時間が設定値に達したとか，一回換気量が設定値に達したとかというようにである。しかし現在の人工呼吸モードではどれがサイクル変数か判然としないことが多い。式1（図1）の運動方程式から分かるように，呼吸系の機械的性質（抵抗と弾性）が変わらないかぎり，圧，時間そして流量（あるいは容量）のうち2つを設定すれば残りのひとつは一意的に定まってしまう。上述したように流量と容量とは同じものとして扱う。例えば吸気流量と吸気時間を同時に設定することで間接的に容量（換気量）を設定する場合，直接的にはサイクル変数は時間であるが，一回換気量に主眼をおいて設定を行えば容量をサイクル変数とするべきであろう。

4）呼気（ベースライン）

　呼気を特徴付ける第1のことは，圧，流量，換気量といった吸気制御変数がベースラインに復するということである。ここでベースラインとは呼気終末時（呼気から吸気への転換時）の状態（圧，流量，肺気量）である。ほとんどの場合ベースライン設定は回路内圧に基づいて行われるが，目的は圧そのものではなくベースラインの肺気量（機能的残気量）を設定することにある。いわゆる古典的な意味での陽圧換気モードでは圧と容量は常におのおののベースラインを下回ることはないが，持続気道陽圧（continuous positive airway pressure：CPAP）や高頻度人工換気ではベースライン値を中心に上下する。ここで確認しておくべきことは，回路内の圧の絶対値（大気圧を0とした）ではなく対象としている系全体にかかる圧（経系圧：transsystem pressure）が大切だということである。例えば呼吸系全体を対象とした時FRCを決めるのは経呼吸系圧（trans-respiratory system pressure, 回路内圧-体表面圧）であり，肺だけをみたときは経肺圧（transpulmonary pressure, 回路内圧-胸腔内圧）である。

3．二次条件変数（conditional variables）

　吸気制御関数と呼吸位相変数によって生み出された換気を測定して得られる結果である。変数のいずれかがあらかじめ設定した値に達したら，何らかの指令を人工呼吸器に送るかを決める，コンピュータプログラム言語の「IF……THEN……ELSE……」に相当するもので条件論理（conditional logic）とも呼ばれる。例えば，時間が二次条件変数であるとする。「ある呼吸が終わった後時間があらかじめ設定した値に達しても自発吸気が起こらなければ陽圧換気を行え，あらかじめ設定した値に達する前に自発吸気が起こったら何もせず放置しておけ。」というような条件論理である。コンピュータが発達した現在，複雑な人工呼吸モードが可能になったのはこの二次条件変数を用いた条件論理を精細にコントロールできるからである。吸気制御関数と呼吸位相変数を人工呼吸モードの心臓部とするならば，この条件論理制御こそが現在そして未来の人工呼吸モードの脳中枢といえよう。

　人工呼吸モードの整理において明確にしておくべきもうひとつのことは，強制（mandatory）換気と自発（spontaneous）換気の違いである。もともと人工呼吸は患者の呼吸努力とは無関係に換気を"強制"するものであった。それに対し一切の人工呼吸の補助なく患者が随意に呼吸を行うのが自発呼吸であり，両者の境界は明確であった。しかし補助調節換気（assist control ventilation：ACV）や同期型間欠的強制換気（synchronized intermittent mandatory ventilation：SIMV）の登場にみられるように患者の呼吸に重畳させて強制換気を行おうとする患者-機械間の相互作用が試みられるようになると両者の境界は不鮮明となった。最近の主流のひとつである圧支持換気（pressure support ventilation：PSV）や，臨床使用の始まったばかりのproportional assist ventilationになると，両者は絶妙にブレンドし合ってしまい，強制か自発かを

表 1 人工呼吸モードの分類

類型	強制換気					自発換気				二次条件	人工呼吸モード
	吸気制御*	トリガー	リミット	サイクル	吸気制御	トリガー	リミット	サイクル	支持		
持続気道圧 (CAP)	—	—	—	—	—	—	—	—	なし	—	CPAP, BiPAP, APRV
持続自発換気 (CSV)	—	—	—	—	—	圧, 容量, 流量	圧	容量	あり	—	PSV, VSV
持続強制換気 (CMV)	圧	圧, 容量, 流量, 時間	圧	時間, 圧	—	—	—	—	—	時間 患者	PC-CMV PC-A/C PRVCV
	容量 流量	圧, 容量, 流量, 時間	容量 流量	容量, 流量 時間	—	—	—	—	—	時間 患者	CMV A/C
間欠的強制換気 (IMV)	圧	圧, 容量, 流量, 時間	圧	時間	圧	圧, 容量, 流量	圧	圧	なし	時間 患者	PC-IMV, BiPAP, APRV, PC-SIMV
	容量 流量	—	容量 流量	容量, 流量 時間	圧	圧, 容量, 流量	圧	圧	なし	時間 患者	IMV, SIMV
強制分時換気 (MMV)	容量 流量	時間	容量 流量	容量, 流量 時間	圧	圧, 容量, 流量	圧	圧	あり	容量**, 時間	MMV, EMMV
比例補助換気 (PAV)	—	—	—	—	時間	容量+流量	容量 流量	容量, 流量	あり	—	PAV
高頻度人工換気 (HFV)	容量 流量	時間	—	時間	—	—	—	—	なし	—	HFO HFJV

分類の各要素については本文参照。CAP：constant (continuous) airway pressure, CSV：continuous spontaneous ventilation, PC：pressure controlled, A/C：assist control ventilation。容量は一般に一回換気量である。流量は吸気流量であり、吸気制御*：吸気制御関数はひとつの値ではなく時間波形（関数）である。容量**：分時換気量のこと。

(Chatburn RL：Classification of mechanical ventilators, Principles and practice of mechanical ventilation. Edited by Tobin MJ. New York, McGraw-Hill, 1995, p 37 より改変引用)

分別することは無意味であるとさえいえる。本章では呼気から吸気への転換（吸気の開始，トリガー）と吸気から呼気への転換（吸気の終了，サイクル）の両方が患者の呼吸努力によって制御されているものを自発換気とし，それ以外のものを強制換気と定義する。

以上の考え方に基づいて人工呼吸モードを類型化したものを表1に示した[9]。一見して理解しやすい分類法ではないが，個々の人工呼吸モードについては後に述べるのでそこを読んでいただければこの分類法を理解できると思う。

III. 人工呼吸モードの概説

現在使われている人工呼吸モードを個別に概略する。最初に呼吸モードと混同されやすい終末呼気陽圧（positive end-expiratory pressure：PEEP）について解説する。

PEEPとは気道内に持続的に付加される一定の陽圧（大気圧よりも高い圧という意味）のことであり，人工呼吸モードではない。この圧は呼気終末に測定できるのでこの名前がついているわけで呼気終末時のみに陽圧が気道内に付加されるわけではない。PEEP付加の目的は機能的残気量（ベースラインの肺容量）を増やすことである。これにより ① 無気肺を減らし，あるいは肺胞容積の増大を図る，そして，② 気道の拡張や閉塞気道の開存を意図するという2つの意味がある。また陽圧の影響は肺循環系にも及び，肺血流分布を変えうる。その他心房性利尿ホルモン（hANP）の分泌増加などによる利尿作用といった肺外性の効果もある。

1. 強制換気
1) 持続強制換気（continuous mandatory ventilation：CMV）
(a) 持続強制換気（CMV）—間欠的または持続陽圧換気（intermittent/continuous positive pressure ventilation：IPPV，CPPV）—

最も古典的かつ基本的な陽圧式人工呼吸モードである。いわゆる「調節」呼吸であり，上述の吸気制御関数と呼吸位相変数が人工呼吸器によって決められ患者の意志とは無関係に換気が行われる。吸気制御関数として決まった気道内圧波形（表1のPC-CMV）あるいは流量波形（CMV）を決まった時間（時間トリガー，時間サイクル）与えて吸気を行うかの2通りがある。呼吸集中治療の領域では，現在では換気不全が重篤で自発換気になにも期待しない場合や人工呼吸を導入する際，あるいは手術の麻酔に使用されるくらいである。圧制御式（pressure control）は回路内リークのある場合（小児におけるカフなし気管チューブの使用例など）でも使用でき，気道内圧の過剰な上昇を防止できるが，換気量は不明である。流量制御式（したがって容量制御式，volume control）では設定どおりの換気量を確保できるが回路内リークのある状況ではそれは成り立たないし，患者が人工呼吸と同調できないようなファイティング時には過剰な気

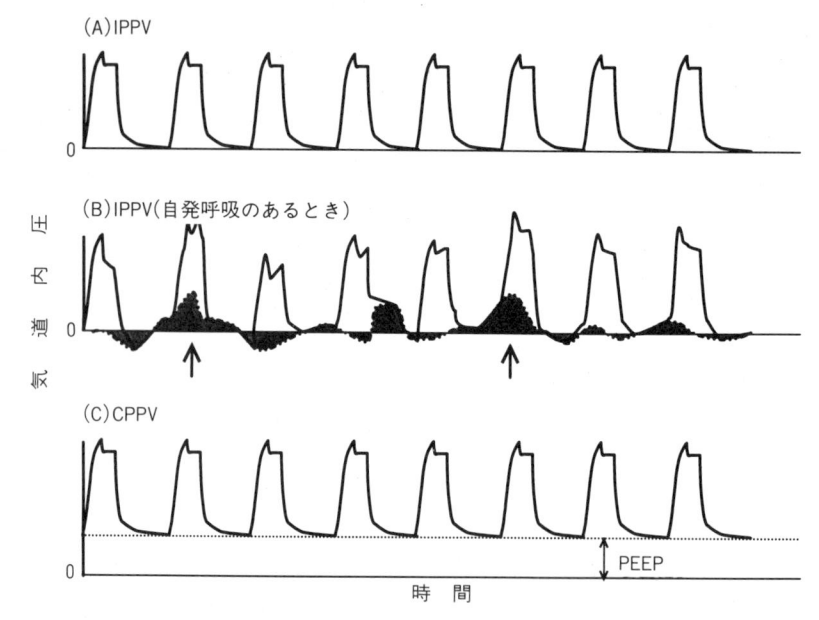

図 4 流量（容量）制御式持続強制換気における気道内圧波形の例
 吸気制御関数は図3(A)に示したように定流量ののち吸気終末ポーズをもつ流量である。
 (A) 自発呼吸のないときのIPPVの気道内圧波形。
 (B) 自発呼吸のあるときのIPPVにおける気道内圧波形。点線が自発呼吸の気道内圧波形で灰色の部分はそれの基線からの変位である。自発呼吸では気道内圧は吸気時に陰圧，呼気時に陽圧となる。一方IPPVでは気道内圧は吸気時に上昇し，呼気時に減少する。CMVは自発呼吸の位相を無視して行われるので自発呼吸とCMVとの呼吸位相が合わず換気力学（呼吸仕事）上非効率的である。両者の位相がまったく逆になる場合もあり，図中矢印で示したように自発呼吸の呼気相にCMVの吸気相が乗ってしまうと過剰の気道内圧がかかり，いわゆる肺実質の圧損傷 (barotrauma) につながる危険がある。
 (C) 自発呼吸のないときのCPPV。IPPVにPEEPを付加したものである。

道内圧のかかる危険がある。呼気終末時に平圧（大気圧）まで戻るものを間欠的陽圧換気（IPPV），PEEPを付加して呼気終末時にPEEPまで戻るものを持続陽圧換気（CPPV）ともいう。図4に流量制御式CMVの例を示した。

(b) **補助調節換気（assist control ventilation：ACV）**

　人工換気のモードの歴史は古典的な調節換気から，強制換気をいかに患者の自発呼吸努力に協調させるかに関心が払われてきた。ACVは患者の吸気開始に同期して呼吸器に設定された強制吸気を行い（assisted ventilation），さらに患者の自発吸気が一定時間ないときには，呼吸器に設定された呼吸数（backup rate）で強制吸気を行う（controlled ventilation）モードである[10]。図5に流量制御型のACVの例を示す。通常は気道内圧の陰圧側への変位を感知して自発吸気の開始と認識する（圧トリガー）。

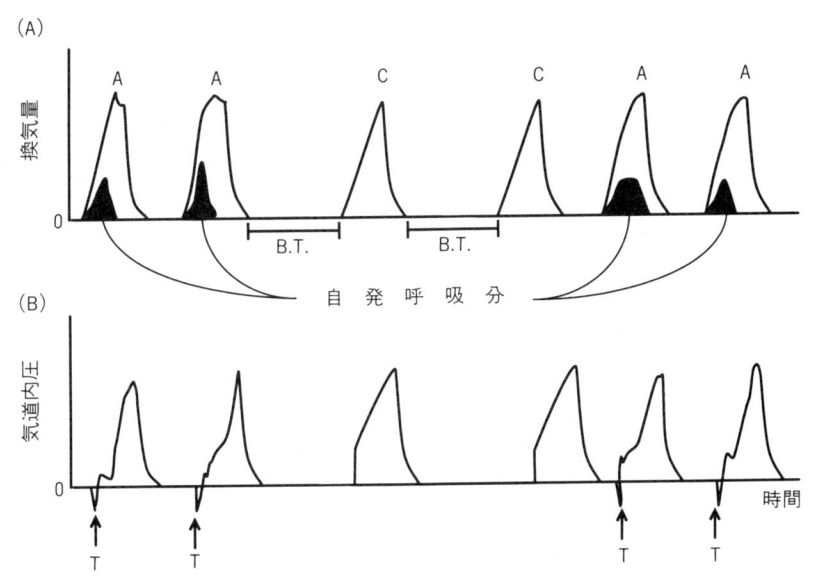

図 5 流量制御式補助調節換気における換気量(A)および気道内圧波形(B)
気道内圧の陰圧への変位を自発吸気開始と認識して(圧トリガー,T)強制換気が行われる(補助換気,図中のAで示した呼吸)。灰色で示した分が自発呼吸による換気量であり,これに強制換気分が上乗せされて全体の換気量となる。一定時間(backup time, B.T.)自発呼吸がないと強制換気(調節換気,図中のCで示した呼吸)が起こる。

(c) pressure regulated volume controlled ventilation (PRVCV)

新しい換気モードであるが,基本的には圧制御型強制換気(PC-CMV)である[11]。ひとつ前の一回吸気量を測定し,それが設定量になるように一呼吸ごとに次の呼吸の吸気圧を調節する(二次条件変数としての一回吸気量を吸気制御関数としての吸気圧にネガティブフィードバックさせる)方法である。測定機器や論理回路としてのコンピュータが発達普及したために可能となったモードといえるが,アイデアそのものは決して新しいものではない。

2) 間欠的強制換気 (intermittent mandatory ventilation: IMV)

自発呼吸の合間に強制換気を行うモードである[12]。強制換気は時間トリガー,時間サイクルであるが,吸気制御関数は流量でも圧でも構わない。いわば自発呼吸があるときのCMVを間引きしたものと考えればよい。当初は設計の容易さから回路内に一定流量(コンスタントフロー)のガスを流して自発呼吸が自由にできるようにしておき,強制換気のときのみ呼気弁を閉じる方法をとっていた。この古典的なIMVに対し自発呼吸の吸気開始をトリガーしてそれに同期させIMVを行う方法が生まれsynchronized IMV (SIMV) と呼ばれる。いわば間引きした補助換気(ACV)といえる。コンピュータ制御が容易に行える現在ではデマンドバルブを使って自発呼吸との同調が容易に行えるようになった。(S)IMVはCMVからの人工呼吸離脱の過程で使われることが多く,自発呼吸との相互作用が大きな関心事となる(図6)。その意味でも非同期の

(A) VC-IMV

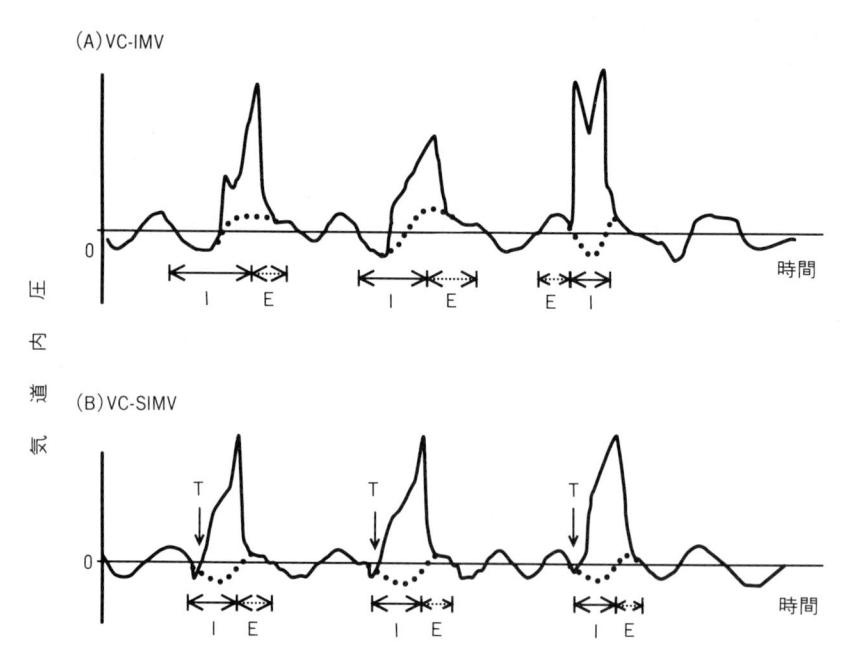

(B) VC-SIMV

図6 間欠的強制換気（IMV）における気道内圧波形
(A) 流量制御（したがって容量制御）型 IMV 時の気道内圧波形。基線近くの小さな波が自発呼吸による圧変化，上向きの大きな波が強制換気波形。最初の強制吸気は自発吸気の終わり頃に，2つ目は自発吸気途中から，最後は自発呼気途中から，それぞれ始まっている。I および E はそれぞれ合成換気の吸気相と呼気相である。点線は強制吸気がなければみられたであろう自発呼吸による気道内圧波形。自発呼吸と強制換気との位相の衝突がみられ気道内圧波形も不安定である。
(B) 流量制御型 SIMV の気道内圧波形。自発呼吸の吸気開始をトリガー（T）して強制換気が起こっている。自発呼吸との同調はより良好であり，強制換気時の圧変動もより均一である。点線は強制換気がなければみられたと推測される自発呼吸による気道内圧波形。

IMV では自発呼吸のある CMV と同様に自発呼吸と強制換気との呼吸相の衝突が問題となり，現在ではこれを軽減できる SIMV が主体である。

3）強制分時換気（mandatory minute ventilation：MMV）

人工呼吸器が連続して分時換気量を測定し続け，それが設定した目標分時換気量よりも少ないときに不足分を強制換気によって補う方式である[13]。麻薬・睡眠薬過量で呼吸中枢抑制が変動している患者や，重症筋無力症など重度の神経筋疾患で呼吸筋抑制の変動しやすい患者など，分時換気量の変動しやすい患者がよい適応となる。しかし現在ではあまり使われていない。常に目標値以上の分時換気量が保証されるという意味でextended MMV（EMMV）と呼ぶ機種もある。図7に自発呼吸の不安定な患者において人工呼吸モードを SIMV から MMV へ変更したときの分時換気量の推移を示した。SIMV では分時強制換気量は基本的に一定であるため全体の分時換気量には自発呼吸の変動がそのまま反映される。これに対し MMV では連続的に分時換気量を測定し，

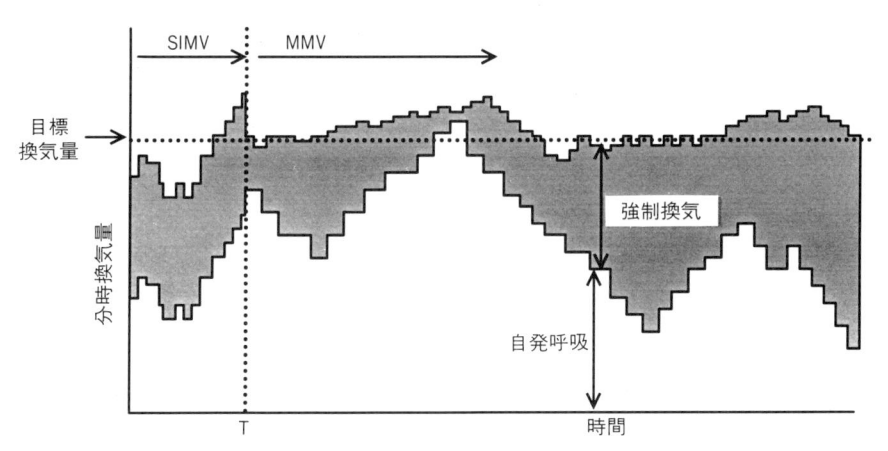

図7 自発呼吸の不安定な患者において人工呼吸モードをSIMVからMMVへ変更したときの分時換気量の推移

時間（横軸），分時換気量（縦軸）ともに随意単位。時間TでSIMVからMMVに変更した。下側の白い部分が自発呼吸による分時換気量，上の灰色の部分が人工呼吸による分時換気量で，両者の合計が患者が実際に受けている分時換気量である。目標換気量と自発換気量との差を埋めるようにMMVが働くが，実際には補償強制換気は少し遅れてなされるため全体の分時換気の変動は少しは残る。

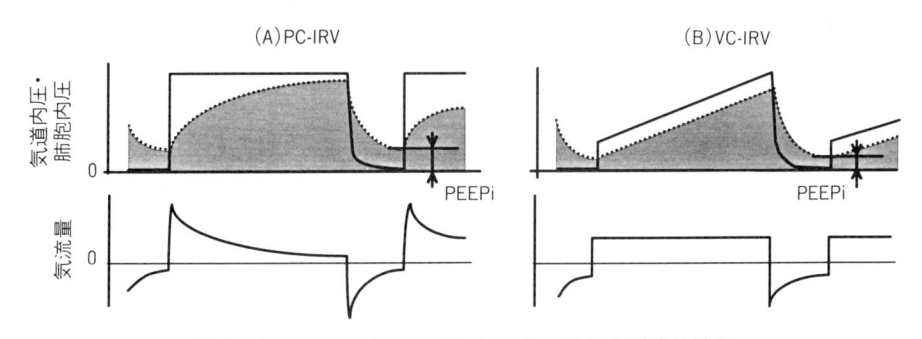

図8 inverse ratio ventilationでの圧および流量波形

(A) 圧制御型（PC-：pressure controlled）IRV。上段，実線は気道開口部圧，灰色上縁の点線は肺胞内圧である。気道開口部圧（airway opening pressure）とは体内気道と体外呼吸回路との接点における圧のことで，ここでは人工呼吸器で測定している圧と考えてよい。下段は流量波形。

(B) 流量（容量）制御型（VC-：volume controlled）。IRVでは呼気時間が短いため肺胞内圧は呼気終末でも気道開口部圧より高く保たれる。これを内因性PEEP（intrinsic PEEP：PEEPi，auto PEEP）という。

それと目標とする分時換気量との差を補償するように機能する。自発呼吸が抑制されているときには強制換気量を増やし，自発呼吸が多くなれば強制換気は減少する。

4）inverse ratio ventilation（IRV）

強制換気モードでは呼気時間を吸気時間よりも長くするのが普通であるが，吸気/呼気比（I/E比）を逆転させ吸気時間を呼気時間よりも長くする持続強制換気（CMV）

モードであり[14]，独立した類型ではない。従来の短い吸気時間では膨らみにくい換気時定数の大きい肺局所や虚脱した部分が，長い吸気時間により膨らみやすくなり，逆に短い呼気時間のため呼出の速い局所やつぶれやすい部分の虚脱が起こしにくくなる効果があるといわれている（図8）。また吸気時間が長いため最高気道内圧を低くできる。しかし平均気道内圧を低くできるということではない。

2．自発換気

ここまでは表1での分類では強制換気に類別された。次いで自発換気（トリガーもサイクルも自発呼吸が決定する）に分類されるものを概説する。

1）圧支持換気（pressure support ventilation：PSV）

患者の吸気に同期して気道内に一定の陽圧を加える人工呼吸モードである[15]。通常吸気のトリガーは自発吸気によって引き起こされる基線からの陰圧である。他方，支持圧を保つために必要な吸気流量があるレベルより低下したとき，あるいは自発呼気の開始により気道内圧があるレベルより上昇したときを吸気から呼気への転換（サイクル）と

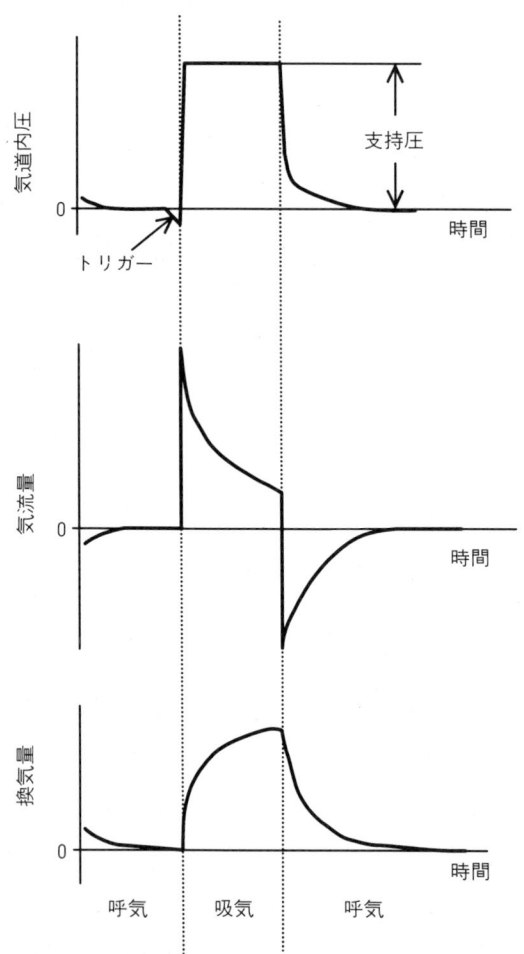

図 9 圧支持換気
　圧支持換気の換気諸量の1呼吸分の波形。
　上から気道内圧，気流量（流量），一回換気量（容量）。単位はすべて任意単位。この例では支持圧を維持するための流量が最大流量の25％に低下したときを吸気の終了（サイクル変数）と認識している。

(A) 自発呼吸（PEEPを付加しない）

(B) CPAP

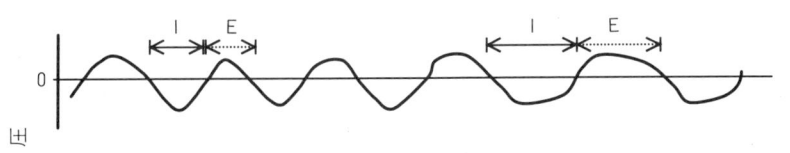

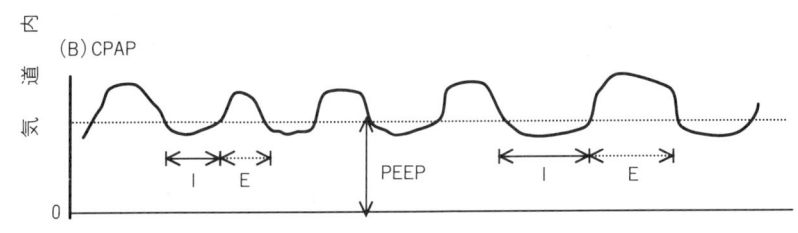

図10 自発呼吸と持続気道陽圧呼吸（CPAP）の気道内圧波形
(A) 自発呼吸時の気道内圧波形。基線下向きが吸気相，上向きが呼気相である。
(B) CPAP時の気道内圧波形。付加する陽圧は呼気終末時の値（PEEP）で表現する。陽圧の付加により機械的な影響を受けるので，気道内圧の呼吸性の変動は自発呼吸時のそれとは異なるのが普通である。

認識する（図9）。自発呼吸がないとか出さずに調節強制換気をしたい場合を除いては，現在の人工呼吸導入の第1選択のモードになっている観がある。設定支持圧を高くすれば機械主体の換気に，低くすれば患者主体の換気になる。設定圧を連続的に変化させることによりスムーズな人工呼吸からの離脱が図れる。また吸気の開始（トリガー），終了（サイクル）とも患者の自発呼吸に任されるので患者と機械との間の呼吸位相の衝突が理論上はないという利点がある。

2）容量支持換気（volume support ventilation：VSV）

PSVの亜型である。PSVでは支持圧の設定は医療者が望む一回換気量を得られるようにマニュアルで行う。VSVでは人工呼吸器が一回換気量を測定して望む換気量と比較してそれになるように支持圧を自動的に調節する方法である[11]。

3）持続気道陽圧（continuous positive airway pressure：CPAP）

CPAPは一定の陽圧を気道開口部に加えて自発呼吸を行うモードである。実際上PEEPを付加した自発呼吸と考えてよい（図10）。いままで述べた人工呼吸モードとの基本的な違いは換気補助をしていないことである。呼吸数はむろんのこと流量，一回換気量とも患者自身の自発努力による。持続的な陽圧をかけることで機能的残気量を増加させ無気肺の予防や除去をはかり肺胞での酸素加改善を目指したり，あるいは虚脱した末梢気道を開存させることを意図する。CPAPは古くから行われてきたが，最近ではむしろ呼吸不全患者に対して気管挿管せずに顔マスクや鼻マスクで行う非侵襲的人工呼吸や，上気道閉塞をもつ睡眠時無呼吸の治療に広く行われ始めている。古くは呼気抵抗をつけて呼気が出きらないうちに次の吸気に移行させることで気道内陽圧を実現していた方法もあったが，これでは換気条件や換気力学の変化によって付加する陽圧が変動し

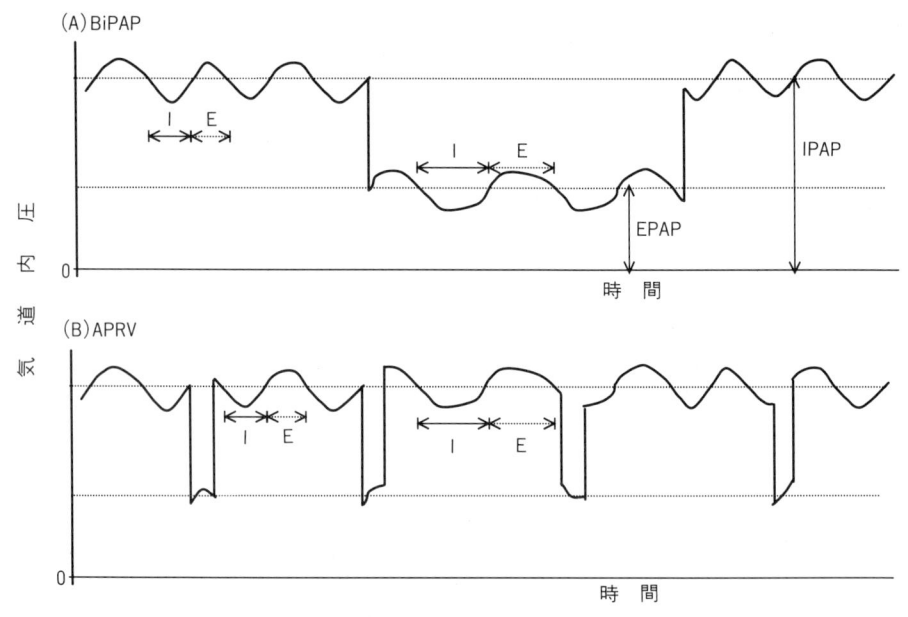

図 11 BiPAP と APRV
(A) BiPAP における気道内圧波形。
(B) APRV における気道内圧波形。時間軸，気道内圧軸ともに任意単位。
詳細は本文を参照。

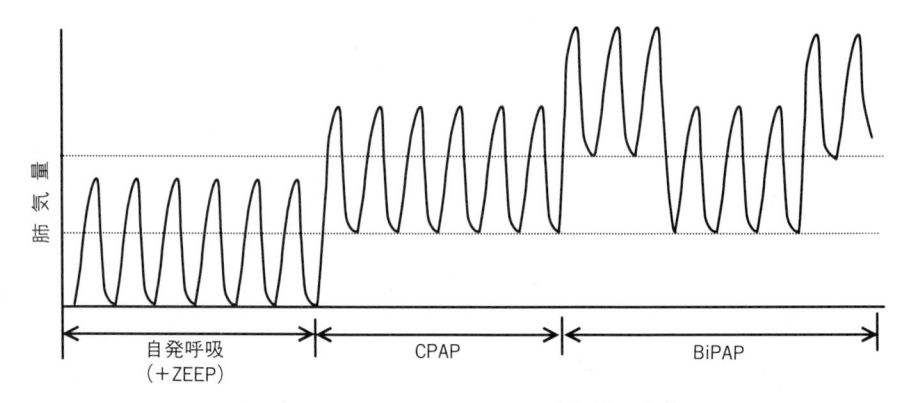

図 12 CPAP，BiPAP による肺気量の変動
自発呼吸から，CPAP，BiPAP と変化させたときの肺気量の推移を自発呼吸時の基線（FRC）を 0 としてみたもの。ZEEP とは Zero end-expiratory pressure のことで回路内にはなんらの基線圧も加わっていないことを意味している。CPAPでは基線となる肺気量（FRC）が増え，BiPAP でのゆっくりとした肺気量の変動を圧制御型の強制換気と考えることができる。

てしまう欠点があり現在は用いられていない。現在は呼気回路に機械的，電磁的あるいはコンピュータで作動する PEEP 弁を付けることで行うか，あるいは非侵襲的人工呼吸のように高流量の吸気流を流し続けることで陽圧を得ている。

4) biphasic or bilevel positive airway pressure（BiPAP）

CPAP の気道内陽圧レベルを 1 つでなく 2 つとし，ある周期をもって気道内陽圧

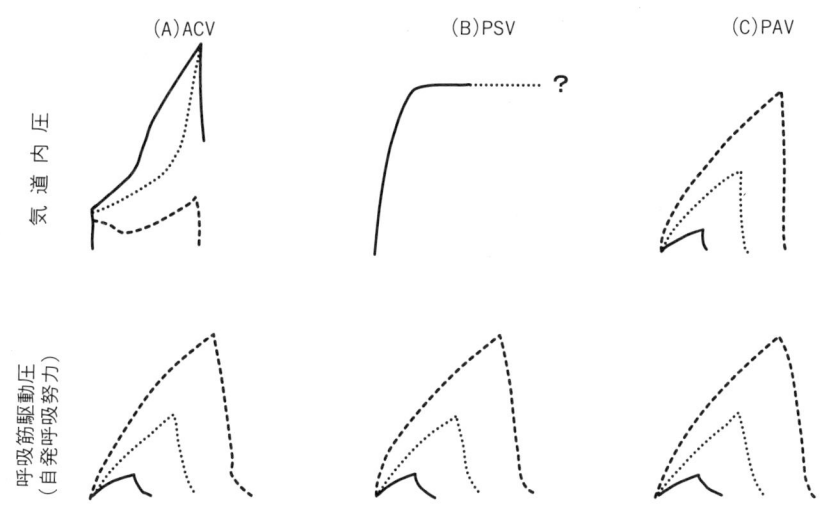

図 13 流量（容量）制御型強制換気（ACV），圧支持換気（PSV）および proportional assist ventilation（PAV）における気道内圧と自発呼吸努力との関係
　　詳細は本文参照。

（PEEP）が上下する自発換気モードである[16]（図11）。圧の上下する周期は通常自発呼吸周期よりも長く，2～3自発周期分である。ゆっくりとした圧制御型強制換気と自発呼吸が合わさったものと考えればよく，ゆっくりとしたPEEP変動とは独立して自発呼吸が行える。高圧相時のPEEPを吸気PAP（inspiratory PAP：IPAP），低圧相時のPEEPを呼気PAP（expiratory PAP：EPAP）と呼ぶ。これもCPAPと同じく，非侵襲的人工呼吸の主体となるモードであり，IPAP，EPAPおよび周期を適当に設定することにより，圧制御型のCMVとすることもできる。CPAP，BiPAPによる肺気量の変動を図12に示した。

5）airway pressure release ventilation（APRV）

前項のBiPAPと作動原理は同じである。BiPAPとの違いは低圧相の時間が短いことで，通常自発呼気時間よりも短くする[1)16)17]（図11）。CPAPと同じ換気パターンの中で，数自発周期おきに，自発呼気時に一過性に気道内圧を開放するモードと考えればよい。CPAP中には肺容量は平圧換気時に比べ増えている。周期的に呼気弁を一過性に開放し気道内圧を下げることによって肺の弾性収縮により肺容量が低下し，呼気が起こる。一過性に気道内圧を下げることで肺気量を減らしそれを呼気量として稼ごうという発想である。

6）proportional assist ventilation（PAV）[18]

従来の人工呼吸モードは程度の差はあっても，ある一定以上の換気量（一回または分時）を確保することに根本的な目的がある。図13-(A)に示したように，流量（容量）制御型補助強制換気（ACV）では患者自身の呼吸努力（呼吸筋駆動圧生成）に無関係に

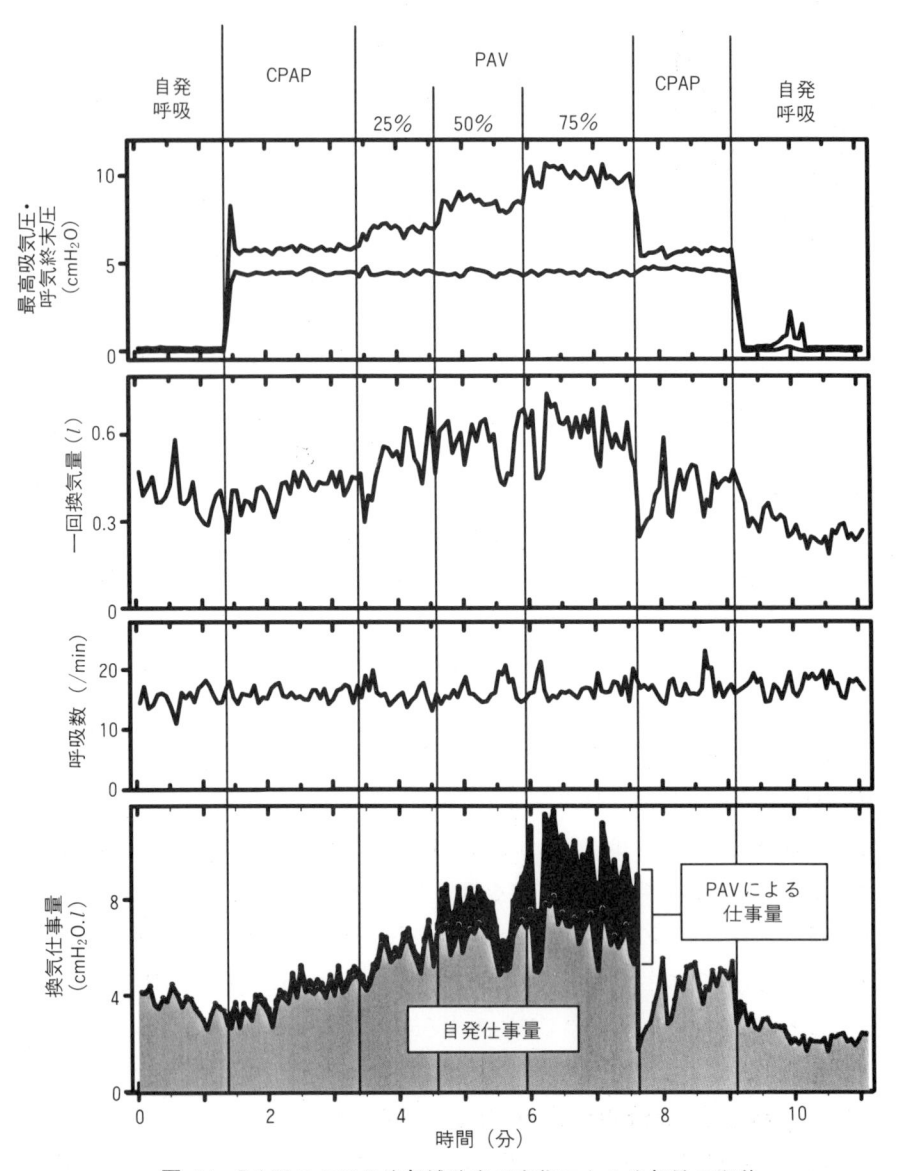

図14 PAVにおける換気補助率の変化による換気量の変動

重症肺気腫患者における麻酔中の呼吸管理をPAVで行った例．自発呼吸から，CPAP，PAVそしてCPAP，自発呼吸と変化させたときの一回換気量の推移を示す．PAVの補助は25，50，75％（$K_A=0.25, 0.5, 0.75, K_R=K_E=1$）と増やした．図は一番上からそれぞれ各呼吸での最高吸気圧・呼気終末圧，一回換気量，呼吸数，換気仕事量の推移を示す．自発呼吸ではPEEPは加えていない（ZEEP）．モードの変更によっても呼吸数はほぼ一定で，一回換気量の変化はスムーズであり，PAVという自発換気モードが生体に優しい換気モードであることが推察される．PAVの換気補助率に比例した一回換気量の変動がみられる．一番下の換気仕事量ではPAVの換気補助率に相関してPAVによる補助仕事量が増えている．

一定の一回換気量を送る。それゆえ自発吸気努力が強いとき〔破線 図13-(A)〕には気道内圧は低くなるし，呼吸筋駆動力の弱いとき〔実線 図13-(A)〕ではその逆になる。圧支持換気（PSV）では 図13-(B) に示したように，呼吸努力の大きさとは無関係に一定の気道内陽圧が付加される。多かれ少なかれどのモードでも最低の換気量を補償しようという基本哲学であり，一種のネガティブ・フィードバック系といえる。PAVはこの点で考え方がまったく異なる。PAVは患者の呼吸努力に比例した呼吸補助をする。つまり患者の自発換気量が小さいときは補助換気量も小さく，患者が大きな換気をするときには換気補助も大きくなる一種のフィード・フォワード系といえる。こうした反応系をYounesは自動車のパワーステアリングに例えた。図13-(C) に示したように，PAVでは呼吸努力の小さいとき〔実線 図13-(C)〕は気道内圧の変動も小さく，呼吸筋駆動圧の大きいとき〔破線 図13-(C)〕は気道内圧波形も大きくなる。PAVにおける換気補助の原理は図1の式1に示した呼吸系の運動方程式，

呼吸駆動圧＝抵抗圧＋弾性圧
　　　　　＝抵抗×流量＋弾性×換気量

で説明される。最初に呼吸系の抵抗と弾性とを測定しておけば，流量とそれの時間積分である換気量（容量）は各呼吸ごとに測定できるので上式に基づいた呼吸駆動圧を補助できる。実際には駆動圧補助の割合を全体（K_A）および，抵抗圧（K_R）と弾性圧（K_E）ごと個別に設定できるので

補助駆動圧＝K_A [（K_R×抵抗×流量）＋（K_E×弾性×換気量）]

となる。K_A，K_R，K_E はそれぞれ補助の割合で，0〜1の間の値である。0のときはまったく補助をしないし，1のときは自発駆動圧に相当する分を補助することになる（図14）。またこの式から分かるように吸気の開始（トリガー），終了（サイクル）ともに患者の自発呼吸によって決定される。PAVではそれゆえ 図13-(C) に示すように自発駆動圧と気道内圧とはほぼ相似形になる。PAVの最大の利点は，患者自身の呼吸パターンに合わせた換気補助となるので患者にとって快適であることである。逆に患者が無呼吸になれば機械はまったく強制換気を行わないことを意味するので，現在販売されている機器には，患者が低換気になった場合には最低の強制換気を行うバックアップ機構が備わっている。

7）高頻度人工呼吸（high-frequency ventilation：HFV）

死腔よりも小さい一回換気量で正常の数倍以上の呼吸数（一般に大人で100子供で300/min以上）で換気する方法である[19]（図15）。他の換気モードでは一塊りのガスを肺内に送り込みそして肺内から排出する（conventional bulk flow transport）ことにより換気が行われる。これに対しHFVのガス輸送メカニズムは複雑であり，bulk flow transport は死腔に到達するにすぎず，そこ（bulk flow front）よりも先ではガス分子

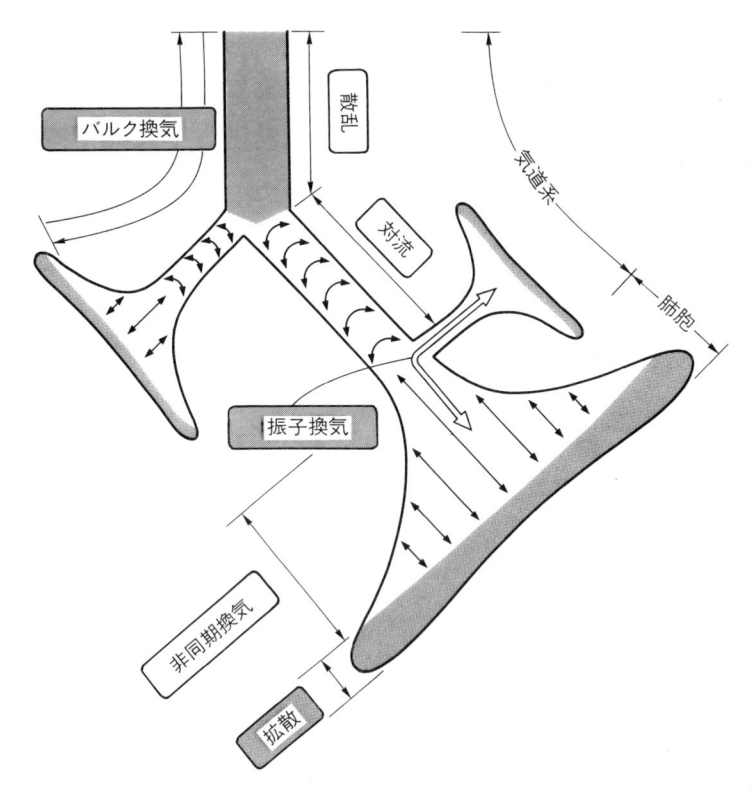

図 15 高頻度人工呼吸（HFV）によるガス輸送の機序

　HFV によるガス輸送機序として考えられているものには従来の死腔より大きい一回換気量での人工呼吸と同じものと，HFV 特有のものとがある。前者は図中灰色の枠で囲ってあるバルク換気，振子換気，および拡散が主なものであり，HFV に特有なのは散乱，対流そして非同期換気が主なものである。バルク換気（bulk flow transport）は普通の換気と同じように一塊りの呼気・吸気が出たり入ったりするもので気道開口部から近い肺胞ではこれが起こりうる。振子換気（Pendelluft）は換気時定数の異なる肺局所同士で起こりうる換気の不均等であり，いわゆる慢性閉塞性肺疾患では自発呼吸でさえもみられるものだが，呼吸数が大きいほど著明になる。従来の換気法であろうと HFV であろうと肺胞内では気流速はほぼ 0 であり各ガス分子の濃度勾配による拡散（molecular diffusion）によりガス輸送が行われる。HFV に特有なものとしてガス駆動部に近い部分ではジェット流または振動流前面によって引き起こされるガス分子の散乱（tailor type dispersion）が，駆動部から遠ざかるに従い対流による散乱（convective dispersion）がガス輸送を担う。さらにそれより末梢では駆動部の振動とは位相のずれた振動（非同期振動，oscillation out of phase）もガス輸送に関与するらしい。換気モードを問わず拡散は肺胞内ガス輸送の主体をなしている。拡散以外のメカニズムは大きな一回換気量の換気であろうと HFV であろうとガス輸送に関与しているが，換気モードによっておのおののはたす比率が変わってくるということである。

の対流と散乱（taylor dispersion, convective dispersion）によりガス輸送が行われる。その他換気時定数の異なる部位同士でのPendelluftも関与する。肺胞内でのガス混合にはガス分子の拡散が重要であるが，これが従来の換気モード以上にHFVで重要であるか否かは分かっていない。高頻度ジェット換気（high-frequency jet ventilation：HFJV）ではジェット気流をノズルから噴出することにより吸気を行い，呼気は肺の弾性収縮により受動的に行われる。高頻度振動換気（high-frequency oscillation：HFO）では原則としてピストンの振動により吸気・呼気とも能動的に行われ，新鮮ガスは側路（bias flow）より供給される。従来の換気法とは異なり，換気条件を変更したときのガス交換を予測することは困難である。気道内圧（あるいは気道内圧変動）を低く保ちたいとき，あるいは従来のものとは異なったガス輸送機序により換気血流不均等の改善を期待するときに使われる。最大の短所は吸気ガスの加湿に限界があることであり気道乾燥が問題となる。

IV．終わりに

　以上，人工呼吸モードについてできるかぎり単純な分類を試み，現在使われているもののうち主なものを概括した。将来電子工学の発達によりさらに精細な制御が可能となり，呼吸不全に関する新しい知見が加われば，本章で試みたような類型法では分類できなくなるような新しい人工呼吸モードも生まれてくるであろう。本章で解説したものの中でもPAVはそれに近いものである。BiPAPとAPRVとは同じものといえなくもないが，本文中に述べたように開発の視点が異なるし，BiPAPだけをみても，2つのPEEPをもった自発呼吸主体のモードとも，圧制御式強制換気と自発呼吸を同時に行うモードともいえる。人工呼吸の機械的あるいは換気力学的な面から作動様式をうんぬんするよりも，呼吸不全をいかに治療しようかという発想に基づいて人工呼吸モードをみるべき時代になりつつあるのかもしれない。

【参考文献】

1) 山田芳嗣：機械換気法．呼吸　14：43, 1994
2) Berg JT, Fu Z, Breen EC, et al：High lung inflation increases mRNA levels of ECM components and growth factors in lung parenchyma. J Appl Physiol 83：120, 1997
3) Artigas A, Bernard GR, Carlet J, et al：The American-European consensus conference on ARDS, part 2. Ventilatory, pharmacologic, supportive therapy, study design strategies, and issues related to recovery and remodeling. Am J Respir Crit Care Med 157：1332, 1998
4) Amato MB, Barbas CS, Medeiros DM, et al：Beneficial effects of the "open lung approach" with low distending pressures in acute respiratory distress syndrome. A prospective randomized study on mechanical ventilation. Am J Respir Crit Care Med

152:1835, 1995
5) Kacmarek R, Hickling KG：Permissive hypercapnia. Respir Care 38：373, 1993
6) 佐藤二郎：肺気腫における肺メカニクス―形態と機能―. 肺気腫 病態生理と臨床. 人見滋樹ほか編. 京都, 金芳堂, 1998, p 3
7) Hess DR, Medoff BD, Fessler MB：Pulmonary mechanics and graphics during positive pressure ventilation, Update on respiratory critical care. Int Anesth Clin 37：15, 1999
8) 佐藤二郎：臨床医として，これだけは知っておきたい呼吸調節の知識. LiSA 6：950, 1999
9) Chatburn RL：Classification of mechanical ventilators, principles and practice of mechanical ventilation. Edited by Tobin MJ. New York, McGraw-Hill, 1995, p 37
10) Mador MJ：Assist-control ventilation, Principles and practice of mechanical ventilation. Edited by Tobin MJ. New York, McGraw-Hill, 1995, p 207
11) 妙中信之：PRVCV, VSV. 呼吸管理のすべて. 救急医学 22：1271, 1998
12) 濱口正道, 岡元和文：(S) IMV. 呼吸管理のすべて. 救急医学 22：1256, 1998
13) Quan SF：Mandatory minute ventilation, Principles and practice of mechanical ventilation. Edited by Tobin MJ. New York, McGraw-Hill, 1995, p 333
14) Marcy TW, Marini JJ：Inverse ratio ventilation in ARDS. Rationale and implementaion. Chest 100：494, 1991
15) 鈴木 聡, 山田芳嗣：PSV. 呼吸管理のすべて. 救急医学 22：1261, 1998
16) 日高奈巳, 氏家良人：IRV, APRV, BIPAP. 呼吸管理のすべて. 救急医学 22：1279, 1998
17) Räsänen J：Airway pressure release ventilation, Principles and practice of mechanical ventilation. Edited by Tobin MJ. New York, McGraw-Hill, 1995, p 341
18) Younes M：Proportional assist ventilation, Principles and practice of mechanical ventilation. Edited by Tobin MJ. New York, McGraw-Hill, 1995, p 349
19) Chang HK：Mechanisms of gas transport during ventilation by high-frequency oscillation. J Appl Physiol 56：553, 1984

（佐藤　二郎）

人工呼吸中のモニター 3

I. 呼吸管理に使用されるモニター

呼吸管理においてモニタリングされるおもな呼吸系パラメータを表1に挙げる。これらは大きく分けると，患者の呼吸器系の状態を示すパラメータと，使用している人工呼吸器などの動作状況を示すパラメータとがあることが分かる。例えば，吸入気の酸素濃度が設定通りにでているかは，吸入気酸素濃度をモニターするが，これは人工呼吸器の動作モニターである。また，その酸素濃度や換気条件の設定の結果，動脈血中に酸素が

表1 人工呼吸中の患者においてモニタリングされるおもなパラメータ

1. 呼吸系
    呼吸数（RR）
    気道内圧（Paw）
    1回換気量（V_T），分時換気量（MV, $\dot{V}_E$）
    食道内圧（Pes），呼吸仕事量（WOB）
    動脈血酸素飽和度（Sp_{O_2}）
    持続動脈内血液ガス（IABG）
    経皮的ガス分圧（tcP_{O_2}, tcP_{CO_2}）
    呼気CO_2分圧（P_{ECO_2}）
    吸入気酸素濃度（F_{IO_2}），吸入気温度
2. 循環系
    心電図（ECG）
    血圧（オシロメトリック法，または観血的）
    中心静脈圧（CVP）
    肺動脈圧（PAP），心拍出量（CO），混合静脈血酸素飽和度（$S\bar{v}_{O_2}$）
    尿量
3. その他
    体温（BT）
    代謝（酸素摂取量 $\dot{V}_{O_2}$，二酸化炭素排出量 $\dot{V}_{CO_2}$，呼吸商 RQ）
    体重
    筋弛緩

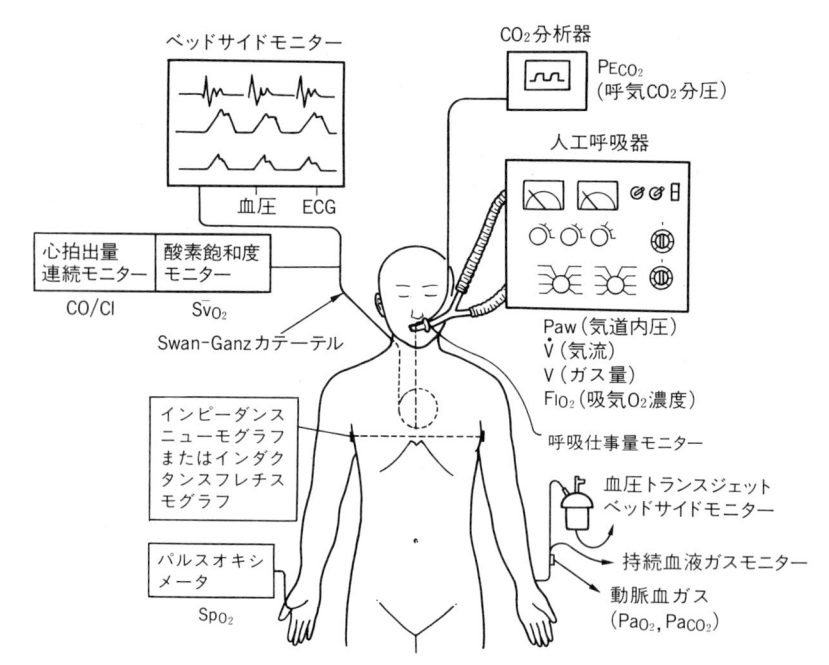

図1 人工呼吸治療を受けている患者における呼吸系モニターの1例
(磨田 裕, 沼田克雄:RCUにおける呼吸管理. BME 1:662, 1987より引用)

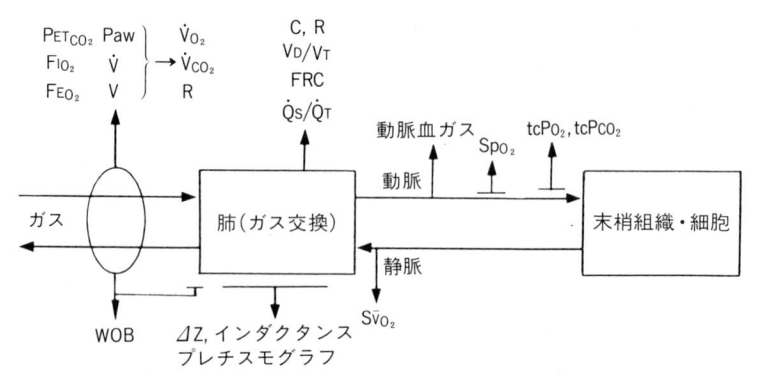

図2 呼吸系のモニターにおける各パラメータの計測部位
(磨田 裕, 沼田克雄:RCUにおける呼吸管理. BME 1:662, 1987より引用)

十分に存在しているかをパルスオキシメータでモニターするが, これは患者の状態をモニターしている. さらに, この両者を知ることにより, 肺の酸素化能の程度についても推測できる.

この表1に挙げたパラメータが, 実際の患者ではどのようにモニターされているかを図1に示す[1]. これらのなかでも気道内圧 (airway pressure:Paw), パルスオキシメータによる酸素飽和度 (Sp_{O_2}), 心電図 (electrocardiograph:ECG) はもっとも一般的である.

モニターには, 連続的か間欠的か, 侵襲が大きいか小さいか, 精度が高いか低いかな

どがあり，それぞれのモニター機器や測定原理によっても異なる。非侵襲的に，安定して正確な情報が，そして安い経費で得られるモニターが理想的といえる。

ここでは呼吸系のモニターを中心に取り上げるが，図2は酸素・二酸化炭素の輸送を中心にみて，呼吸系のモニターがどのような部位でどのように情報を取り出しているかを模式的に示したものである[1]。

II. パルスオキシメトリ

パルスオキシメータは酸素療法中，麻酔中，人工呼吸中，その他の場で非常に多く使用されている。測定原理は日本の青柳の発明により，その後の米国での改良，普及が今日のように広く使用されるもとになった[2,3]。ヘモグロビンは図3のような吸収曲線を示す。パルスオキシメータでは660 nm（赤色光）と940 nm（赤外光）の2つの光を指などの組織に当て，動脈血の拍動成分に相当する部分を取り出し（図4），その吸光度比から動脈血のヘモグロビン酸素飽和度を求める（図5）。パルスオキシメータによる非侵襲的な動脈血酸素飽和度の測定をパルスオキシメトリといい，これによって測定される酸素飽和度をSp_{O_2}と呼ぶ。パルスオキシメトリではSp_{O_2}が95％以上であるように管理され，安全限界は92％と考えておく。これは図6や表2で分かるように，Sp_{O_2}＝92％のときPa_{O_2}ではおよそ60～65 mmHgとなるからである。このようにパルスオキ

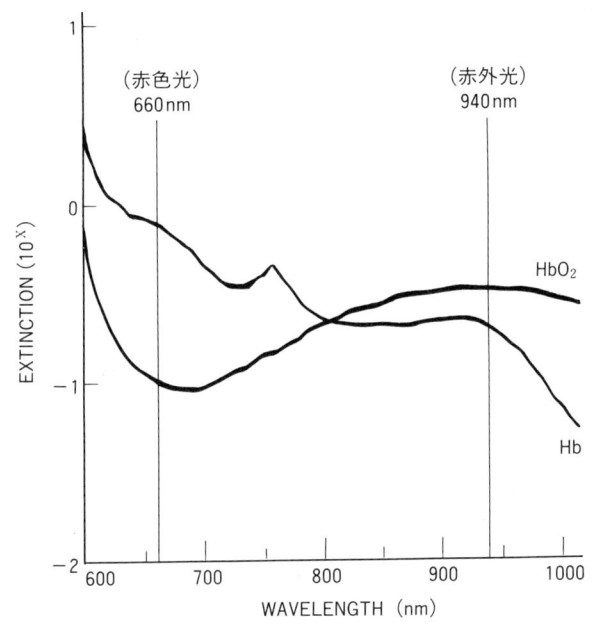

図3 HbO_2とHbの，波長と吸光係数
パルスオキシメータでは660 nmと940 nmの2波長を用いている。
（オメダ：Biox 3700® マニュアル，1985より引用）

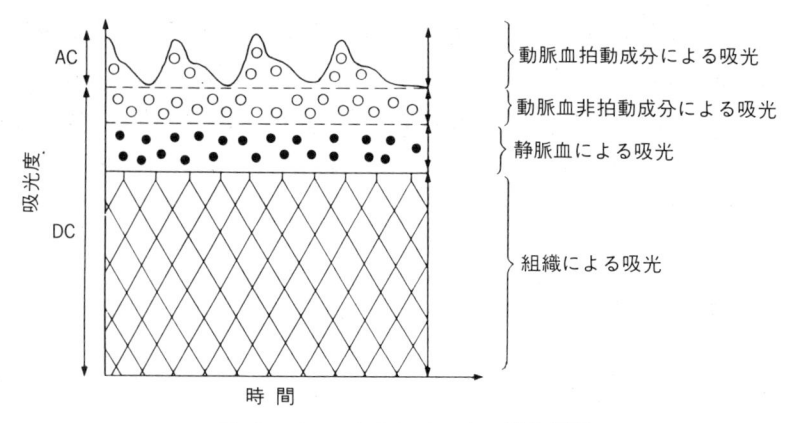

図4 パルスオキシメータの動作原理
AC：交流，DC：直流
2波長における AC 成分の吸光度の変化から Sp_{O_2} を算出する。
（オメダ：Biox 3700® マニュアル，1985 より引用）

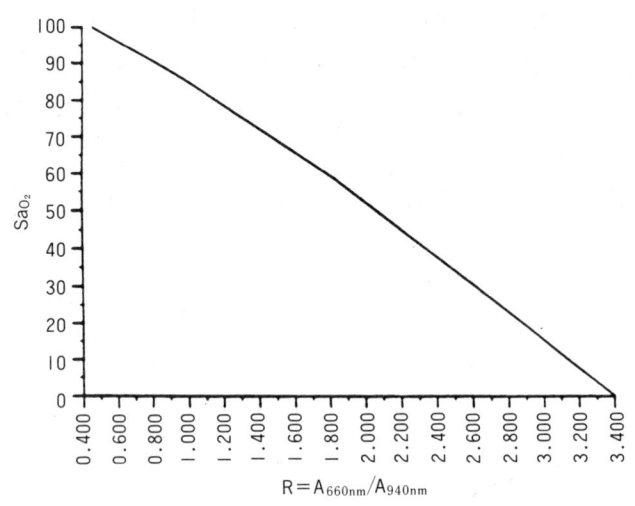

図5 パルスオキシメータでの酸素飽和度の求め方
2つの波長での吸光度の比（R）は酸素飽和度と1対1の対応となる。対応関係は直線ではなくゆるいカーブになる。
（Pologe JA：Pulse oximetry：technical aspects of machine design. Int Anesthesiol Clin 25：137, 1987 より引用）

シメータ使用の第1の目的は低酸素血症の予防および早期発見という安全対策である。これ以外，$F_{I_{O_2}}$ や終末呼気陽圧（positive end-expiratory pressure：PEEP）を変更するときにある程度 Sp_{O_2} を参考にできる。ただし，ヘモグロビン酸素解離曲線の形状からみて，Pa_{O_2} が 100 mmHg 以上での変化は把握できない。すなわち Pa_{O_2} が 200 mmHg から 100 mmHg へ低下しても，Sp_{O_2} は 100％ から 97〜98％ までしか変化しない。しかしこのような場合でも Pa_{O_2} が 70 mmHg 程度以上であるか，あるいは，それ

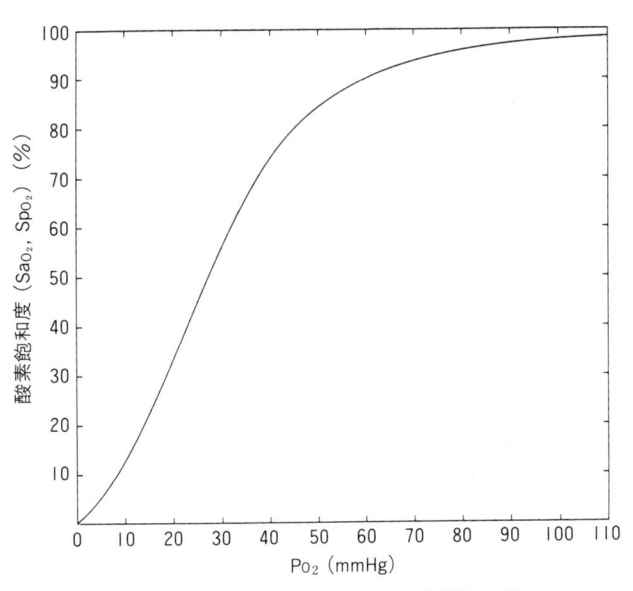

図6 標準的なヘモグロビン酸素解離曲線

表2 パルスオキシメトリによる Sp_{O_2} と Pa_{O_2} の関係
pHや体温などで変化する

Sp_{O_2} (%)	Pa_{O_2} (mmHg)
98	110
97	92
96	81
95	75
94	70
92	63
90	58
85	49

以下になっているかという安全限界を知ることはできる。最近のパルスオキシメータでは体動によるノイズの影響を少なくしたり，末梢循環不全時など微弱な信号でも測定ができるような改良が進んできた。また一方では小型化も進み，図7のように超小型のものはポケットに入れて持ち歩ける。すなわち，ICUなどで連続して使用するのではなく，病棟患者の Sp_{O_2} スクリーニングや定期チェック用に有用と考えられる。

しかしながら，パルスオキシメトリでは表3のように，体動，末梢循環不全，カルボキシヘモグロビン（COHb），メトヘモグロビン（MetHb），血中の色素などによる Sp_{O_2} 測定値への影響も知られている。また，蛍光灯などの外部の強い光の影響を受けるので，プローブ部分の遮光が必要な場合もある。

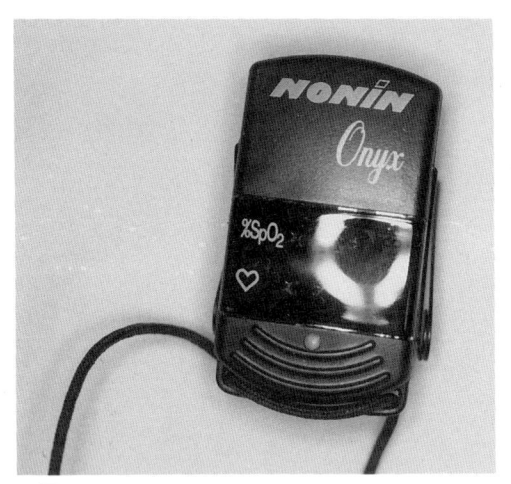

図7 NONIN Onyx® パルスオキシメータ
指先につける部分のみで構成される。

表3 パルスオキシメータ測定値に影響を及ぼす因子

機器間による測定演算アルゴリズムの違い
患者の体動
末梢循環不全
プローブにあたる外部の光（蛍光灯，ハロゲンランプ）
電気的ノイズ（電気メス）
体内に注入された色素
　メチレンブルー，パテントブルー（過小評価する）
　インジゴカルミン（過小評価する）
　インドシアニングリーン（過小評価する）
異常ヘモグロビンの存在
　COHb, MetHb

（磨田　裕：ICUで扱うその他の機器，新版 図説 ICU・呼吸管理編．沼田克雄ほか編．東京，真興交易医書出版部，1996，p 280 より引用）

III. カプノメトリ（CO_2 モニター）

呼気の二酸化炭素分圧（または濃度）を連続的に測定することをいう。人工呼吸中のモニターとしては，パルスオキシメータと並んで有用な情報が得られる。CO_2 測定装置はカプノメータとも呼ばれる。

1. 測定の原理

呼気 CO_2 モニターとしては赤外線吸収を応用したもの，質量分析計，ラマン効果[5]，音響効果によるものなどいくつかの方式があるが[6]，臨床現場では扱いやすさなどから

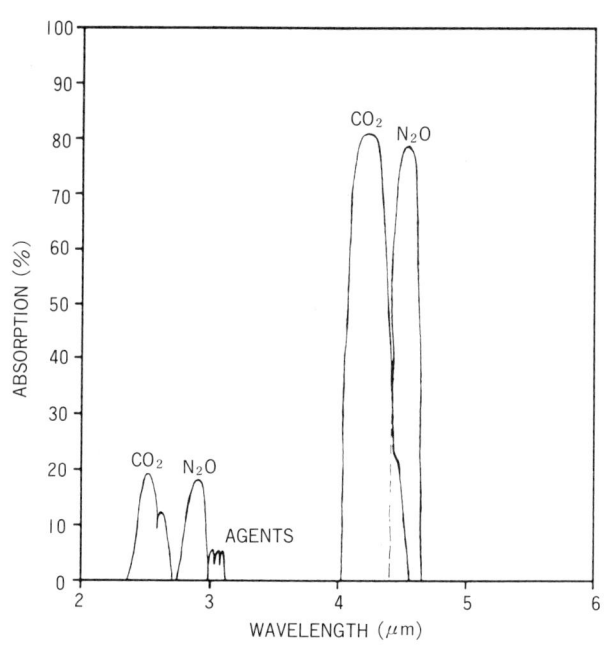

図8 CO_2, N_2O, その他麻酔ガスの赤外光の吸収
(Philip JH, Feinstein DM, Raemer DB：Monitoring anesthetic and respiratory gases, Monitoring in anesthesia and critical care medicine. 3rd ed. Edited by Blitt CD, et al. New York, Churchill Livingstone, 1995, p 363 より引用)

みて赤外線吸収によるものが使用されている．これはCO_2が$4.2～4.4\mu m$付近の赤外線を吸収することを応用している（図8）．図8から明らかなように吸入麻酔で亜酸化窒素（N_2O）を使用していると，亜酸化窒素の影響を受けやすいが[7]，最近の機器ではほとんど影響されないように改良されている[8]．また，このほかにも，酸素濃度，大気圧などにも影響を受ける．したがって，精密な測定をするには，これらの影響を補正する必要がある．

実際の機器の形式では，気道を通過するガスに直接赤外線を当てて気道で赤外線の吸収を測定するタイプ（メインストリーム型またはフロースルー型）と，呼吸ガスを測定装置に吸引してきて測定器本体の中で測定するタイプ（サイドストリーム型）とがある（図9）．この2つのタイプは表4のように[9]それぞれ一長一短があり，使用目的に合わせて使い分けるとよい．例えば，気道部分をなるべく軽くしたい場合は，サイドストリーム型，測定精度，特に正確なCO_2波形を必要とする場合はメインストリーム型が使用される．いずれも呼気終末二酸化炭素分圧（mmHg）（または濃度（%））を数値で表示する．通常，呼気終末二酸化炭素分圧（end-tidal CO_2分圧，$P_{ET_{CO_2}}$）や動脈血二酸化炭素分圧（Pa_{CO_2}）との差（a-ETD_{CO_2}）が評価の対象になるが，これらのみならず濃度波形を観察することも大切である．したがって，波形表示や記録のできるもの

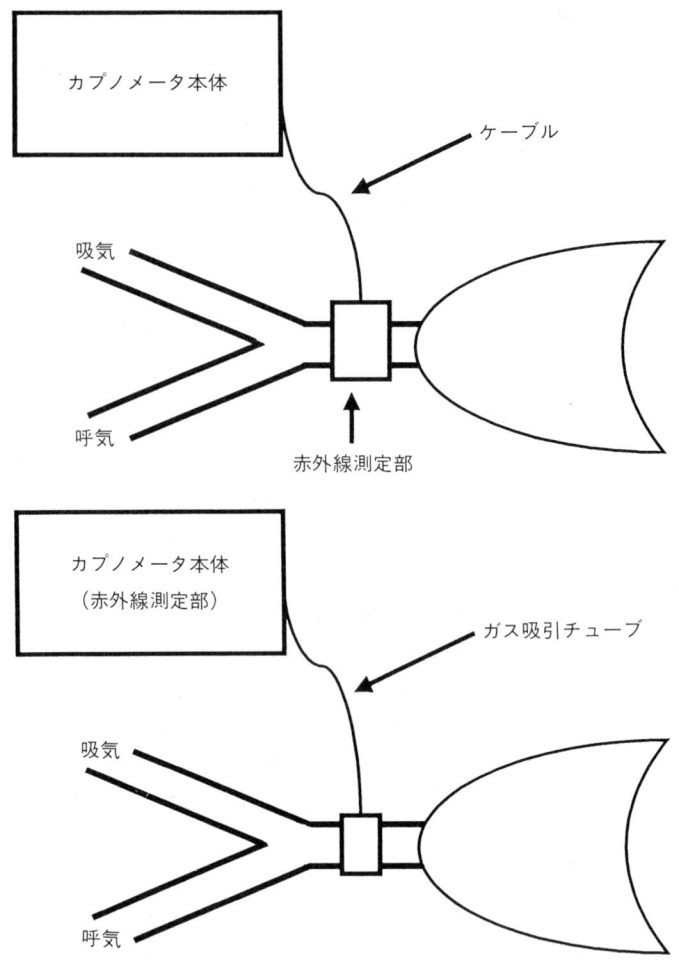

図9 メインストリーム型(上)とサイドストリーム型(下)

表4 メインストリーム型とサイドストリーム型カプノメータの比較

	メインストリーム型	サイドストリーム型
サンプルガスの吸引	不要	50〜200 ml/min，チューブ閉塞が起こりうる
気道アダプタの重量，大きさ	大，重い	小，軽い
気道アダプタの発熱	あり	なし
較正	既知濃度ガスまたは較正ガス封入アダプタ	既知濃度ガス
遅れ時間 a)	ほとんどなし (0〜100 msec)	300〜1,000 msec
応答時間 b)	ほとんどなし (10〜50 msec)	100〜200 msec
カプノグラム	正確	なまりを生ずる
$\dot{V}_{CO_2}$測定など他のパラメータとの演算	容易	a) b) の補正を要する
気道アダプタの死腔	比較的小	小

(磨田 裕:ICUで扱うその他の機器，新版 図説 ICU・呼吸管理編．沼田克雄ほか編．東京，真興交易医書出版部，1996 p 280 より引用)

が勧められる。

2. CO_2 波形

図10は時間軸に対する呼気二酸化炭素分圧の曲線を示す。この CO_2 呼出曲線はカプノグラムと呼ばれ，一呼吸サイクルは図10のように4つに分けられる。第1相から第4相は表5のようになる。なお，後述のように換気量対 P_{CO_2} で記録した場合とは若干異なる部分もある。

CO_2 濃度曲線を時間軸で記録した場合，第1相の大部分は吸気ガスによる。しかし，第1相の終盤はすでに呼気が始まっており，CO_2 を含まない解剖学的死腔のガスが測定されている。もし吸気に CO_2 が混入していたり，呼気ガスの再呼吸が起こっていればこの値はゼロにならない（図11-①）。

第3相はほぼ平坦であるが，肺の状態，特に閉塞性肺疾患などでは時間経過とともにゆっくり上昇する（図11-③）。また，第3相が動揺したり，右下がりになったりすることもある（図11-④）[10]。P_{ETCO_2} は P_{aCO_2} に近似する。ただし，閉塞性肺疾患など肺胞死腔が大きい肺では，P_{ETCO_2} は P_{aCO_2} よりも 10～20 mmHg 低くなる場合もある。

図11-②のように人工呼吸器がはずれたときは，CO_2 の急激な下降がみられるので，警報になる。ただし，CO_2 測定部分が汚れたり，サンプリングチューブが詰まったり，チューブに亀裂が入ったりすると正確な測定はできない。

CO_2 モニターとパルスオキシメータとが一体化したものやポケットサイズまで小型

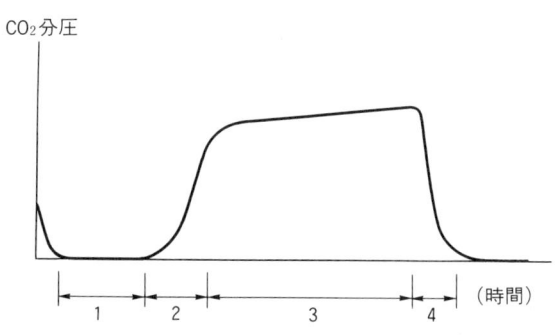

図 10 時間軸で描いた CO_2 濃度曲線（カプノグラム）
1～4 は表5参照。

表 5 カプノグラムの各相の特徴（対時間軸）

第1相	吸気相で CO_2 を含まない
第2相	肺胞から CO_2 を含む呼気ガスが出てきて CO_2 分圧が急上昇する
第3相	呼気の間，肺胞のガスが呼出されている。分圧はほぼ一定値（動脈血二酸化炭素分圧に近い）を維持する
第4相	吸気の開始に伴い CO_2 分圧が急降下する

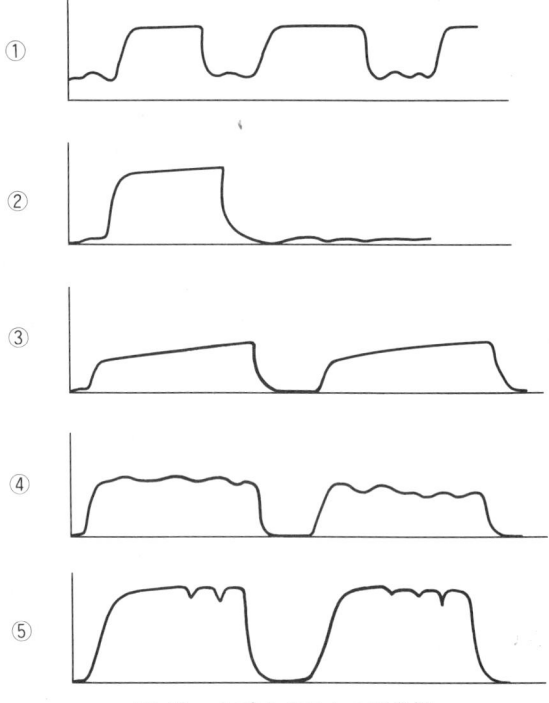

図 11 カプノグラムの異常例
① CO_2 再呼吸：吸気時ゼロにならない。② 回路のはずれ：波形がでない。③ 慢性呼吸不全・喘息：第3相が低くゆっくり上昇。④ 肺塞栓：第3相の低下と動揺。⑤ 心原性振動：心拍と同期した谷が出現。呼気ガスと新鮮ガスとの混合によるもので，メインストリーム型で出現しやすいアーチファクトのひとつ。

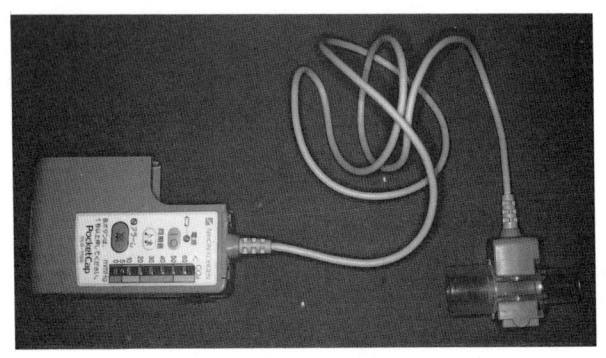

図 12 Pocket Cap® CO_2 モニター（日本光電）
本体はタバコケース程度。吸気 CO_2 をゼロと仮定しているので，呼気再呼吸や吸気中 CO_2 がゼロでないときは測定不能。

化されたもの（図12），そして，換気量測定と一体化したものも市販されている。後者のものについては，横軸（X）に一回換気量，縦軸（Y）に CO_2 分圧をとり，XY 表示させて死腔の解析に応用される（後述）。取扱上の注意点を表6に示す。

表 6 カプノメータ取扱上の注意点

1. ウォーミングアップに 1～数分間を要する。
2. メインストリームタイプではプローブ部分が発熱するので，患者に触れないように注意する。
3. メインストリームタイプではプローブの重量に注意し，気管チューブの屈曲などに気を付ける。
4. 測定部分に分泌物，水が付着すると正確な測定ができない。メインストリームタイプのプローブは赤外線光路が水平の取り付け位置になるように心がける。
5. サイドストリームタイプではガス吸引チューブに水滴がつくので，適宜，排除する。水蒸気透過性チューブ（ナフィオン®チューブなど）の使用により，結露を防げる。喀痰を吸引してしまうとチューブや器械内部フィルタの閉塞，故障の原因になるので注意する。
6. 気道アダプタやサンプリングチューブによる交差感染に注意を払う。
7. 亜酸化窒素や酸素濃度での測定値補正ができる機種ではこれを正しく設定する。
8. 各機種所定の方法で定期的に校正を実施する。

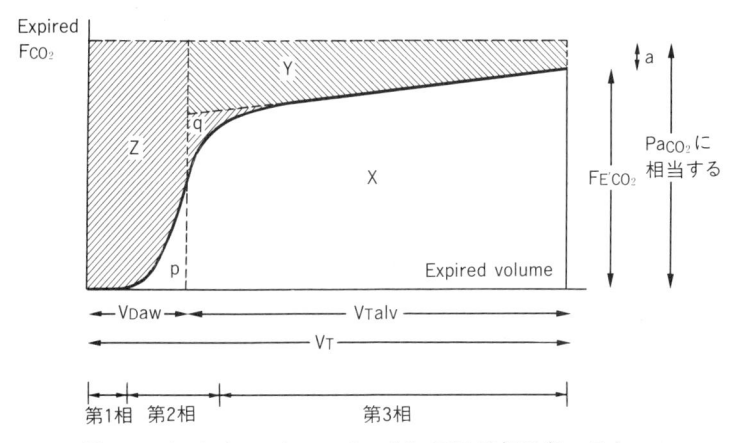

図 13 single breath test for CO_2 死腔解析手段のひとつ

三角形 p と q は面積が等しくなるように線を引く。$F_{E'CO_2}$ は end-tidal CO_2 で，a は動脈血 ET_{CO_2} 分圧較差を表わす。X, Y, Z は本文参照。

(Fletcher R, Jonson B, Cumming G, et al：The concept of dead-space with special reference to the single breath test for carbon dioxide. Br J Anaesth 53：77, 1981 より改変引用)。

3. CO_2 カーブモニター —呼気量との関係—

CO_2 呼出曲線を時間軸ではなく，一呼吸ごとに XY 座標にループ表示すると図 13 のようになる。すなわち，X 軸に一回の呼気量，Y 軸に P_{CO_2} をプロットすることにより，一回換気ごとに呼気の分析が可能となる。これは single breath (test) for CO_2 (SB(T)-CO_2) と呼ばれ，死腔の解析に応用される[11)12)]。これを行うには CO_2 と呼気換気量を同時にモニタリングし，位相をそろえて記録する。図 13 の第 1 相から第 3 相は以下のようになる。

第 1 相：気道死腔から呼出されたガス。CO_2 を含まない。

第2相：気道死腔から呼出されたガスと肺胞からのガスとが混合してP_{CO_2}が急に上昇していく。

第3相：肺胞から呼出されるガス。CO_2をたくさん含む。P_{CO_2}は時間とともにゆっくり上昇し呼気の終わりで最大値になる。

次に，この記録されたカーブに図13のようにPa_{CO_2}に相当する直線を記入して3つの領域X，Y，Zに分離すると，それぞれは以下のような意義をもつ。

X：1回に呼出されたCO_2
Y：肺胞死腔に分布した換気量
Z：気道（解剖学的）死腔からの換気量

これらの分析を一呼吸ごとに行って表示する機能をもったモニターも発表されており（ベントラック呼吸モニター®，ノバメトリックス）換気効率，死腔の割合など一呼吸ごとに連続モニターできる。

IV．換気のモニター

人工呼吸中は気道内圧，換気量などがモニタリングされる。とくに気道内圧モニタリングは必須である。

1．気道内圧

圧力は人工呼吸器本体上の圧力計に示され，単位はcmH_2Oで表わされる。なお，エビタ®（ドレーゲル）など一部の機器ではmbar（ミリバール，$1\,mbar \approx 1\,cmH_2O$）で示されるものもある。気道内圧は本体内よりも口元で測定したほうが望ましい。

1）最高値と最低値

最高気道内圧（peak inspiratory pressure：PIP）は1回換気量，肺・胸郭系のコンプライアンスや気道抵抗などで決まる。人工呼吸中は30または35 cmH_2O以下で維持できるように換気量などの設定が調節される。

吸気終末ポーズ（end-inspiratory pause：EIP）を使用しているときの気道内圧は，図14のような波形になり，ポーズの気道内圧P_{EIP}の値はPIPよりも少し低い。PIP－P_{EIP}は気道抵抗の大きさを反映し，また，P_{EIP}－PEEPはコンプライアンスを反映する。

(a) **コンプライアンス（C）の計算**

$$C = V_T \div (P_{EIP} - PEEP)$$

となる。ここで，V_Tは1回換気量（tidal volume）である。この場合のCは肺・胸郭系静的コンプライアンスを反映するが，吸気ポーズを使用していないときは，最大吸気圧（PIP）をもとに，

$$C_{dyn} = V_T \div (PIP - PEEP)$$

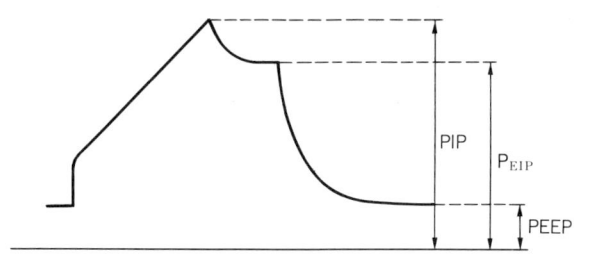

図 14 EIP 使用時の気道内圧波形
気道内圧の各部分にコンプライアンスや抵抗が反映されている
PIP：最高気道内圧，P_{EIP}：吸気ポーズ圧。計算は本文参照。

として，C_{dyn}（dynamic compliance：動肺コンプライアンス）を求めることができる。人工呼吸中の気道内圧から求めた C_{dyn} は気道抵抗の成分も含むことになる。これらは1回のみの測定値の評価ではなく，経時的な変化をみていくことが重要である。すなわち，普通はコンプライアンスが低下していく場合は病態の悪化を意味し，一方，上昇していく場合は改善を意味する。

pressure support ventilation（PSV）や持続気道陽圧（continuous positive airway pressure：CPAP）の場合は気道内圧のみではこのようなコンプライアンスの計算はできない。それは，気道内圧だけで肺が膨らむのではなく，呼吸筋が発生する胸腔内圧も加わって肺が拡張するためであるため，胸腔内圧の測定が必要になる。

(b) **気道抵抗（R）の計算**

吸気相において，気道抵抗の計算は下記のようになる。

$R = (P_{mo} - P_{al}) \div \dot{V}$

（P_{mo}：気道入口の圧すなわち口元の圧，P_{al}：肺胞内圧，$\dot{V}$：気流速度）

肺胞内圧の変化は実際には測定できない。そこで，人工呼吸中は図14のような気道内圧曲線から圧力差を求める。すなわち，

$R = (PIP - P_{EIP}) \div \dot{V}$

として計算される。

2) **臨床的意義**

volume control ventilation（VCV）の場合は最高気道内圧の上昇は肺コンプライアンスの低下や気道抵抗の上昇，気管内チューブの狭窄・閉塞などを意味する。一方，PIP の低下は，ガスリークなどの可能性がある。EIP を用いた調節呼吸の場合，例えば PIP の上昇がコンプライアンス低下なのか気道抵抗増加によるのかを分けて考えることができる。

PSV や pressure control ventilation（PCV）では，PIP はこれらの設定値で決まる。したがって，PIP は常に一定に保たれ，一回換気量の増減は反映されない。

間欠的陽圧換気（intermittent positive pressure ventilation：IPPV），持続的陽圧換気（continuous positive pressure ventilation：CPPV）などの換気様式の名称は気道内圧変化からみているものである。したがって，人工呼吸中の気道内圧変化は最も基本であり，かつ重要である。

2．流量，換気量

流量は差圧型のフロートランスジューサ，熱線流量計，または超音波流量計などで測定される。換気量は流量を積分して求められる。

1）流量測定方法

(a) 差圧型のフロートランスジューサ

もっともよく用いられる。抵抗のある部分にガスが流れるときに抵抗の両端に圧力差を生じるので，その圧力差を読み取って流量を求める。抵抗となるものはメッシュやフラップなどがある。メッシュタイプでは水滴や分泌物が付着すると抵抗が急に大きくなり測定精度への影響が大きい。そのため，このタイプは汚染されにくい場所，すなわち，人工呼吸器本体内に内蔵されて使用される（シーメンスサーボ300®など）。

後者のタイプは可変口径（variable orifice：VO）方式で，水滴付着などには比較的影響されにくい。したがって，口元で測定する機器に用いられている（CP 100プルモナリモニター®など）。

(b) 熱線流量計

細い白金線に電流を流して，発熱させ，ガスの流れによる温度低下，電気抵抗変化，さらに電流変化をコントロールして気流量を計算する。熱線は高温に加熱されているので，水滴が付着すると断線する可能性がある。したがって，口元での気流測定には向いておらず，人工呼吸器本体内での測定に応用されている（ネルコアピューリタンベネット7200 ae®など）。

(c) 超音波流量計

超音波の伝播速度から流量を計測するもの，気流中のガスの渦（カルマン渦）により流量を計測するものなどがある。しかし，一般のモニターとしてはセンサー部分が大きいことや重いなどであまり普及していない。

2）流量の測定部位

流量もYピース部で測定する方がよいが，喀痰などで汚染されやすいので，人工呼吸器の内部で測定するものが多い。流量は基線を中心に，プラス側に吸気，マイナス側に呼気というように表示される。換気量は流量を積分することによって求められる。

臨床的には，確実な換気が行われているか，特に，人工呼吸器で設定した吸気ガス量が呼気ガスとして戻ってくるかを確認する。なお，人工呼吸器から駆出されたガスは，その一部は回路を膨張させたり回路内で圧縮されたりして，肺に入らない部分があるので，設定量よりも呼気量の方が5～10％程度少なくなる。PSVやPCVでは換気量は

患者の肺の状態に依存するので，換気量モニターは必須である。

V. グラフィックモニター

　最近の人工呼吸器では，気道内圧波形などをグラフィック表示できる画面をもつものがある。このようなグラフィック波形を見れば換気モード，人工呼吸器と患者との同調性などを一目で読み取れる。図15はその1例である。特に，流量波形はなじみがうすいが，急性呼吸窮迫症候群（acute respiratory distress syndrome：ARDS）などでは患者の要求する吸気流速が増大し，不同調の一因にもなるので，患者に合わせて吸気流速を調整する。図15の下の波形は流量波形であり，PSVの特徴である漸減波形を呈している。なお，PSVでも図16のように呼気終末の吸気流量がゼロにならずに次の吸気

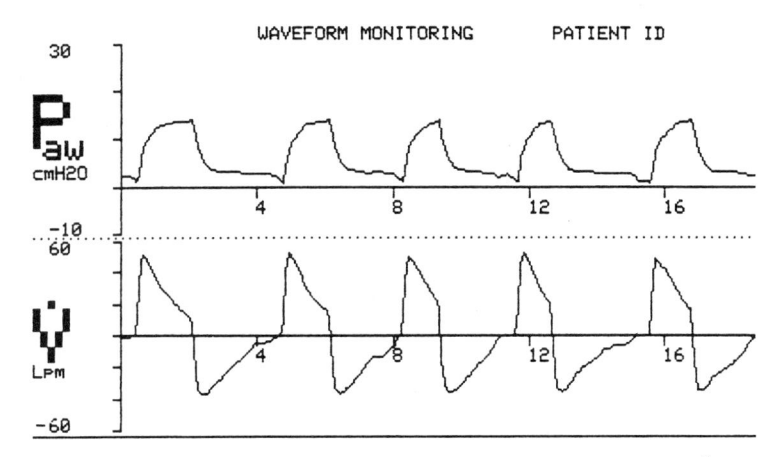

図 15　pressure support ventilation での気道内圧（Paw）と流量（$\dot{V}$）の波形
　　　ネルコアピューリタンベネット 7200 ae® による。

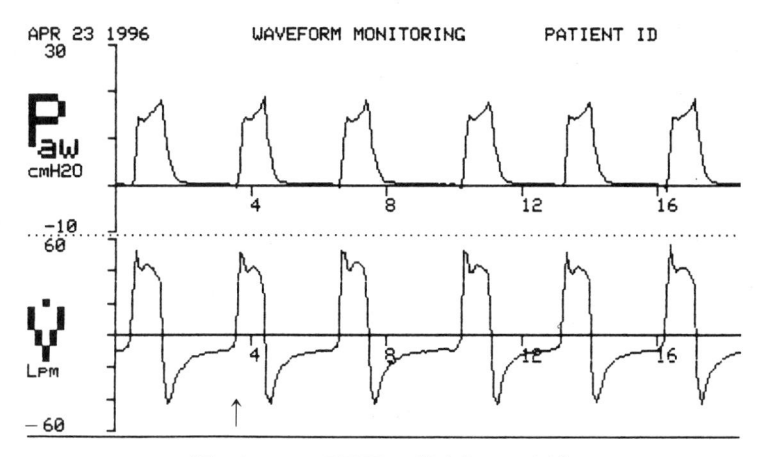

図 16　auto-PEEP が発生している例
　　　矢印のように呼気が基線にもどる前に次の吸気が開始している。

が開始される場合は，auto-PEEP が発生していることを意味している。

VI. インピーダンスニューモグラフィー，インダクタンスプレチスモグラフィー

　インピーダンスニューモグラフィーは，50 kHz 程度の高周波電流を用いて，肺へのガスの出入りにともなうインピーダンス変化（ΔZ）を検出するものである。ΔZ は 1 回の換気に対応するので，臨床的には呼吸モニターとして応用される。ベッドサイドモニターでは心電図電極を利用して ΔZ を検出し，呼吸波形や呼吸回数を表示している。

　インダクタンスプレチスモグラフィーは胸部と腹部にコイルを巻いて，呼吸によるコイルのインダクタンス変化を検出するものである（レスピトレース®）。これは胸郭と腹部の呼吸運動を分離測定できるので，胸式・腹式などの呼吸パターンのモニタリングに向いている。

　これらの 2 つの方法は換気量を直接測定しているのではなく，呼吸による肺の電気的な変化や胸郭の動きを間接的にとらえている。

VII. 血液ガスのモニター

　血液ガス分析は人工呼吸管理を進めていくうえで必須の項目のひとつである。最近の動向としては，従来のような据え置き型の血液ガス分析器を用いる以外に，小型分析装置によりベッドサイドで測定しようとする方向や，血管内センサーで連続測定する方向の 3 つがある。

1. 動脈血の採血，測定

　動脈血採血時には抗凝固薬として微量のヘパリンが使用される。このヘパリンは測定値に影響を及ぼし，pH，Pco_2，Po_2 のなかでは Pco_2 への影響が一番大きいとされる[13]。そのため，近年乾燥ヘパリンが使用され，ガス分析値への影響は少なくなっている。むしろ電解質データへの影響が指摘されており[14]，低単位ヘパリンが使用されるようになってきた。

2. 測定値の評価

　血液ガス分析を施行すると多くのパラメータがプリントアウトされてくる。これらの中で，実測されているのは，基本的には pH，Pco_2，Po_2 の 3 項目である。それに加えて Hb，電解質，グルコースなどを測定するものもある。HCO_3^-，BE，は計算されたものである。

　Pa_{O_2} は 100 mmHg 前後を目標として F_{IO_2}，PEEP などが調節されるが，酸素化能

の評価にあたっては，以下のような指標がある（括弧内は正常域）。

P/F 比＝$Pa_{O_2}/F_{I_{O_2}}$（300 mmHg 以上）
A-aD_{O_2}＝$PA_{O_2}-Pa_{O_2}$（空気呼吸下では 10 mmHg 以下）
R index＝$(PA_{O_2}-Pa_{O_2})/Pa_{O_2}$（0.5 以下）

このうち，P/F 比（$Pa_{O_2}/F_{I_{O_2}}$）は最も単純なのでよく用いられる。しかし，いずれにしても，採血時の$F_{I_{O_2}}$を確認しておくことが必要である。

Pco_2については，40 mmHg が目標とはかぎらない。すなわち，高二酸化炭素，低二酸化炭素の状態を意図的につくりだしている場合もある。

3. Co オキシメータによる酸素飽和度測定

Co オキシメータは 6〜7 波長の光を用いて各種 Hb の吸光度の違いからヘモグロビン分画すなわち，カルボキシヘモグロビン（COHb），メトヘモグロビン（MetHb），還元ヘモグロビン（Hb），酸化ヘモグロビン（HbO_2），酸素飽和度（SO_2）などを実測する。Co オキシメータは血液ガス分析器と一体化されているものもある。通常の血液ガス分析器ではSO_2を実測するのではなく計算で求める。一方 Co オキシメータではこれを実測するので，このデータを用いるとヘモグロビン分画や酸素飽和度，酸素含量（O_2 content，Co_2）など，より正確な値が得られる。

しかし酸素飽和度として次の 2 つが用いられているので注意を要する。すなわち，

① $SO_2＝HbO_2/(HbO_2＋Hb)×100$〔functional saturation〕
② $SO_2＝HbO_2/(HbO_2＋COHb＋MetHb＋Hb)×100$〔fractional saturation〕

である。酸素解離曲線を描いたり血液中の酸素含量を計算するときに用いているのは①式の functional saturation である。②式の fractional saturation では COHb＋MetHb の測定値が，0％にならないかぎり，SO_2は 100％にならない。大部分のパルスオキシメータや$S\bar{v}_{O_2}$モニターでは functional saturation を表示しているので，比較するときにも注意を要する[15]。Co オキシメータではこれらのどちらを表示するかを設定できるものもある。

4. 持続動脈内血液ガスモニター

通常の動脈血ガス分析は結果を得るまでに数分間の時間を要する。また，間欠的にしか測定できず，血液ガス値の急激な変化を捉えるには不都合な点があった。

しかし最近，連続的な持続動脈内血液ガス（intra-arterial blood gas：IABG）モニターがいくつか開発されてきた。このうちのひとつであるパラトレンド7®（Biomedical Sensors）は，pH，Pco_2，Po_2，温度の 4 つのセンサーが直径約 0.5 mm のカテーテルに一体化されている。橈骨動脈に入れた 20 ゲージカニューレの内腔を通してセンサーカテーテルを動脈内に留置する。

この方法の特徴は，連続的にリアルタイムで血液ガス値を知ることができる点であ

表 7 持続動脈内血液ガスモニターの適応

手術室	心臓，大血管手術――――人工心肺
	肺，食道手術――――――DLV
	気管気管支手術―――――HFJV
	肺洗浄――――――――――DLV
ICU	手術直後，人工呼吸開始直後など不安定期
	特殊な呼吸管理―――DLV，HFJV，ECMO，PCPS
その他	動脈血液ガス分析が頻繁に必要な場合
	Sp_{O_2}，ET_{CO_2}でモニターしにくい場合

（保険適応は「全身麻酔での分離肺換気」のみである）

DLV：分離肺換気，HFJV：高頻度ジェット換気，ECMO：体外膜型肺，PCPS：percutaneous cardiopulmonary support

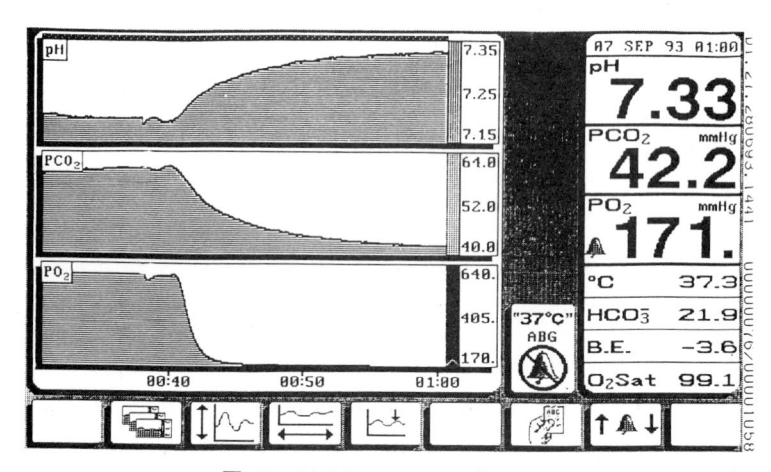

図 17 IABG モニターの使用結果

0：41 頃 $F_{I_{O_2}}$ を下げ，換気回数を増加させたときの pH，P_{CO_2}，P_{O_2}（上からの順）の変化（イヌ，パラトレンド 7® による）。

る。従来の血液ガス分析データとの比較においては，臨床的には許容できる精度が示されている[16)17)]。ただし，連続的といっても pH，P_{CO_2}，P_{O_2} 各センサーの応答時間は 60〜90 秒程度あるので，瞬時の値が正確に測定されて反映されているわけではない。

表 7 は IABG モニターの適応と考えられるものを示す。図 17 は動物実験の結果であるが $F_{I_{O_2}}$ と分時換気量を変えた場合を示す。ここから Pa_{O_2} よりも Pa_{CO_2} の変化のほうが遅いことが分かる。また，Pa_{CO_2} と pH は対称的に変化しているが，これは，はじめに呼吸性の Pa_{CO_2} 変化が起こり，これによって pH が追随していることが分かる。

5. 混合静脈血酸素飽和度（$S\bar{v}_{O_2}$）モニター

光ファイバーを内蔵した肺動脈カテーテルにより連続モニターされる。図 2 のように混合静脈血酸素飽和度（$S\bar{v}_{O_2}$）は全身から戻ってきた血液の酸素飽和度であり，具体的には肺動脈血の酸素飽和度をさす。混合静脈血酸素飽和度（$S\bar{v}_{O_2}$）と他のパラメー

タとの間には以下のような関係がある。

$S\bar{v}_{O_2} = Sa_{O_2} - 100 \cdot \dot{V}_{O_2}/(1.34 \cdot Hb \cdot CO)$

COは心拍出量，$\dot{V}_{O_2}$は酸素消費量，Hbは血中ヘモグロビン濃度，Sa_{O_2}は動脈血酸素飽和度である。なお，この式では血中溶存酸素を無視している。

$S\bar{v}_{O_2}$の正常値は約75%であるが，この式から$S\bar{v}_{O_2}$はいろいろなものにより影響を受けることが分かる。しかし，例えば$\dot{V}_{O_2}$，Hb，Sa_{O_2}が一定であるとすれば，$S\bar{v}_{O_2}$はCOによって影響を受けるといえる。そこで，$S\bar{v}_{O_2}$は心拍出量のよい指標となると考えられてきた。ただし，実際には出血が起これば Hb が低下し，鎮静薬がきれれば$\dot{V}_{O_2}$が増加し，吸入気酸素濃度が低下すればSa_{O_2}が低下するなどがあり，心拍出量のみを反映するとはかぎらない。いずれにせよ，$S\bar{v}_{O_2}$は末梢組織で酸素が抽出されて戻ってきたものであるから，この低下は絶対的あるいは相対的な酸素供給（$\dot{D}_{O_2}$，下記）の低下を意味する。このような場合，心拍出量を増加させるか，Pa_{O_2}を高めるか，ヘモグロビンを増やすか，そして酸素消費量を下げるかなどの処置が必要となる。すなわち，酸素に関してはまずPa_{O_2}を適正化しようとするが，実際には$\dot{D}_{O_2}$，$\dot{V}_{O_2}$，$S\bar{v}_{O_2}$などを総合的に考えることが必要である。

酸素供給量（O_2 delivery）

$\dot{D}_{O_2} = Ca_{O_2} \times CO$ （Ca_{O_2}：動脈血酸素含量）

VIII. 呼吸仕事量モニター

調節呼吸では人工呼吸器がすべての呼吸を代行しており，患者は呼吸に対して仕事を

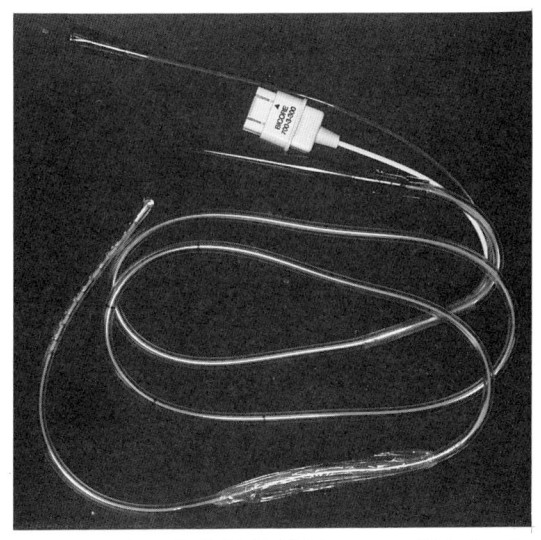

図18 CP-100用食道内圧測定用バルーン付カテーテル
経鼻胃管と兼用のタイプ。

していない。しかし，synchronized intermittent mandatory ventilation (SIMV) や PSV では，ある換気量を得るのに患者と人工呼吸器はそれぞれ仕事をしている。そこで，この仕事の程度を知ることは，人工呼吸器からの離脱などにおいて有用と考えられている。CP-100 プルモナリモニター® (BICORE) では，流量，気道内圧，食道内圧の3つを測定し，これらをもとに，呼吸仕事量，気道抵抗，コンプライアンス，さらに，auto-PEEP，$P_{0.1}$ などを計算する。また，グラフ表示などで本体ディスプレイ上に示す。食道内圧測定には，通常食道バルーンが使用される。CP-100 ではそのために，食道内圧測定だけを目的としたバルーン付きカテーテルと，経鼻胃管と兼用できる構造のカテーテル（図18）の2種類ある。後者は，経鼻胃管として，よく使用しているカテーテルと同様の二重管構造である。

IX. 代謝モニター

呼吸ガスからエネルギー代謝をモニターする間接熱量計である。間接熱量計では酸素消費量，二酸化炭素排出量から安静時エネルギー消費量などを算出する。代謝モニターデルタトラック® (ダーテックスエングストローム) は吸気中の酸素濃度，呼気の酸素濃度，二酸化炭素濃度，および換気量から呼吸商，酸素消費量，二酸化炭素排出量を計算する。代謝，栄養管理において有用であるとする研究も多いが，臨床の場で正確に測定することは容易でない。すなわち，回路ガスリークのチェック，ガス濃度，換気量の正確な測定などを相当厳密に行わねば正しい値は得られない。

X. 湿度モニター

フィッシャー&パイケル社製加温加湿器などでは，吸入気ガス温度のほか湿度の設定ができるようになっている。しかし実際は温度の設定だけを行っているもので，湿度を測定して制御しているわけではない。したがって，湿度の実測が望ましい。最近，吸入気の湿度をモニターする装置が発表された。湿度測定原理は，高分子膜による静電容量変化を検出するものである。このタイプの湿度計は比較的応答速度が速いが，それでも90%応答速度が2～5秒程度である。呼吸ガスを breath-by-breath で測定するにはカプノメータ並みに 0.2～0.3 秒程度の応答速度が望ましいこと，また，相対湿度95～100%の使用環境に耐えられることなどが，湿度モニターに求められ[18]，今後の評価が必要である。

XI. おわりに

近年，数々の優れたモニターが開発された。これらから多くの患者情報が得られる

が，誤った情報や不要な情報も含まれる．もっとも大切なことは，よくトレーニングされたスタッフによる注意深い観察である．

【参考文献】

1) 磨田　裕，沼田克雄：RCU における呼吸管理．BME 1：662, 1987
2) 青柳卓雄，岸　道男，山口一夫ほか：イヤピース・オキシメータの改良．第 13 回日本 ME 学会大会資料集：90, 1974
3) 青柳卓雄：パルスオキシメータの誕生とその理論．日臨麻会誌 10：1, 1990
4) Pologe JA：Pulse oximetry：technical aspects of machine design. Int Anesthesiol Clin 25：137, 1987
5) Westenskow DR, Smith KW, Coleman DL, et al：Clinical evaluation of a Raman scattering multiple gas analyzer for the operating room. Anesthesiology 70：350, 1989
6) Philip JH, Feinstein DM, Raemer DB：Monitoring anesthetic and respiratory gases, Monitoring in anesthesia and critical care medicine. 3rd ed. Edited by Blitt CD, et al. New York, Churchill Livingstone, 1995, p 363
7) Severinghaus JW, Larson CP, Eger EL：Correction factors for infrared carbon dioxide pressure broadening by nitrogen, nitrous oxide, and cyclopropane. Anesthesiology 22：429, 1961
8) Raemer DB, Calalang I：Accuracy of end-tidal P_{CO_2} analyzers. J Clin Monit 7：195, 1991
9) 磨田　裕：ICU で扱うその他の機器，新版 図説 ICU・呼吸管理編．沼田克雄ほか編．東京，真興交易医書出版部，1996, p 280
10) Usuda Y, Maruta H, Okutsu Y, et al：Down-slope phenomenon in expired carbon dioxide concentration curve：analysis of its significance. Yokohama Medical Bulletin 34：19, 1983
11) Fletcher R, Jonson B, Cumming G, et al：The concept of deadspace with special reference to the single breath test for carbon dioxide. Br J Anaesth 53：77, 1981
12) Amold JH, Thomson JE, Amold LW：Single breath CO_2 analysis：description and validation of a method. Crit Care Med 24：96, 1996
13) Fan LL, Dellinger KT, Mills AL, et al：Potential errors in neonatal blood gas measurements. J Pediatr 97：650, 1980
14) 熊田　豊，川村隆枝，秋山潤根ほか：各種血液ガスサンプラーの電解質測定値への影響．臨床麻酔 19：555, 1995
15) Howdieshell TR, Sussman A, Dipiro J, et al：Reliability of *in vivo* mixed venous oximetry during experimental hypertriglyceridemia. Crit Care Med 20：999, 1992
16) Venkatesh B, Clutton Brock TH, Hendry SP：A multiparameter sensor for continuous intra-arterial blood gas monitoring：A prospective evaluation. Crit Care Med 22：588, 1994
17) 蒲生正裕，磨田　裕，関野長昭ほか：血管内連続血液ガス測定装置 Paratrend 7 の使用経験．ICU と CCU 19：745, 1995
18) 磨田　裕：加温加湿と人工鼻．人工呼吸 15：83, 1998

（磨田　裕）

体位変換療法
特に腹臥位呼吸管理

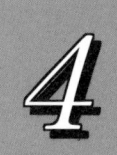

I. はじめに

　近年，体位変換療法，特に腹臥位呼吸管理が急性呼吸窮迫症候群（acute respiratory distress syndrome：ARDS）において有効であるとの報告が数多く発表されている。高い終末呼気陽圧（positive end-expiratory pressure：PEEP）やさまざまな人工呼吸法を駆使しても低酸素血症が持続するARDS症例で，腹臥位によって多くの患者の酸素化が改善することが報告され，単純でコストもかからず合併症も少ない治療法であることから，ARDSに対する魅力的な戦略として注目されている[1]。

　酸素化改善の機序については，ARDSの胸部CT所見で高頻度にみられる背側肺の濃度上昇が，腹臥位によって縮小，消失することから，これらとの関連が強く示唆される。しかし，背側肺の濃度と関係なく酸素化が改善する症例もあり，別の新たな機序が関与していることも推測されている。

　本項では，腹臥位呼吸管理に関して，対象となる病態の特徴，文献的有効性の検討，酸素化改善の機序，適応，実際の方法，などを記すこととする。

II. 腹臥位呼吸管理の対象とその病態

　腹臥位呼吸管理の対象にはARDSが多く，ほかに下側肺傷害がある。これらの病態の概念について若干説明する。

1. ARDSとその定義

　1967年，Ashbaughら[2]は膵炎，肺炎，外傷など異なる原因にもかかわらず，低酸素血症，両側のびまん性肺浸潤など同じような病態の急性呼吸不全を来した12例の報告を行った。これらの呼吸不全は，肺コンプライアンスの低下，低酸素血症など新生児呼吸窮迫症候群（infant respiratory distress syndrome：IRDS）と似た臨床症状を呈することから，彼らはこの病態を成人型呼吸窮迫症候群（adult respiratory distress syn-

表 1 lung injury score

項目	点数	項目	点数
1. 胸部X線写真スコア		3. PEEP スコア	
肺胞性浮腫像なし	0	PEEP ≦5 cmH$_2$O	0
肺野の 1/4 に肺胞性浮腫像	1	PEEP 6〜8 cmH$_2$O	1
肺野の 2/4 に肺胞性浮腫像	2	PEEP 9〜11 cmH$_2$O	2
肺野の 3/4 に肺胞性浮腫像	3	PEEP 12〜14 cmH$_2$O	3
肺野全体に肺胞性浮腫像	4	PEEP ≧15 cmH$_2$O	4
2. 低酸素血症スコア		4. 呼吸器系コンプライアンススコア＊	
Pa$_{O_2}$/F$_{I_{O_2}}$ ≧300	0	コンプライアンス ≧80	0
Pa$_{O_2}$/F$_{I_{O_2}}$ 225〜299	1	コンプライアンス 60〜79	1
Pa$_{O_2}$/F$_{I_{O_2}}$ 175〜224	2	コンプライアンス 40〜59	2
Pa$_{O_2}$/F$_{I_{O_2}}$ 100〜174	3	コンプライアンス 20〜39	3
Pa$_{O_2}$/F$_{I_{O_2}}$ <100	4	コンプライアンス ≦19	4

＊計測可能な場合に算出：コンプライアンス＝1回換気量/(最大気道内圧－PEEP)
LIS＝各項目の点数の合計÷採用した項目数
【判定】 0：肺傷害なし，0.1〜2.5：軽度〜中等度の肺傷害，>2.5：高度の肺傷害（ARDS）
(Murray JF, Matthay MA, Luce JM, et al：An expanded definition of the adult respiratory distress syndrome. Am Rev Respir Dis 138：720, 1984 より改変引用)

表 2 ALI と ARDS の診断基準

	発症	酸素化	胸部X線写真	肺動脈楔入圧
ALI	急性発症	200<Pa$_{O_2}$/F$_{I_{O_2}}$≦300 (PEEP レベルは無関係)	両側浸潤陰影	≦18 mmHg または臨床的心不全なし
ARDS	急性発症	Pa$_{O_2}$/F$_{I_{O_2}}$≦200 (PEEP レベルは無関係)	両側浸潤陰影	≦18 mmHg または臨床的心不全なし

(Bernard GR, Atrigas A, Brigham KL, et al：American-European Consensus Conference on acute respiratory distress syndrome：Definitions, mechanisms, relevant outcomes, and clinical trial coordination. Am J respir Crit Care Med 151：818, 1994 より改変引用)

drome：ARDS) と名付けた[3]。その後，ARDS という言葉は世界中で広く使用されたが，その概念や重症度は人によって微妙に異なっていた。1984 年，Murray ら[4]は，① 胸部X線写真，② Pa$_{O_2}$/F$_{I_{O_2}}$（P/F），③ PEEP，④ 呼吸器系コンプライアンス，の 4 つのパラメータの異常所見（値）をスコア化し，それらの合計をパラメータ数で除すことにより LIS（lung injury score）を求め，これが 2.5 より大きい場合を高度の肺傷害がある ARDS と定義した（表1）。その後，1992 年，ARDS に関する American-European Consensus Conference が開催され，さらなる定義と診断基準の整理が試みられた。ARDS は急性呼吸窮迫症候群（acute respiratory distress syndrome：ARDS）となり，この前駆段階としての急性肺傷害・急性呼吸障害（acute lung injury：ALI）の概念も提唱された（表2）。ARDS も ALI もともに，① 急性発症する

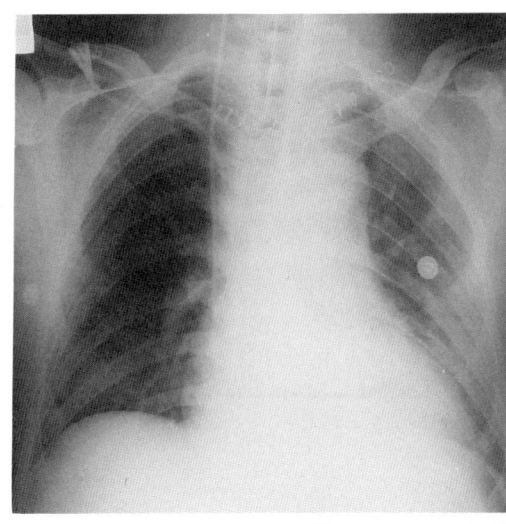

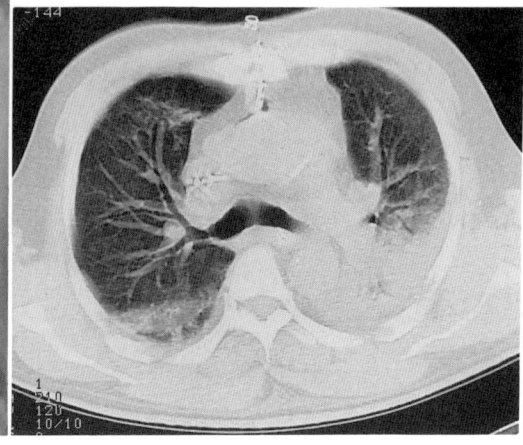

図 1　ARDS における背側肺の濃度上昇症例
59歳, 男性。開心術後敗血症症例の胸部X線写真と胸部CT。
左背側肺の濃度上昇が著明である。

呼吸障害で, ② 胸部X線写真像で両側のびまん性の浸潤影があり, ③ 心不全がないことが条件となる。このとき, Pa_{O_2}/F_{IO_2} が 200 mmHg 以下の呼吸障害が ARDS, 200 mmHg より高く 300 mmHg 以下のものが ALI と定義された[5]。

2. ARDS における背側肺濃度上昇と下側肺傷害

　1980年以降, 胸部CTによる画像診断が臨床で広く施行されるようになると, ARDS では, 背側肺野の濃度が上昇している症例が多いことが Gattinoni ら[6]の報告で認識されてきた。図1は, 著者が経験した開心術後の敗血症に伴う ARDS 症例の胸部X線写真と胸部 CT である。胸部 CT では肺野全体の濃度上昇がみられるが, 特に左の背側肺野に大きな強い濃度上昇部分がみられる。

　この濃度上昇は放射線学的には, 無気肺の場合もあるが, 無気肺の特徴である肺容量の減少を伴わないコンソリデーションの場合もみられる。病理所見では, 無気肺[7]や貯留液が蓄積したコンソリデーション[8]の存在が指摘され, 本態は無気肺, コンソリデーション, 血液や胸水の貯留などが混在した状態であろうと考えられている[9]。そして, この濃度上昇が背側に多い理由は重力に影響していると考えられ, gravitational dependent consolidation[10] あるいは dependent consolidation[11] と呼ばれている。

　背側部の肺野の濃度上昇は, ARDS だけでなく, 筋弛緩薬を用いた調節呼吸下の全身麻酔患者や[12], ICU での深い鎮静下の人工呼吸患者にも見出される。これらは ARDS のものに比べ5～8分の1程度の大きさであるといわれるが[13], 広範な場合もある。これらでは, 重篤な低酸素血症を呈するが, 背側に限局する肺野濃度の上昇以外には異常所見がみられず, 腹臥位呼吸管理により劇的に背側肺野の異常が改善する。図2

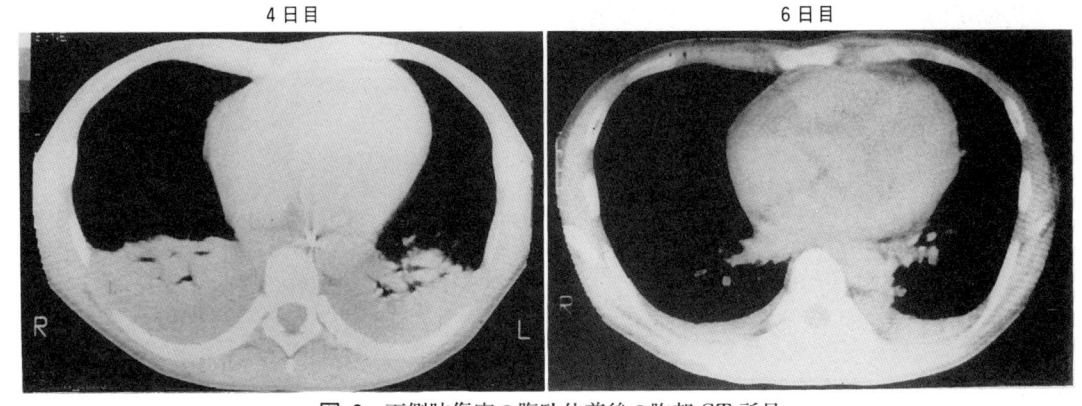

図2 下側肺傷害の腹臥位前後の胸部 CT 所見
30歳, 男性。心肺停止後症例。
左:4日目, 両側の背側肺野の濃度上昇がある。
右:6日目, 腹臥位により劇的に背側の濃度上昇が改善している。

はその典型的な胸部 CT で, 症例は慢性腎不全のため高カリウム血症となり心停止を来し救急外来へ搬入されてきた30歳の男性である。二次救命処置でも心拍が再開せず, 人工心肺を用いて蘇生に成功し, 人工心肺離脱後, バルビツレート鎮静下に調節呼吸をしていた。4日目頃より肺酸素化能が低下し, Pa_{O_2} を維持するために高い PEEP と80%を超える F_{IO_2} を必要とした。胸部 X 線写真では異常を認めなかったため, 胸部 CT を撮ったところ背側肺野に広範な濃度上昇がみられた。8時間ごとの腹臥位呼吸管理を繰り返したところ2日間で, 酸素化能および肺野の異常は改善した。著者らは, 当初, このような ARDS の基準に当てはまらず背側の広範な濃度上昇を来す病態を, びまん性背側無気肺と呼んでいた[14)15)]。しかし, 放射線学的に無気肺だけでなくコンソリデーションの場合もあることから, その後, 下位肺傷害 (dependent lung injury) と呼ぶようにした[16)]。

この言葉は, 丸川ら[17)]の下側肺障害 (dependent lung disease) を参考にしているが, "dependent" が日本集中治療医学会・日本麻酔学会用語集では "下位" との訳があること, また, 障害の英訳は "disease" ではなく "disturbance" であるが, 傷害 "injury" の方が適当であろうと考え, 下位肺傷害 (dependent lung injury) と呼ぶことにした。しかし, 現在, わが国では下側肺傷害 (障害) と呼ばれることが多く, 著者もそのほうが言葉の響きがよいと考えている。すなわち, 下側肺傷害とは, 胸部 CT で認識される背側肺野の強い濃度上昇で, 病理的には無気肺, コンソリデーション, 血液の貯留でありこの中には, ARDS 症例とそうでない症例が含まれる。

III. 腹臥位呼吸管理の臨床報告

"prone position", "ARDS" または "acute respiratory failure" のキーワードで

Medline から抽出した英語・日本語の文献および，Medline に掲載されていない主な日本語文献を時間系列で紹介する。

1. 1970 年代後半（腹臥位呼吸管理の黎明期）

腹臥位呼吸管理が，低酸素血症の症例において酸素化を改善するとの報告は 1970 年代後半から散見される[18)～20)]。

1976 年，Piehl ら[18)]は 0.6 以上の FI_{O_2} を必要とする 5 名の外傷や手術後の ARDS 症例を対象とし，回転ベッドを用いて 4～8 時間の腹臥位を試みている。腹臥位前に平均 80 mmHg であった Pa_{O_2} は，腹臥位により平均 47 mmHg 上昇し，喀痰排出の改善があった。

1977 年，Douglas ら[19)]は急性呼吸不全症例 6 名に数回に渡って腹臥位を施行した。彼らの報告では，1～4 時間の最初の腹臥位で Pa_{O_2} が平均 69 mmHg 上昇し，その後，6～120 時間におよぶ腹臥位によって，平均 35 mmHg 上昇し，循環系や肺コンプライアンスには変化がなかったという。

1979 年には，小児に対する腹臥位による呼吸管理が Wagaman ら[20)]により報告された。対象は，呼吸窮迫症候群（respiratory distress syndrome：RDS）から回復してきた 14 名の生後 2～14 日の新生児で，気管内挿管下に持続気道陽圧（continuous positive airway pressure：CPAP）や間欠的強制換気（intermittent mandatory ventilation：IMV）で人工呼吸管理をされていた。腹臥位により Pa_{O_2} は上昇し，動的肺コンプライアンス，一回換気量は増加した。

2. 1980 年代後半～90 年代前半（腹臥位呼吸管理の再評価）

1970 年代後半以降，腹臥位呼吸管理はしばらく注目されることはなく，再び報告がみられるようになったのは 1980 年代後半である。このころ，前述したように Gattinoni ら[6)]が，ARDS において背側の肺野濃度が上昇している場合があることを報告し，このような下側肺傷害に対する腹臥位呼吸管理の有用性が認識されてきた。

1988 年，Langer ら[21)]は 13 名の ARDS 患者において 2 時間の腹臥位によって Pa_{O_2} が上昇することを報告した。30 分で Pa_{O_2} が 10 mmHg 以上上昇した有効群は 8 名（61.5％）であった。彼らは，有効群と無効群の各 1 例の患者の CT で腹臥位前にあった背側肺の濃度上昇が腹臥位により消え，新しく腹側の濃度上昇が生ずることを報告している。

1990 年に入り，著者らはびまん性背側無気肺の重症低酸素血症患者における腹臥位呼吸管理の効果を報告した[14)22)]。7 名の患者に 8 時間程度の腹臥位を 9 回行い，全例，酸素化が改善し呼吸指数（respiratory index：RI）が改善した（図 3）。持続的に酸素化が改善した症例では背側無気肺が消失したり軽減していた。

1994 年，山内，丸川ら[23)]は下側肺障害症例に対して腹臥位呼吸管理を施行した。P/

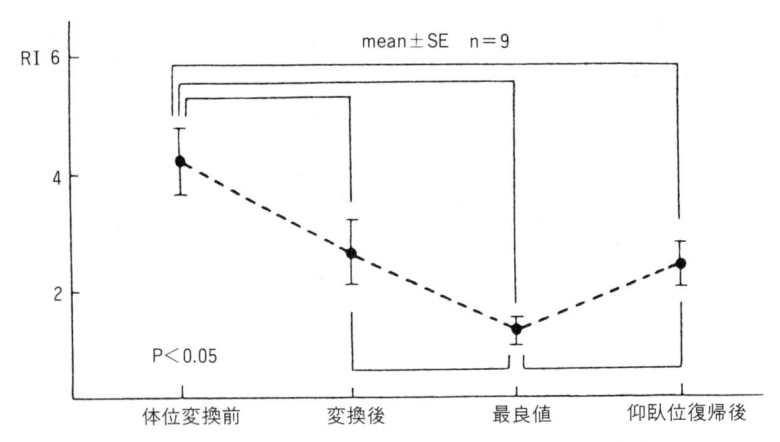

図3 びまん性背側無気肺に対する腹臥位の効果

7例に9回の腹臥位を施行した。

腹臥位施行前に比較して呼吸指数 RI ($A-aD_{O_2}/Pa_{O_2}$) は平均 2.97 改善した。

(七戸康夫, 氏家良人, 栗原将人ほか:重症患者の背側び慢性無気肺に対する腹臥位による呼吸管理の効果. 呼と循 39:51, 1991 より引用)

Fが300 mmHgより小さいALIの19症例を対象とし, 14症例 (73.7%) で酸素化が改善した。腹臥位呼吸管理は鎮静下に行われることが一般的であるが, 彼らは非鎮静下に施行することを主張している。

1994年, Pappertら[24]は12人のARDS症例を対象とし, 2時間の腹臥位を施行し, その前, 中, 後で不活性ガスを用いて換気血流比を測定した。腹臥位により Pa_{O_2} は上昇し, 腹臥位30分後に Pa_{O_2} が10 mmHg以上上昇した有効群は8例 (66.7%) であった。これらの患者では腹臥位30分後に肺シャント率の $11±5\%$ の減少, 正常換気血流比部分の $12±4\%$ の増加がみられた。

同年, Murdochら[25]は人工呼吸下の小児ARDS症例7名を対象とし, 30分間の腹臥位で循環動態には変化なく, 酸素化の改善, 酸素運搬量の増加がみられることを報告した。

3. 1990年代後半 (ARDSに対する治療戦略とその評価)

1990年代後半になると, 下側肺傷害の有無は別にして, ARDSに対する腹臥位呼吸管理の報告が相次ぎ, 有効率に加え, ICU滞在期間, 人工呼吸期間, 予後に及ぼす効果なども言及されるようになった。

1996年, Fridrichら[26]は多発外傷によりARDSに陥った20例で, 20時間という長時間の腹臥位と4時間の仰臥位の繰り返しの体位変換の効果と予後を検討した。腹臥位によりP/Fが平均97 mmHgから152 mmHgへ改善し, 患者の死亡率は10%と通常の呼吸管理されているARDS患者の予後より圧倒的に良いことを報告した。

1996年, Volmanら[27]は15名のARDS症例に体位変換のためのフレームを考案し

て使用している。$A-aD_{O_2}$ が腹臥位により 21 mmHg 減少し，腹臥位が有効であったのは 9 例で無効は 6 例であった。両群間で Pa_{O_2}，Pa_{CO_2}，肺動脈圧，最高気道内圧に差があるばかりでなく ICU 滞在期間，人工呼吸管理期間に有意な差があった。

1997 年，Chatte ら[28]は P/F が 150 mmHg 以下の重症 ARDS 症例 32 名において，酸素化能の持続，合併症などを検討した。P/F が 20 mmHg 以上上昇したものを有効群とすると 25 名（78％）が有効であった。25 名のうち 13 例（57％）では仰臥位に戻したあとも持続的に効果が認められた。32 名に対する 294 回の腹臥位で合併症は，皮膚損傷，浮腫が多く，他には 2 例で肺尖部の無気肺，1 回のカテーテル抜去，1 回のカテーテル圧迫，1 例の気管チューブ事故抜管，1 例の発作性上室性頻脈がみられた。有効性と合併症を比較すると腹臥位呼吸管理は有用であることが分かる。

1997 年，Mure ら[29]は外傷，敗血症，誤嚥，熱傷などによる急性呼吸障害で 70 歳以下の 13 名の追跡研究を行い，腹臥位が酸素化や予後に劇的な効果を示したことを報告した。11 名が P/F が 80 mmHg 以下という重篤な低酸素血症であったが，13 名中 12 名に腹臥位の効果が認められ，P/F は平均 71.8 mmHg から 178.3 mmHg に上昇した。効果がなかった 1 名は死亡し，グラム陰性桿菌敗血症であった。体外膜型肺（extracorporeal membrane oxygenation：ECMO）に移行した症例はなかった。腹臥位により劇的に酸素化が改善することが多いことから，複雑な治療を行う前に施行すべきであると結論している。

1997 年，Stocker ら[30]は ARDS 患者に対する腹臥位呼吸管理の死亡率に及ぼす影響を検討した。対象は外傷により ARDS となった 25 名で，最高気道内圧を 35 mbar に制御して換気量を低く保ち腹臥位とした。症例により程度は異なるが，25 名のうち 16 名（64％）で腹臥位が有効であり，acute physiology and chronic health evaluation（APACHE）II スコアからの予測死亡率は 35.4±15.2％ であったが，実際の死亡率は 12％ であった。結論としては，低換気量で圧制御した換気方法と腹臥位は死亡率を低下させたと考えられ，重症 ARDS に対する戦略になることを示唆した。

腹臥位が酸素化を改善するという多くの肯定的な報告の中で，1997 年の Numa ら[31]の報告は腹臥位を否定的に捉えた報告である。彼らは，腹臥位による酸素化改善のメカニズムを新生児や小児で検討する目的で，30 名の 3 歳から 7.6 歳の小児の筋弛緩薬投与下の拘束性肺疾患患者 10 名，閉塞性肺疾患患者 10 名，非呼吸不全患者 10 名において，腹臥位と仰臥位で Pa_{O_2}，機能的残気量（functional residual capacity：FRC），肺コンプライアンス，気道抵抗を測定した。個々の患者で腹臥位により酸素化が改善した症例はあったが，統計的には全体として酸素化の改善はみられず，サブグループでは閉塞性肺疾患群がわずかに増加しただけであった。

1997 年，Blanch ら[32]は LIS＞2.5 の ARDS 23 症例で，仰臥位と 60～90 分間の腹臥位との間で，P/F，循環動態，肺メカニクスを検討した。P/F は 78±37 mmHg から 113±31 mmHg に上昇し，肺コンプライアンスがわずかに上昇した（24.7±10.2 ml/

cmH$_2$O から 27.8±13.2 ml/cmH$_2$O）。心拍出量や他の循環パラメータには変化はなかった。P/F が仰臥位の値より 15% 以上上昇した症例は 16 例（70%）で無効症例より呼吸不全状態は重症であった。彼らは，腹臥位は合併症はなく，ARDS の早期から施行すべきであるとしている。

1997 年，Gattinoni ら[33)]はイタリアで約 600 例を目標とする大規模な腹臥位呼吸管理の prospective randomized control study が施行中であることを報告した。P/F が 200 mmHg 以下，両側の肺浸潤陰影，PEEP 5 cmH$_2$O 以上を必要とするものを対象として，1 日 1 回 6 時間の腹臥位を施行している。54 名 304 回の腹臥位のパイロットスタディの結果では，腹臥位 1 時間に 72% の症例で P/F が 20 mmHg 以上増加した。6 時間後に酸素化が改善していた症例は 81% にのぼり，仰臥位に戻した 12 時間後も 49% の症例が酸素化の上昇を維持できていた。1999 年には研究は終了することになっており結果が待ち遠しい。

1998 年，Pelosi ら[34)]は 16 名の ARDS と ALI 症例で，腹臥位呼吸管理による酸素化の改善と肺，胸郭メカニクスの関係，循環動態の変動を検討した。腹臥位時間は 2 時間で Pa$_{O_2}$ は，103.2±23.8 から 129.3±32.9 mmHg に上昇した。16 症例中 Pa$_{O_2}$ が上昇したのは 12 症例（75%）であったが最終的な死亡率は 44% であった。腹臥位により全肺コンプライアンスや肺内水分量の変化はなかったが，胸郭コンプライアンスは減少し，これは Pa$_{O_2}$ の上昇と相関していた。また，仰臥位における胸郭コンプライアンスが大きければ大きいほど腹臥位でそれは減少し，仰臥位における胸郭コンプライアンスの値により腹臥位の酸素化の効果が推測できると結論している。さらに，腹臥位が有効な症例では，仰臥位に戻したとき，コントロール値に比して，全肺コンプライアンス特に肺コンプライアンスの因子が改善することを見出し，酸素化改善の機序との関連を示唆した。

1998 年，Jolliet ら[35)]は 19 名の ARDS 症例で P/F 150 mmHg 以下，F$_{I_{O_2}}$ が 0.6 以上を必要とする肺毛細管圧（pulmonary capillary wedge pressure：PCWP）18 mmHg 以下の症例を対象にして，まず，2 時間腹臥位にして，効果のない場合は仰臥位に戻し，効果がある患者は 12 時間持続するという基準で腹臥位呼吸管理を施行した。腹臥位 2 時間で Pa$_{O_2}$ が 10 mmHg 以上，P/F が 20 mmHg 以上上昇する有効群は 11 名（57%）であった。有効群では腹臥位 30 分後ですでに Pa$_{O_2}$ が上昇しシャント率が減少していた。酸素化改善は 12 時間維持され，F$_{I_{O_2}}$ は 0.85±0.16 から 0.66±0.18 へ減少できた。また，無効群もガス交換や循環動態が腹臥位前より悪化することはなかった。

1997 年以降は，NO 吸入などとの併用による効果も検討されるようになった。

1997 年，Jolliet ら[36)]は腹臥位と NO および hypoxic vasoconstriction に対する薬物である almitrine bismesylate の併用の効果を検討した。対象は 12 名の P/F が 150 mmHg 以下で F$_{I_{O_2}}$ 0.6 以上を必要とする低酸素血症の ARDS 症例で，酸素化の改善

効果からこれらを併用することがよいとの結論を得ている。

1998年，Papazianら[37]は鎮静薬，筋弛緩薬投与下で従量式換気が施行されている14名のARDS症例で腹臥位呼吸管理とNO吸入療法を併用した。仰臥位，仰臥位とNO，腹臥位，腹臥位とNOでP/Fを検討したところ，それぞれ，128±44 mmHg，180±75 mmHg，193±83 mmHg，261±98 mmHgであり，腹臥位とNOの併用はほかと比べ有意に酸素化が改善することを報告している。

1998年，Germannら[38]も47名のARDS症例でNO吸入と腹臥位の併用の有用性を報告している。

IV. 腹臥位呼吸管理の酸素化および予後に関する評価

これまで報告された論文から，"腹臥位が酸素化を改善するか"，また，"ARDS症例に対する腹臥位呼吸管理は死亡率を改善するか"という設問に，EBM (evidence based medicine) の手法を用いて答えてみたい。

EBMでは，まず，研究論文の質（レベル）を検討する。非常に質の高い複数の論文があり，結果がいずれも同じであった場合，その結果の信頼度は高いといえる。しかし，研究方法に問題があるなど質の低い論文では，結果が同じであっても，その結果の信頼度は高いとはいえない。いま，Sackett[39]の論文を参考に論文の質および結果の信頼度を検討してみることとする（表3）。

前述した臨床報告のうち一部を除いた17論文に関して，対象，エントリー基準，症例数，重症度，腹臥位の時間，酸素化に対する効果，死亡率，そして，論文の質などを表4にまとめた。4つの論文がretrospective studyで，13の論文がprospective studyであった。腹臥位呼吸管理の対象は，ARDSやALI，下側肺傷害などの低酸素血症症例であった。ARDSの中には，MurrayのLIS>2.5の基準を満たす場合，American-European Consensus Conferenceの定義を満たす場合，または，これらのどれでもない基準の場合があった。

また，下側肺傷害であるが，著者らが報告した下側肺傷害症例の多くは胸部X線所見では肺野の異常がみられず，CTでも下側肺に限局した濃度上昇がみられるだけでARDSとはまったく異なる病態である。おそらく丸川らの場合も同様な症例であったろうと思われる。一方，ARDSとして腹臥位呼吸管理された症例の中には下側肺傷害を合併したものが数多く含まれていたと思われるが言及されたものは少ない。

1. 腹臥位は酸素化を改善するか

17論文中16論文の57〜100%の症例で，腹臥位呼吸管理は酸素化改善に有効であった。さらに，対象症例のほとんどがPEEPを用いた陽圧換気にもかかわらず重症低酸素血症であったことを考慮すると，腹臥位呼吸管理は酸素化改善に非常に効果的な方法

表 3　論文の質と結果の信頼度

Levels of Evidence
Level Ⅰ : Large, randomized trials with clear-cut results ; low risk of false-positive (α) error or false-negative (β) error
Level Ⅱ : Small, randomized trials with uncertain results ; moderate to high risk of false-positive (α) error and/or false-negative (β) error
Level Ⅲ : Nonrandomized, contemporaneous controls
Level Ⅳ : Nonrandomized, historical controls, and expert opinion
Level Ⅴ : Case series, uncontrolled studies, and expert opinion

Grading of Responses to Questions
A : Supported by at least two level Ⅰ investigations
B : Supported by only one level Ⅰ investigation
C : Supported by level Ⅱ investigations only
D : Supported by at least one level Ⅲ investigation
E : Supported by level Ⅳ or level Ⅴ evidence

(Sackett DL : Rules of evidence and clinical recommendations on the use of antithrombotic agents. Chest 95 ; 2 (Suppl) : 2 S, 1989 より引用)

であると考えられる。しかし，上述したように各論文の対象は必ずしも同一の病態ではない。また，対照群をおいた研究はほとんどなく，無作為化もされておらず，論文の質としては低く，それから導き出される結論も信頼性は低いものとなる。

一方，腹臥位呼吸管理が有効な症例では，高い F_{IO_2} や PEEP レベルを低下させ，人工呼吸期間や ICU 滞在日数を短縮できるとの報告がある[27]。さらに，腹臥位呼吸管理の合併症は少なく軽度である[28]ことから，重篤な ARDS で試みても悪くはない呼吸管理方法であるといえる。

2. ARDS 症例に対する腹臥位呼吸管理は死亡率を改善するか

17 論文中 12 論文で予後が記されており，これらをみると，死亡率は 8～79% と幅広い。prospective study である Murdoch ら[25]や Fridrich ら[26]の報告では，酸素化が改善した症例は 100% であったが，死亡率は 57% と 10% とかけ離れている。また，酸素化の改善は必ずしも予後とは連動していない。これは，ARDS 自体がさまざまな原因により引き起こされ，予後は ARDS の重症度よりも原疾患や感染症，多臓器不全の合併などの影響を受けることによるものと思われる[40]。

いずれにしても，現在まで無作為化比較対照研究がなく，腹臥位呼吸管理が予後を改善することを証明する質の高い報告はない。さらに，Jolliet ら[35]の報告では 79% という高い死亡率を示しており，現状では腹臥位呼吸管理が ARDS の予後を改善するとい

表 4 腹臥位呼吸管理に関する論文のまとめ

年	筆頭著者	研究方向	対象病態	症例数	エントリー基準*	腹臥位時間	酸素化の指標と基準	酸素化改善した人	改善率	死亡率	論文の質
1976	Piehl M	後方	ARDS	5	($F_{IO_2}>0.6$, PEEP)	4〜8時間	Pa_{O_2}上昇, 喀痰排出	○	100%	40%	V
1977	Douglas WW	後方	呼吸不全	6	($0.4<F_{IO_2}<1.0$, $Pa_{O_2}<80$)	4時間以上	Pa_{O_2}上昇, F_{IO_2}低下	○	100%	50%	V
1988	Langer M	前方	ARDS	13	両側 ARDS	2時間	Pa_{O_2}上昇>10	○	61%	46%	V
1990	七戸康夫	後方	MOF-下側肺傷害	7	($RI(A-aD_{O_2}/Pa_{O_2})>4$, PEEP)	8時間	$RI(A-aD_{O_2}/Pa_{O_2})$の上昇	○	100%	不明	V
1994	山内順子	前方	下側肺傷害	13	$P/F<300$	25〜80分	P/Fの上昇	○	74%	不明	V
1994	Pappert D	前方	ARDS	12	$2.5<LIS<3.8$, $P/F=98.4\pm50.3$	2時間	Pa_{O_2}上昇>10, V_A/Q	○	59%	41%	V
1994	Murdoch IA	前方	小児 ARDS	7	$F_{IO_2}>0.5$, PEEP>6	30分	Sa_{O_2}上昇	○	100%	57%	V
1996	Fridrich P	前方	外傷性 ARDS	20	$ISS>16$, $P/F<200$, PEEP>8	20時間	P/F上昇, $A-aD_{O_2}$減少	○	100%	10%	V
1996	Volman KM	前方	ARDS	15	$F_{IO_2}>0.4$, PEEP>5	記載なし	Pa_{O_2}上昇>7	○	60%	不明	V
1996	Chatte G	前方	ARDS	32	$P/F<150$, $F_{IO_2}>0.5$	4時間	P/F上昇>20	○	78%	56%	V
1997	Mure M	後方	急性呼吸不全	13	(11人の$P/F<100$)	2時間以上	P/F上昇	○	92%	8%	V
1997	Stocker R	前方	ARDS	25	$LIS>2.5$	4時間	P/F上昇	○	64%	12%	IV
1997	Gattinoni L	前方	ARDS	54	$P/F<200$, PEEP>5	6時間	P/F上昇>20	○	81%	不明	?
1997	Numa AH	前方	小児肺疾患	30	気管内挿管されていて, 腹臥位が禁忌でない	80分	Pa_{O_2}/Pa_{O_2}比上昇	×	不明	不明	V
1997	Blanch L	前方	ARDS	23	$LIS>2.5$	60〜90分	P/F上昇>15%	○	70%	48%	V
1998	Jolliet P	前方	ARDS	19	$P/F<150$, $F_{IO_2}>0.6$	2時間	Pa_{O_2}上昇>10, P/F上昇>20	○	57%	79%	V
1998	Pelosi P	前方	ALI	16	$P/F<300$	2時間	Pa_{O_2}上昇	○	75%	44%	V

*エントリー基準の( )内は後方研究の症例の酸素化能を示している.

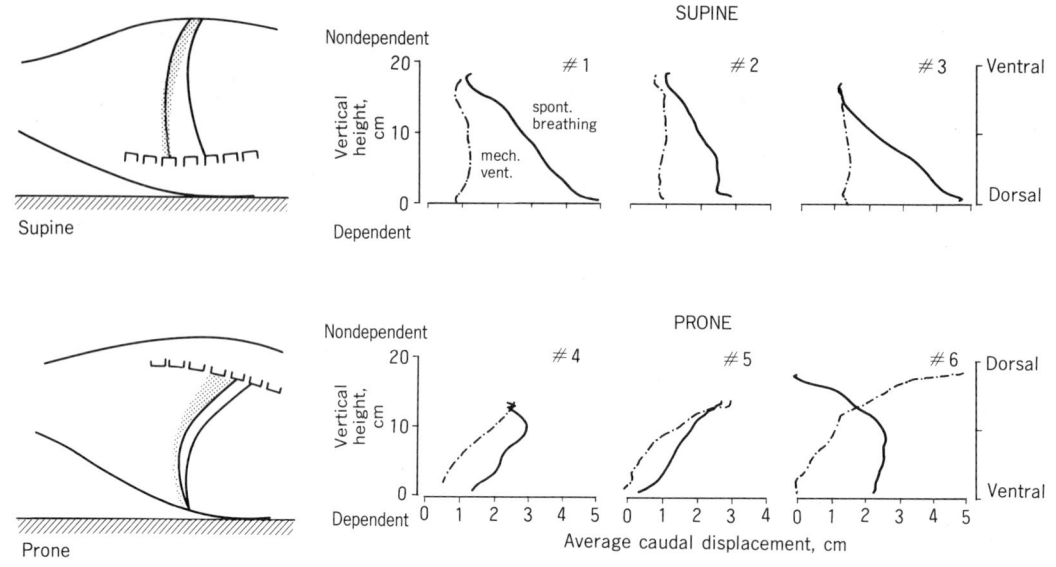

図 4 仰臥位と腹臥位における横隔膜の運動

覚醒時の自発呼吸（実線）と筋弛緩-麻酔下の調節呼吸（破線）における仰臥位と腹臥位の平均横隔膜運動を示している。仰臥位では下側の背側で，自発呼吸よりも調節呼吸で横隔膜の動きは小さい。しかし，腹臥位にすると，上方になった背側の横隔膜運動は自発呼吸でも調節呼吸でも大きい。

(Krayer S, Rehder K, Vettermann J, et al : Position and motion of the human diaphragm during anesthesia paralysis. Anesthesiology 70 : 891, 1989 より引用)

う結論は出せない。

V．腹臥位による酸素化改善の機序

　　腹臥位呼吸管理の酸素化改善の効果は，EBM の立場から見ると前述したように低いレベルの評価しか得られていない。しかし，酸素化が改善する症例は確かに存在し，その機序としていくつかの報告がなされている。

1．横隔膜運動の変化

　　仰臥位で覚醒している患者では，自発呼吸による横隔膜の移動距離は腹側と比較して背側のほうが大きい。しかし，麻酔下，筋弛緩下になるとこの動きが逆転し，背側の横隔膜はほとんど動かなくなり，下側肺に無気肺が起きやすくなる[41]。

　　Krayer ら[42]は 6 人の健常者に対して，3D 胸部 CT を用いて，自発呼吸と調節呼吸下の横隔膜の動きを仰臥位と腹臥位で検討している。調節呼吸の場合，仰臥位では腹側も背側も横隔膜の動きがほとんどみられなかったが，腹臥位では背側の横隔膜の移動性が高いことを確かめた（図4）。すなわち，腹臥位により背側の横隔運動が大きくなり換気分布が変わる。このことにより，背側肺底部のコンソリデーションや無気肺が改善

することが考えられる．

2．換気血流比の改善

　腹臥位では血流は重力によって換気のよい腹側へ移動が起きる．このことにより換気血流比が改善し酸素化が改善することが考えられる．Pappertら[24]は不活性ガスによる換気血流比の分析を行い，腹臥位により酸素化が改善した患者では換気血流比の改善がみられ，仰臥位で元に戻ることを報告している．確かに，腹臥位にして速やかにPa_{O_2}が改善し，その後，Pa_{O_2}が変化しなかったり低下する場合があり，それにはこの機序が関与していると思われる．しかし，腹臥位中また仰臥位に戻した後もPa_{O_2}の上昇が維持されることも多く，換気血流比の変化だけで腹臥位の効果を説明することはできない．

3．体位ドレナージ

　深い鎮静状態の患者や筋弛緩薬を投与されている患者では，咳嗽反射が起こらず，末梢気道からの喀痰排泄が抑制された状態になる．肺上部からの喀痰は体位性ドレナージ効果により排泄が期待されるが，下側肺ではより下側の末梢気道や肺胞に貯留することとなる．腹臥位で酸素化が改善する機序には体位性ドレナージの効果も考えられる．背側の気道に蓄積していた喀痰や粘液が腹臥位により排出される．Piehlら[8]は腹臥位中，喀痰の排泄がよくなることを報告しているが，われわれも同様の印象をもっている．

4．静水圧の変化

　急性呼吸不全患者では，肺毛細血管の透過性の亢進がある．特に，下側肺では血管内静水圧が重力の関係で高く，血管内から漏出する水分量が多くなり，コンソリデーションや間質浮腫を生じることになる[10]．その結果，その部の肺組織重量が増し，肺コンプライアンスが低下し，同じ気道内圧でも下側肺では換気量が減少し，無気肺が生じやすくなる．Pelosiら[43]も，ARDSでは肺容量は同じでも，重力に沿って組織重量の増加があり，その結果，静水圧の増加が引き起こされることを推測している．

　Langerら[21]は2名の患者の腹臥位で撮ったCTで背側の濃度上昇が消えて新しく前側の濃度上昇が出現する現象を観察している．この現象には血管内静水圧の変化が関与していることが考えられる．すなわち，腹臥位により背側部の静水圧が低下して，この部分では間質浮腫や肺胞への水分貯留が改善するが，新しく下側となった腹側部の肺野では逆の現象が起きていることが推測される．

5．肺内外圧差の改善

　ARDS患者では腹側と背側の肺内外圧差の違いが背側の無気肺形成の原因のひとつとして考えられている．肺内外圧差は肺胞を広げる圧を意味し，肺胞内圧と胸腔内圧の

差で表される。FRCレベルでは肺胞内圧は大気圧またはPEEPレベルと等しくなり，それぞれの肺胞の広がりは胸腔内圧と肺コンプライアンスによって決定される。肺の重量や腹腔臓器による横隔膜の圧迫，胸郭の形や動きにより下側肺では胸腔内圧が肺上部に比べて高くなると考えられ，この結果，下側肺における肺内外圧差が減少して，肺胞の広がりが制限されることになる。Gattinoniら[44]は10人の急性呼吸不全症例の肺野の組織重量と各部にかかる肺内外圧差を胸部CT写真から計測している。彼らによると，急性呼吸不全患者の肺は全体に重量が増加してコンプライアンスも低下した弾性体のようになっており，下側肺は肺自体の重量によって圧迫され，肺内外圧差が小さくなり，無気肺を形成すると説明している。腹臥位にすることにより肺内外圧差が変わり，腹側の肺では新たな浮腫や無気肺を形成して肺野濃度の上昇を来すが，背側では浮腫の吸収や無気肺が改善されることになる。

6．FRCの増加

重症患者では体位による圧迫，腹部膨満，横隔膜運動制限などにより下側肺のFRCが減少することが知られている。FRCがclosing volume以下になるとびまん性に細気管支が虚脱する。その結果，下側肺では無気肺や，末梢の肺胞が粘液栓で満たされコンソリデーションが形成されることになる。

腹臥位ではFRCが増加するのではないかと推測されているものの，明確な証明はない。逆に，Numaら[31]の小児を対象とした臨床研究では，腹臥位と仰臥位で，FRCは変化なく，FRCと酸素化改善との間には関連は見出されなかった。

VI．腹臥位呼吸管理の実際

前述した内容を参考に，私見ではあるが，腹臥位呼吸管理の目的，適応および禁忌，腹臥位時間，施行上の注意点を述べる。

1．目的

酸素化の改善が目的の第1である。その結果として，F_{IO_2}の減少，気道内圧の低下，さらには人工呼吸期間およびICU滞在期間の短縮，医療費削減を期待する。

2．適応

P/Fが150 mmHg以下，PEEPが5 cmH$_2$O以上で，胸部CT上，背側肺の濃度上昇がある下側肺傷害症例。この場合，ARDSであるか否かは問わない。

この根拠は著者らの腹臥位呼吸管理の患者データに基づくものである。われわれは，P/Fが150 mmHg以下の22名の人工呼吸下のARDS症例で腹臥位呼吸管理を施行したところ，腹臥位4時間後にP/Fが20 mmHg以上改善した群（有効群）は13例，改

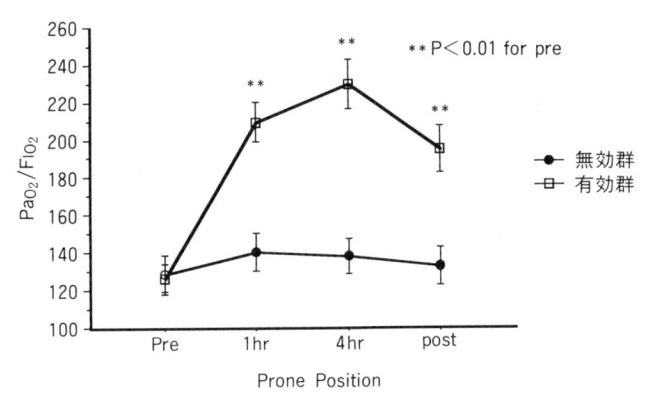

図5 腹臥位呼吸管理22例の酸素化の改善
　腹臥位4時間後にP/Fが20 mmHg以上改善した群（有効群）は13例，改善しなかった群（無効群）は9例であった。

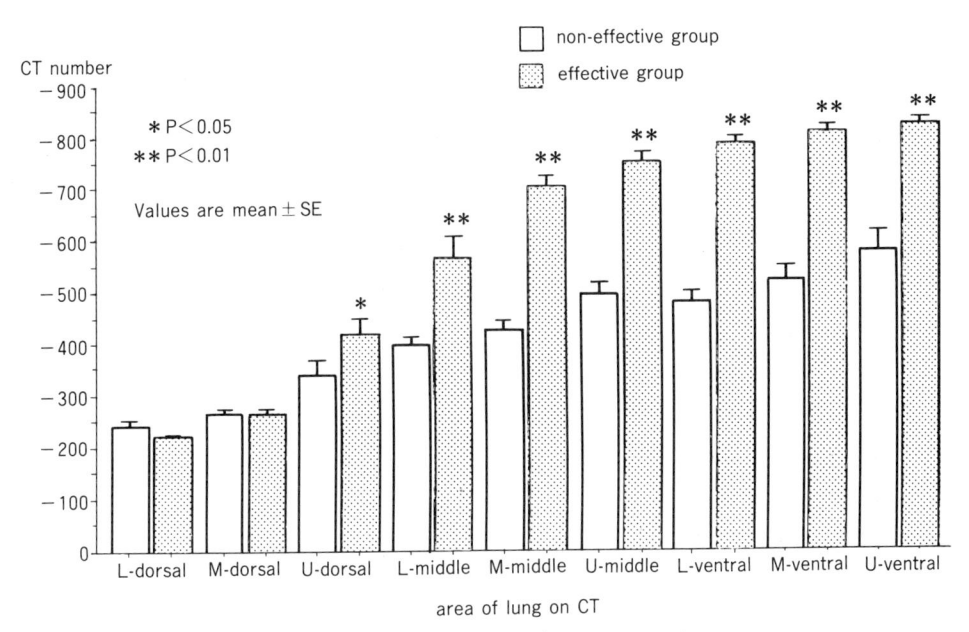

図6 腹臥位呼吸管理の有効性とCT値
　下（L），中（M）肺野の背側部（dorsal）のCT値は高く，両群には差がなくともに肺野濃度は上昇していた．しかし，上肺野（U）の背側部（dorsal），上・中・下肺野の中間部（middle），腹側部（ventral）では，無効群に比べ有効群ではCT値が低く，肺野が明るかった．

善しなかった群（無効群）は9例であった（図5）．これらの間に性別，年齢，腹臥位前のP/F，Pa_{CO_2}，肺胸郭動的コンプライアンスに差はなかった．この2群で，腹臥位施行前の胸部CTの上・中・下肺野の3スライスを腹側部，中間部，背側部に3分割して，それらの肺野の左右6点から得られた平均CT値を比較した（図6）．CT値が高い（プラス方向）場合は水分が多く肺野濃度の上昇を示し，CT値が低い（マイナス方向）

表 5　腹臥位における管理中の注意点と問題点

1.	循環	：血圧変動，不整脈
2.	呼吸	：挿管チューブの屈曲，抜去，声帯損傷 　肺痰量の増加と気道吸引の困難性
3.	ライン	：抜去，屈曲，閉塞，連結のはずれ
4.	皮膚	：圧迫部の発赤，水泡，褥創 　顔面の腫張
5.	消化器	：嘔吐，鎮静による腸蠕動の抑制
6.	感染	：清拭困難による口腔内感染，尿道口の感染
7.	精神面	：圧迫による苦痛，不慣れな体位による不安
8.	その他	：唾液による顔面の汚染 　手術後患者の手術創離開，骨折端のずれなど

場合は含気成分が多く肺野が明るいことを示す。結果は，下・中肺野の背側部のCT値は高く両群には差がなくともに肺野濃度は上昇していた。しかし，上肺野の背側部，上・中・下肺野の中間部，腹側部では，無効群に比べ有効群ではCT値が低く，肺野が明るかった。すなわち，腹臥位呼吸管理が有効である症例は，下肺野や中肺野の背側の肺野濃度は上昇しているが，腹側側では肺野が比較的明るい症例であり，これは下側肺傷害症例であることを示す所見である。ARDSの中でも腹側までびまん性に濃度上昇がみられる症例では効果がないか少ない。

3．禁忌

　化膿性肺炎の患者の腹臥位で肺炎部位の広がりがみられた症例があり，このような患者では避けた方がよいと思われる。

　腹臥位による循環系の副作用はみられていないが，血圧が不安定でカテコラミンや機械補助に依存している症例における影響は不明であり，このような患者では避けた方がよい。

4．腹臥位時間

　腹臥位の時間は患者の鎮静度によって異なる。長い方が酸素化の改善は大きくなることが分かっているが，皮膚の圧迫，顔面の浮腫などを考慮すると，深い鎮静下でも4時間ないし8時間で仰臥位に戻すのがよいであろう。また，非鎮静下では30分以内にとどめなければ苦痛を訴えると思われる。

5．施行上の注意点

　腹臥位に変換の途中および腹臥位管理中の問題点を表5に示す。これらの中でも，特に，各種チューブおよびカテーテルトラブルに注意を払いながら実施しなければならない。以下にわれわれの腹臥位の手順を示す。

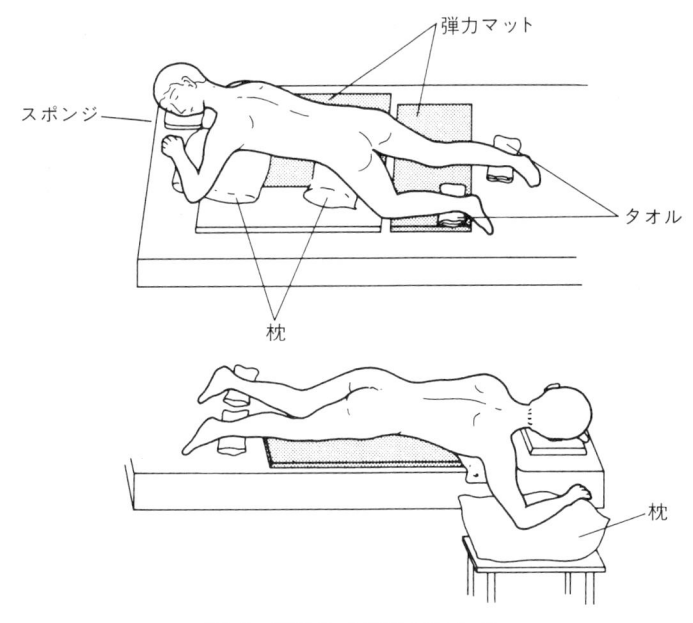

図 7 腹臥位の体位の取り方
　一方の肩を落とし，顔を逆方向に向けて少し体を傾ける．圧迫の強い部位にスポンジなどを挿入し，2時間ごとに左右の落とす肩および傾きを変える．
　（氏家良人：ICU 患者における dependent lung injury（下位肺傷害）と腹臥位の効果．集中治療医学講座 12—ICU における肺理学療法の理論と実際．並木昭義編集，東京，医学図書出版，1996．p 31 より引用）

　① 人数は医師を含めて 4 名は必要である．そのうちの 1 人は全体を指揮し，チューブトラブル，バイタルなどに注意を払うようにする．

　② 腹臥位にする前に挿管チューブ，静脈および動脈ルート，胸腔チューブなどの固定を確認し補強する．

　③ ルートが絡まないように，可能な場合は，静脈ルートはヘパリンロックとして体に固定する．また，心電図リードははずす．体位交換時のモニターはパルスオキシメータと動脈圧とする．

　④ ベッドは通常のベッドでも構わないが，長時間施行する場合は褥創防止のために water bed や熱傷用ベッドを用いた方がよい．

　⑤ 患者はケタミン，ミダゾラムなどにより持続鎮静とする．

　⑥ 患者をまず，ベッドの端に寄せて関節可動域を考慮しながら，側臥位から腹臥位へとゆっくり変換する．

　⑦ 通常のベッドを用いる場合は，図 7 に示すように一方の肩を落とし，顔を逆方向に向けて少し体を傾ける．圧迫の強い部位にスポンジなどを挿入し，2時間ごとに左右の落とす肩および傾きを変える．

　⑧ 4～8 時間後（人手が集まる看護婦の勤務交代時間に合わせて），仰臥位と腹臥位

VII. 最後に

腹臥位呼吸管理は，高いPEEPや吸気時間延長などよりも劇的に酸素化を改善する場合があり，わが国ではすでに広く施行され，世界的にも注目されている。しかし，この酸素化改善効果や予後への影響に関して，いまだ信頼される報告がないことに驚きを感じ，また，腹臥位呼吸管理の有用性を推奨してきた者として恥ずかしさを感じる。これらを証明するためには，対象や腹臥位時間を一定とした多数症例における無作為化比較対照研究（Randomized control trial：RCT）が必須である。そのためには，単一施設の研究では限界があり，医学会などが中心となり多施設共同研究を進めていくことが必要となる。

【参考文献】

1) Trottier SJ：Prone position in acute respiratory distress syndrome：Turning over an old idea. Crit Care Med 26：1934, 1998
2) Ashbaugh DG, Bigelow DB, Petty TL, et al：Acute respiratory distress in adults. Lancet 2：319, 1967
3) Petty TL, Ashbaugh DG：The adult respiratory distress syndrome. Chest 60：233, 1971
4) Murray JF, Matthay MA, Luce JM, et al：An expanded definition of the adult respiratory distress syndrome. Am Rev Respir Dis 138：720, 1984
5) Bernard GR, Atrigas A, Brigham KL, et al：American-European Consensus Conference on acute respiratory distress syndrome：Definitions, mechanisms, relevant outcomes, and clinical trial coordination. Am J respir Crit Care Med 151：818, 1994
6) Gattinoni L, Presenti A, Toresin A, et al：Adult respiratory distress syndrome profiles by computed tomography. J Thorac Imag 1：25, 1986
7) Morimoto S, Takeuchi N, Inamura H, et al：Gravity-dependent atelectasis：radiologic, physiologic and pathologic correlation in rabbits on high-frequency oscillation ventilation. Invest Radiol 24：522, 1989
8) Piehl MA, Brown RS：Use of extreme position changes on acute respiratory failure. Crit Care Med 4：13, 1976
9) Gattinoni L, Mascheroni D, Toresin A, et al：Morphological response to positive and expiratory pressure in acute respiratory failure. Computerized tomography study. Intensive Care Med 12：137, 1986
10) Greene R：Adult respiratory distress syndrome：acute alveolar damage. Radiology 163：57, 1987
11) Wagner RB, Crawford WO, Schimpf PP：Classification of parenchymal injuries of lung. Radiology 167：77, 1988
12) Brismar B, Hedenstierna G, Lundquist H, et al：Pulmonary densities during anesthesia with muscular relaxation. A proposal of atelectasis. Anesthesiology 62：422, 1985
13) Gattinoni L, Pesenti A, Bombino M, et al：Relationships between lung computed tomo-

graphic density, gas exchange, and PEEP in acute respirarory failure. Anesthesiology 69 : 824, 1988

14) 七戸康夫, 氏家良人, 栗原将人ほか : 重症患者の背側び慢性無気肺に対する腹臥位による呼吸管理の効果. 呼と循 39 : 51, 1991

15) 栗原将人, 氏家良人, 中田尚志ほか : び慢性背側無気肺症例の CT 像. 人工呼吸 9 : 43, 1992

16) 氏家良人 : ICU 患者における dependent lung injury（下位肺傷害）と腹臥位の効果. 集中治療医学講座 12―ICU における肺理学療法の理論と実際. 並木昭義編集, 東京, 医学図書出版, 1996. p 31

17) 丸川征四郎, 尾崎孝平 : 血液酸素化能改善のための諸法. 救急医 16 : 1043, 1992

18) Piehl MA, Brown RS : Use of extreme position changes on acute respiratory failure. Crit Care Med 4 : 13, 1976

19) Douglas WW, Rehder K, Beynen FM, et al : Improved oxygenation in patients with acute respiratory failure : The prone position. Am Rev Respir Dis 115 : 559, 1977

20) Wagaman MJ, Schutack JG, Moomjian AS, et al : Improved oxygenation and lung compliance with prone positioning of neonates. J Pediatrics 94 : 787, 1979

21) Langer M, Mascheroni D, Marcolin R, et al : The prone position in ARDS patients. A clinical study. Chest 94 : 103, 1988

22) 七戸康夫, 氏家良人, 栗原将人ほか : び慢性微小無気肺に対する腹臥位呼吸管理の経験. ICU と CCU 14 : 585, 1990

23) 山内順子, 丸川征四郎, 尾崎孝平ほか ; 下側肺障害に対する短時間腹臥位管理のガス交換に及ぼす効果. 日集中治療医会誌 1 : 101, 1994

24) Pappert D, Rossaint R, Slama K, et al : Influence of positioning on ventilation-perfusion relationships in severe adult respiratory distress syndrome. Chest 106 : 1511, 1994

25) Murdoch IA, Storman MO : Improved arterial oxygenation in children with the adult respiratory distress syndrome : the prone position. Acta Paediatr 83 : 1043, 1994

26) Fridrich P, Krafft P, Hochleuthner H, et al : The effects of long-term prone positioning in patients with trauma-induced adult respiratory distress syndrome. Anesth Analg 83 : 1206, 1996

27) Volman KM, Bander JJ : Improved oxygenation utilizing a prone positioner in patients with acute respiratory distress syndrome. Intensive Care Med 22 : 1105, 1996

28) Chatte G, Sab JM, Dubois JM, et al : Prone position in mechanically ventilated patients with severe acute respiratory failure. Am J Respir Crit Care Med 155 : 473, 1997

29) Mure M, Martling CR, Lindahl SG : Dramatic effect on oxygenation in patients with severe acute lung insufficiency treated in the prone position. Crit Care Med 25 : 1539, 1997

30) Stocker R, Neff T, Stein S, et al : Prone postioning and low-volume pressure-limited ventilation improve survival in patients with severe ARDS. Chest 111 : 1008, 1997

31) Numa AH, Hammer J, Newth CJ : Effect of prone and supine positions on functional residual capacity, oxygenation, and respiratory mechanics in ventilated infants and children. Am J Respir Crit Care Med 156 : 1185, 1997

32) Blanch L, Mancebo J, Perez M, et al : Short-term effects of prone position in critically ill patients with acute respiratory distress syndrome. Intensive Care Med 23 : 1033, 1997

33) Gattinoni L, Tognoni G, Brazzi L, et al : Ventilation in the prone position. Lancet 350 : 815, 1997

34) Pelosi P, Tubiolo D, Mascheroni D, et al : Effects of the prone position on respiratory mechanics and gas exchange during acute lung injury. Am J Respir Crit Care Med 157 :

387, 1998
35) Jolliet P, Bulpa P, Chevrolet JC : Effects of the prone posision on gas exchange and hemodynamics in severe acute respiratory distress syndrome. Crit Care Med 26 : 1977, 1998
36) Jolliet P, Bulpa P, Ritz M, et al : Additive beneficial effects of the prone position, nitric oxide, and almitrine bismesylate on gas exchange and oxygen transport in acute respiratory distress syndrome. Crit Care Med 25 : 786, 1997
37) Papazian L, Bregeon F, Gaillat F, et al : Respective and combined effects of prone position and inhaled nitric oxide in patients with acute respiratory distress syndrome. Am J Respir Crit Care Med 157 : 580, 1998
38) Germann P, Poschl G, Leitner C, et al : Additive effect of nitric oxide inhalation on the oxygenation benefit of the prone position in the adult respiratory distress syndrome. Anesthesiology 89 : 1401, 1998
39) Sackett DL : Rules of evidence and clinical recommendations on the use of antithrombotic agents. Chest 95 ; 2(Suppl) : 2 S, 1989
40) Kollef MH, Schuster DP : The acute respiratory distress syndrome. N Engl J Med 332 : 27, 1995
41) Froese AB, Bryan AC : Effect of anesthesia and paralysis on diaphragmatic mechanics in man. Anesthesiology 41 : 242, 1974
42) Krayer S, Rehder K, Vettermann J, et al : Position and motion of the human diaphragm during anesthesia paralysis. Anesthesiology 70 : 891, 1989
43) Pelosi P, D'Andrea L, Vitale G, et al : Vertical gradient of regional lung inflation in adult respiratory distress syndrome. Am J Respir Crit Care Med 149 : 8, 1994
44) Gattinoni L, Pelosi P, Vitale G, et al : Body position changes redistribute lung computed tomographic density in patients with acute respiratory failure. Anesthesiology 74 : 15, 1991

(氏家　良人)

特殊な呼吸管理法 (ECMO, ECLA, PCPS, etc) 5

I. はじめに

　膜型人工肺と部分体外循環による呼吸管理法は，ベンチレータに反応しない重症呼吸不全患者に対して，優れた生命維持効果を発揮できる．救命率の向上には高圧換気による肺障害が起きる前の呼吸不全早期に開始すること，病的肺の安静を図ることが重要である．膜型肺を用いた呼吸管理の変遷，現況とその実際，今後の展望について述べる．

II. 用語の定義

　表1に人工肺を用いた呼吸管理法の用語を示す．
　膜型人工肺はガス透過膜を介して血液相とガス相との間で，ガス交換を行う．ガス透過性の良い膜型肺の開発に伴い，1970年代に入ると，開心術体外循環以外に呼吸管理

表1　人工肺を用いた呼吸管理法の用語

エクモ
ECMO：extracorporeal membrane oxygenation
エクラ
ECLA：extracorporeal lung assist
エクルハ
ECLHA：extracorporeal lung and heart assist
エクルス
ECLS：extracorporeal life support
エコール
(LFPPV-)ECCO$_2$R：low frequency positive pressure ventilation with extracorporeal CO$_2$ removal
IVCBGE：intra venacaval blood gas exchange
アイボックス
IVOX：intravenous oxygenator
ピーシーピーエス
PCPS：percutaneous cardiopulmonary support

に対する臨床応用が始まり，重症呼吸不全患者の治療に応用する体外膜型肺 (extracorporeal membrane oxygenation：ECMO) の概念が生まれてきた。1972 年に Hill ら[1]は長期 ECMO による救命例を報告し，翌年には Bartlett が新生児呼吸不全治療に応用し，現在の新生児 ECMO の基礎を築いた。1973〜77 年にかけて米国の National Institute of Health (NIH) による，成人重症呼吸不全症例に対する多施設二重盲検前向き研究を行い，従来の機械的人工換気療法と比較した[2]。その結果救命率に差がなく，ECMO は成人に対しては行われなくなった。

Kolobow は機械的高圧人工換気による肺組織の過剰伸展が高度の肺障害を引き起こすとし，病的肺の安静が重要であるとした。また 1978 年に Gattinoni ら[3]は，ベンチレータの最高気道内圧と換気回数を極力下げて，膜型人工肺で不足分の二酸化炭素を除去する low frequency positive pressure ventilation with extracorporeal CO_2 removal ($ECCO_2R$) の概念と方法を提唱した。Gattinoni らは 1980 年代にイタリアにおいてこの方法を臨床応用し，従来の機械的人工呼吸では 90% 以上の死亡率が予想される成人型呼吸窮迫症候群 (adult respiratory distress syndrome：ARDS) 症例に対し，50% と高い救命率を報告した。

ECMO や $ECCO_2R$ といった用語は人工肺による酸素加や二酸化炭素除去に重きをおいた言葉である。人工肺を呼吸管理に用いる目的は病的肺の安静化を図り，ガス交換を補助することであるので，われわれは呼吸補助の場合は体外式肺補助 (extracorporeal lung assist：ECLA)，呼吸と循環両方を補助する場合は体外式心肺補助 (extracorporeal lung and heart assist：ECLHA) と呼ぶように提案してきた。米国ではミシガン大学を中心に extracorporeal life support (ECLS) と呼び，1989 年には extracorporeal life support organization (ELSO) が発足し，次いで 1991 年にはヨーロッパ ELSO が設立された。毎年，世界中から登録された ECLS 症例の情報 (http：//www.elso.med.umich.edu/) を報告している。

Mortensen[4] は 1987 年に静脈内に細長い中空糸を束ねた外部灌流式の静脈内留置人工肺 intravascular oxygenator (IVOX) を挿入してガス交換を行う方法 intra venacaval blood gas exchange (IVCBGE) を開発した。この方法により必要なガス交換の約半分を補助することが可能で，体外循環の必要がなく，体内でガス交換ができることから期待されたが，米国での臨床試験の結果，Food and Drug Administration (FDA) の認可が得られなかったようである。

近年，経皮的穿刺脱送血カテーテル，遠心ポンプ，小型人工肺の組み合わせで，部分体外循環が容易に施行可能となり，経皮的心肺補助 (percutaneous cardiopulmonary support：PCPS) として急速に普及してきた。ダイレーターとガイドワイアーがセットになった経皮的穿刺カテーテルキットにより心臓血管外科医でなくとも blood access を容易に確保でき，循環不全や救急蘇生に応用されている。

III. 体外式肺補助（extracorporeal lung assist：ECLA），体外式心肺補助（extracorporeal lung and heart assist：ECLHA）の適応（表2）

　人工肺を呼吸管理に用いる目的は病的肺の安静化を図り，ガス交換を補助することである。肺安静化で肺障害を防止し，改善したところでECLAを離脱する。つまり可逆性急性重症呼吸不全が適応となる。

　従来は長期体外循環による出血の合併，方法の煩雑さ，人手がかかることなどから適応は慎重にならざるをえなかった。したがってベンチレータ治療でガス交換を維持できない状態になって，ECLAの適応としてきた。しかし長期間のベンチレータ治療ですでに過伸展による肺障害が起きていることが多く，ガス交換は維持できるものの，肺病変の回復は不可逆性で，生命予後の点で優位性を見出せないことが多かった。現在ではヘパリン結合人工肺・回路による出血しない方法の開発や簡便なPCPSキットの普及などで，より早期に開始することが可能となり，呼吸不全発症から1週間以内が実施の条件とされている。

表2　重症呼吸循環不全に対するECLA，ECLHAの適応

1. 成人急性重症呼吸循環不全
    1) 気道内圧 30 cmH$_2$O 以上の機械的人工換気を行っても生命維持ができない症例（気道狭窄，喘息重積発作を含む）
    2) 呼吸器系（肺，気道）の損傷でガスリークのためベンチレータが使用できない症例
    3) 圧外傷が出現したにもかかわらず，呼吸状態が悪いためベンチレータ設定条件を緩和できない症例
    4) 気管内挿管やベンチレータ管理を避けたい場合（会話能力の維持，人格や威厳の維持）
    5) 呼吸運動を抑制あるいは制御して呼吸管理を行いたい場合（気管手術後，両側肺洗浄時）
    6) 心筋炎，心筋症，心筋梗塞などの原因で急速に進行する循環不全，反復する心停止など循環補助を必要とする症例
    7) 心臓手術後の低心拍出量症候群
2. 新生児急性重症呼吸循環不全
    1) 胎便吸引症候群
    2) 先天性横隔膜ヘルニア
    3) 呼吸窮迫症候群
    4) 胎児循環遺残症
    5) 遷延性肺高血圧症
    6) 心臓手術後の低心拍出量症候群

1. 小児・成人症例

　　ARDS, 重症肺炎, 喘息重積発作, 気道狭窄や異物による窒息で経気道的人工呼吸が無効の場合, 肺や気道損傷によるガスリークが著明でベンチレータによるガス交換が不可能な場合はECLAの適応となる。心筋梗塞, 心筋炎, 難治性致死性不整脈, 肺梗塞, 開心術後の低心拍出量症候群などの急性重症循環不全もV-Aバイパスによる循環補助の可能なECLHAの適応となる。

2. 新生児症例

　　胎便吸引症候群, 先天性横隔膜ヘルニア, 呼吸窮迫症候群, 胎児循環遺残症, 遷延性肺高血圧症などで急性重症呼吸循環不全に陥ったものが適応となる。ただし出生7日以降, 在胎週数35週未満, 体重2kg未満, 頭蓋内出血合併例などは除外される。

IV. ECLA, ECLHAの方法

1. 体外循環の脱送血

　　生体のガス交換をすべて代行補助するには, 心拍出量程度のバイパス血流量が必要とされる。部分体外循環において脱血量を増やすためには, できるかぎり大きな血管に内径の太いカテーテルを挿入する必要がある。脱血部位としては右内頸静脈もしくは一側の大腿静脈を用いる。大人で28〜32Fr, 新生児で10〜14Frの側孔付きシンウォールカテーテル（カテーテル壁厚0.3mm以下）を挿入し, 先端が上大静脈, 右房, 下大静脈に位置するように留置する。落差脱血もしくは遠心ポンプの場合はポンプ脱血を行う。脱血量がポンプ駆出量に満たない場合は回路内陰圧が発生し, 溶血や空気混入を起こすため脱血制御とポンプ駆出量制御の自動制御装置が必要である。

　　送血には静脈に送血する静脈-静脈バイパス（veno-venous bypass：V-Vバイパス）と動脈に送血する（veno-arterial bypass：V-Aバイパス）とがある。

1) V-Vバイパス

　　送血には大腿静脈, 大伏在静脈, 外頸静脈を用いる。静脈から送血した酸素加血液は, 心臓を通って分配されるので全身の酸素分圧は均一である。酸素加された送血血液の一部は再脱血されガス交換補助効果は劣るので, バイパス血流量を増やす必要がある。しかし, 循環補助を必要としない呼吸不全のみであればV-Vバイパスは良い適応である。

2) 二重管を用いたV-Vバイパス

　　中枢神経系障害を懸念して新生児におけるV-Vバイパス症例が増加してきている。教室のOtsuら[5]は新生児のV-Vバイパスに右内頸静脈から一本の脱送血二重管を挿入し, 上下大静脈から脱血, 右房に送血できるような側孔の位置関係としたカテーテルを開発し, 臨床使用し有効であった（図1）。

ダブルルーメンチューブ

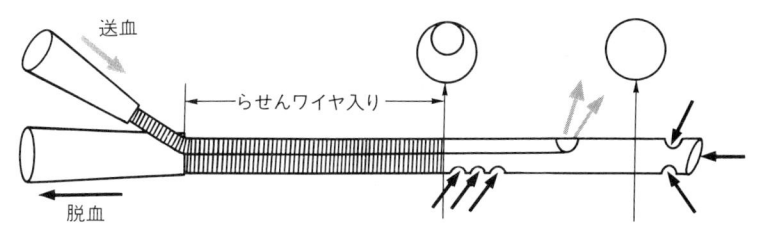

図1 新生児V-Vバイパス用脱送血二重管
右内頸静脈から挿入し上大静脈と下大静脈から脱血し，右房へ送血する。

3) V-Aバイパス

送血には腋窩動脈，大腿動脈などを用いる．新生児では総頸動脈が使用される．酸素加に優れるが全身の動脈血酸素分圧は均一にならないので，動脈血液ガス分析と評価には送血部位と採血部位を考慮に入れる必要がある．送血部位の前後2カ所にパルスオキシメータを装着するのも参考になる．動脈を結紮するため，大腿動脈挿入に伴う下肢の虚血性壊死や新生児の総頸動脈挿入に伴う中枢神経系障害の懸念など，末梢の血流障害の危険を伴う．大腿動脈送血の際は細いカテーテルを末梢側に挿入するのもよい．経皮的穿刺挿入法は外科的結紮を必要とせず，血管保存の面からも，カテーテル挿入時間短縮の面からも有利である．V-Aバイパスは循環補助を行うけれども，左室後負荷の上昇，肺血流減少を生じる．その意味では右室負荷軽減目的に使用するのは良い適応であろう．

2. 人工肺

膜型人工肺はガス相と血液相の間にガス透過膜を介してガス交換を行うので，ガス塞栓の恐れが少なく，直接接触する気泡型人工肺に比べてガス交換能は劣るが血液損傷が少ない．開心術と違いECLAは長期に施行されるので，より生理的な膜型人工肺が適している．現在の主流は外部灌流式緻密膜中空糸膜型人工肺である．中空糸の中を血液が流れる内部灌流式と外を流れる外部灌流式とでは外部灌流式が灌流抵抗が少なくガス交換能についても血液が中空糸の間を乱流を形成し撹拌されながら流れるので酸素移行の障害となる境膜の形成がなく酸素化能が優れている．また膜の構造をみると，小孔を有する多孔質膜と小孔のない緻密膜とがあり，多孔質膜は長期に使用すると血漿漏出やガス塞栓の合併症を来すことがあるので，長期ECLAには緻密膜が適している．われわれは外部灌流式緻密膜中空糸膜型人工肺としてクラレ社（現在は大日本インキ化学）のMENOX®シリーズを用い改良を重ねてきた．人工肺は単位面積のガス交換は人の肺を上回っており，性能の向上につれて小型化され，プライミング量も減り無血充填が可能となり，さらには体内に埋め込みの試みもなされるようになってきている．もうひとつの開発の流れは抗血栓性の改良で，ヘパリン分子を人工肺の膜表面に結合させ血管

内皮類似とすることで抗凝固薬の全身投与に伴う出血や血栓の合併症を減らし，長期にわたって安定した人工肺機能を保持することができるようになった．

3．体外循環回路と装置

　回路は脱血チューブ，リザバ，ポンプチューブ，人工肺，送血チューブからなる．回路は接続部の少ない一体型がよい．長期 ECLA においては人工肺や遠心ポンプの交換が必要になることがあるが，オス—メスロック式のクイックコネクタが便利である．
　ECLA 装置は移動に便利なようにコンパクトでキャスターを有し，脱血量に応じて自動制御でポンプ血流量を調節し，フェイルセーフ機構をそなえ，モニターやアラームが組み込まれた一体型が望ましい．

1）ポンプの選択について

(a) ローラポンプ

　ローラポンプは最も信頼性が高く，長時間にわたって使用することができる．送血側に閉塞が起きると強い陽圧により回路が破損してしまう．また脱血量が不足すると強い陰圧が生じキャビテーションを来す．リザバ容量を脱血量のセンサーとして利用し，ポンプ回転を制御するとよい．

(b) 遠心ポンプ

　遠心ポンプは強い陽圧がかかることはないが，耐久性に乏しく長期 ECLA においては途中でポンプヘッドを交換する必要がでてくる．しかもその際患者の状態が不安定になるのですばやく行わなければならない．取扱は簡便であるが，脱血不足の場合 shear stress を生じ，高度の溶血を来す．回路が簡略化できるのでコンパクトとなり，短時間使用する PCPS に適している．

2）熊本大学式 ECLA 回路（図2）

　落差で脱血した静脈血は脱血チューブを通りリザバへ流入する．これをローラポンプで人工肺へ送りガス交換ののち，送血チューブ，送血カテーテルを介して患者へ返血する．人工肺の交換あるいは追加が簡単に実施できるよう，クイックコネクタを人工肺の前後に組み込んである．ポンプチューブは機械的耐久性に優れたポリウレタンチューブ（回路内径は成人用 3/8 インチ，新生児用 1/4 インチ），回路チューブは PVC チューブ（成人用 3/8 インチ，新生児用 1/4 インチ）である．リザバ（ポリウレタン製，成人用 80 ml，新生児用 20 ml）はソフトであるが伸展性はない．リザバ容量をリザバ壁の位置移動として赤外線の距離計で連続的に正確に測定し，リザバ壁が一定の位置より下に移動すると（リザバ容積減少）ローラポンプを停止，容量が回復するとポンプを再駆動させる自動制御装置を組み込んである．リザバのすぐ上流部のラテックスゴム管は，直接針を穿刺できる採血部位である．落差のためゴム管の内圧は陽圧である．また肉厚であるから，細い 26 G の注射針で頻回に穿刺しても空気の混入はなく安全である．送血温度のコントロールには熱交換器や熱交換器を内蔵した人工肺を用いる施設が多いが，

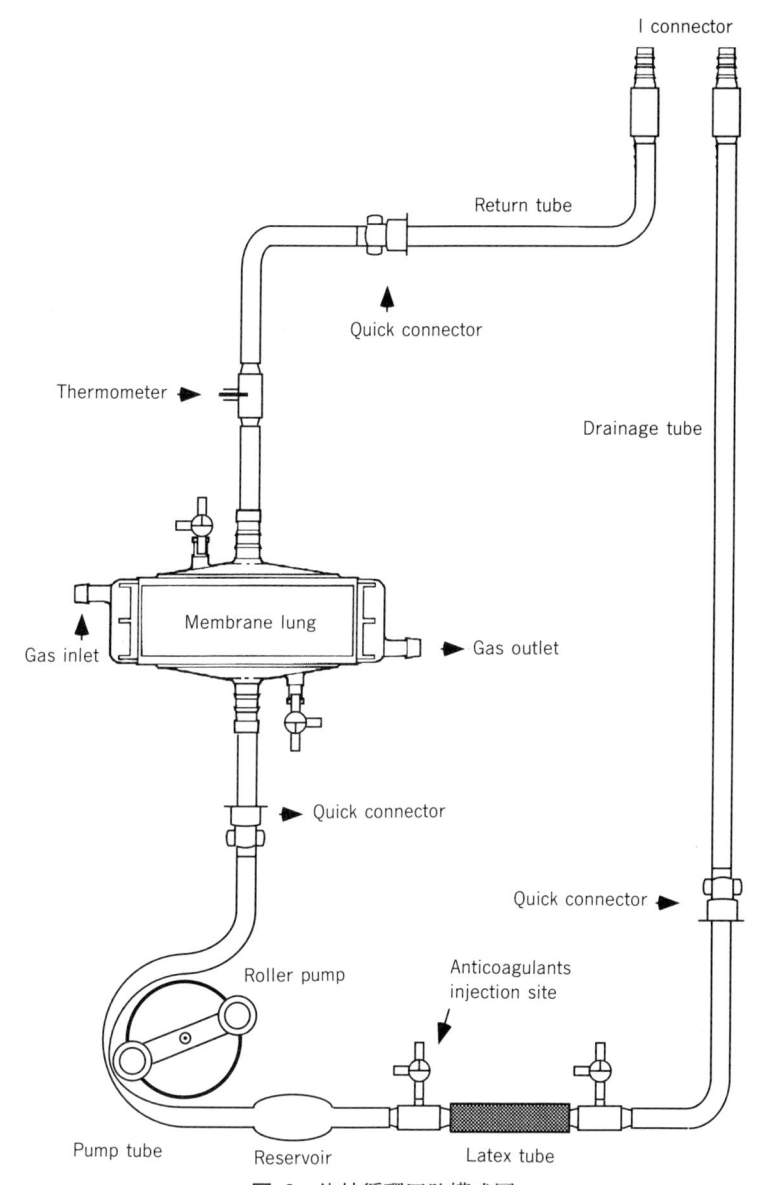

図2 体外循環回路模式図
リザバ容量をリザバ壁の位置偏位として，赤外線の距離計を用いて連続的に測定する自動脱血制御装置を組み込んである。

ECLAでは通常冷却装置を使用することはないので，回路をボックスで覆い温風で加温する方法をとっている．最近パーソナルコンピュータとLabVIEW®というソフトを用いて体外循環状態の自動記録保存が可能になった．

4．血液凝固調節

体外循環中血液は異物と接触し凝固を来すので，抗凝固療法は不可欠である．そのため活性凝固時間（activated coagulation time：ACT）を1時間ごとに測定し，血液凝

固や出血を起こさないよう，必要最小限度にヘパリン投与量を調節する。回路と人工肺の内面をヘパリンで処理すると，充塡液にヘパリン添加の必要がなく，ECLA 中のヘパリン使用量が節減でき，ひいては出血量が削減でき，頻回の ACT 測定とヘパリン投与量調節の管理負担を節減できるようになった。

　ヘパリン結合にはイオン結合法と共有結合法とがあるが，イオン結合法は簡便にコーティングできるが，ヘパリン分子が次第に剝がれていくので短時間の開心術に適し，共有結合法はヘパリン活性が持続するので，長期使用する ECLA に適している。

　従来出血が最大の合併症であり，出血傾向のある症例や出血創・手術創のある症例は禁忌であった。われわれの施設においてもヘパリン結合回路を用いる以前は，開心術後の低心拍出量症候群に対する ECLHA は全例大出血を起こし継続が不可能であったが，ヘパリン結合回路を用いるようになってからは出血のコントロールがつくようになり，救命例も出てきた。

　また抗凝固薬としてプロテアーゼ阻害薬のメシル酸ナファモスタット（フサン®）を用いると，その短い半減期のため出血しない体外循環が可能である。われわれは動物実験において大量メシル酸ナファモスタット持続投与による ECLA を行い，経時的な血圧低下と低 Na 血症を来したが，安全に出血することなく施行することができた[6]。血液透析においては出血性病変のある患者に対しては保険適応がとれているが，体外循環に対しては保険適応がなく，また透析での使用量の約 10～20 倍程度の高用量を持続投与するため薬剤費が高額となる。急速投与すると低血圧を生じることもあり，臨床使用がかぎられている。

V. 実際

1. 回路の充塡

　回路に空気が残存していると空気塞栓の原因となるので，充塡前にはあらかじめ回路内液相の空気を二酸化炭素で置換しておく。充塡液には乳酸加リンゲル液を用いる。非ヘパリン結合人工肺・回路の場合はヘパリン添加乳酸加リンゲル液（5,000 単位/500 ml）を用いる。ヘパリン結合の回路と人工肺使用では充塡液にヘパリンを添加する必要はない。

2. カテーテルの挿入

　ポンプ血流量を確保するため，できるかぎり大きな脱血カテーテルを挿入する。外科的剝離操作で血管収縮が起きた場合は，キシロカインや塩酸パパベリンで血管を浸すと攣縮を防止できることがある。抗凝固療法を開始すると出血が止まらなくなるので，手術の時点で確実に止血しておくことが重要である。

　経皮的カニュレーションはセルジンガー法で行われる。通常は挿入は容易で安全に行

えるが，心停止下では動脈拍動がなく，血管は虚脱しているのでカテーテル挿入が予想外に難しい．

3．抗凝固療法

ヘパリンを使用するため出血を生じやすい．血液凝固能の調節は頻回に厳密に行わないと大出血や血栓症，回路内凝血を来す．ECLA 中は脱血血液の ACT を 1 時間おきに測定し，180～200 秒になるようヘパリン投与量を調節する．ECLA 中は観血的処置を避け，血小板数は 10 万/mm^3 以上を保つ．血小板を輸血する際は人工肺よりも下流に投与する．

ヘパリン結合回路使用の場合には ACT は 100～120 秒に維持する．ほぼ正常範囲の ACT で管理でき，出血もなく，測定も頻回に行わなくてもよくなり，煩わしさがなくなった．

4．ベンチレータの設定

ECLA の目的は肺の安静とガス交換補助である．吸入気酸素濃度を下げ，一回換気量と換気回数を下げてベンチレータによる肺の過伸展を避けるため最高気道内圧は 30 cmH$_2$O 以下とし，肺の虚脱をふせぐため終末呼気陽圧（positive end-expiratory pressure：PEEP）を 10 cmH$_2$O かける．自発呼吸がある場合は持続気道陽圧（continuous positive airway pressure：CPAP）で管理する．

5．ガス流量の設定

送血血液の酸素分圧は 100 torr 以上あれば送血血液酸素含量はそれ以上はあまり増えない．人工肺の吹送酸素濃度を 100% とすると血液相内ガス分圧総和の過飽和を来し気泡を発生することがあるので，送血血液の酸素分圧をみながら調節する．

6．循環動態の管理

病的肺の安静化には十分なガス交換補助が必要であり補助効果はバイパス血流量に左右される．バイパス血流量は脱血量に依存するので，輸液管理が重要である．ECLA 中は血管透過性の亢進によるサードスペースへの体液の移行や，出血などにより血管内容量が低下し，脱血不足を生じる．ECLA 開始直後は十分脱血できてもしばらくして脱血不良となるのはこのためである．輸液にて血管内容量を補っても効果は一過性で体水分量の増加から浮腫を来す．血漿浸透圧を保持することが重要で，利尿薬の投与やアルブミンの輸注，持続血液濾過透析（continuous hemodiafiltration：CHDF）を回路に組み込んで除水を行うとよい．

また血液酸素含量を増やすには溶存酸素よりも酸化ヘモグロビンとして運ばれる量が問題となるので，輸血によりヘモグロビンを 13～15 g/dl 程度に維持する．

7. 離脱

呼吸機能・循環動態の改善がみられたら，バイパス血流量を徐々に下げてゆく。血液ガス所見が良く，呼吸困難感，循環変動がなければ停止し離脱する。脱送血カテーテル抜去部位は圧迫止血もしくは結紮処理を確実に行う。

VI. 成績

1. extracorporeal life support organization (ELSO) 集計

1980~98年1月現在におけるECLS症例を表3に示す。ECLSによる救命例は17,499例を数え，全体の生存率は72%となった。群別では新生児呼吸不全に対する成績が優れ（80%），症例数も多い。

1998年1月現在における新生児ECLS症例を表4に示す。群別にみると胎便吸引症候群が症例数も多く，生存率も94%と非常に優れた成績を示している。しかしこの疾患は日本では米国ほど多くないようである。毎年の生存率に変化はみられないが，1990年のサーファクタント療法の開始から新生児呼吸窮迫症候群（respiratory distress syndrome：RDS）への施行例は減少した。ベンチレータ療法の進歩もあり，施行数も最も多かった1992年の1,498例と比較して，1996年は1,054例と少し減少した。合併症ではECMO回路の血栓が一番頻度が高い。方法ではV-Aバイパスが1万例と多い

表3 世界におけるECLSの成績

	症例数	生存数	生存率(%)
新生児呼吸不全	13,138	10,545	80
小児呼吸不全	1,517	810	53
循環不全	2,297	956	42
成人	547	258	47
計	17,499	12,569	72

(ELSO, 1998年1月現在)

表4 世界における新生児ECLSの成績

	症例数	生存数	生存率(%)
胎便吸引症候群	4,671	4,385	94
呼吸窮迫症候群	1,219	1,027	84
胎児循環遺残症/遷延性肺高血圧症	1,796	1,469	82
先天性横隔膜ヘルニア	2,751	1,614	59
肺炎/敗血症	2,032	1,554	76
Air Leak Syndrome	60	40	67
その他	609	456	75

(ELSO, 1998年1月現在)

表 5 世界における小児呼吸不全に対する ECLS の成績

	症例数	生存数	生存率(%)
細菌性肺炎	140	67	48
ウイルス性肺炎	449	252	56
Pneumocystis	14	6	43
肺出血	16	10	63
誤嚥	121	76	63
ARDS	162	85	52
その他	615	314	51

(ELSO, 1998年1月現在)

表 6 世界における新生児・小児循環不全に対する ECLS の成績

	症例数	生存数	生存率(%)
心臓手術後	1,752	701	40
心臓移植後	128	50	39
心筋炎	66	37	56
myocardiopathy	102	53	52
その他	249	115	46

(ELSO, 1998年1月現在)

が，脱送血二重管による V-V バイパスも 1,933 例と増えてきた。

1998年1月現在における小児 ECLS 症例を表5に示す。小児呼吸不全に対しては，1986年までは生存率は 40% 以下であったが，1989年からは 50% 以上に向上している。1990年以降毎年 100〜200 例の登録がされている。小児においては非可逆性肺疾患のため新生児に比べ長期化する傾向があるため，人工肺やカニューラにまつわる機械的合併症の頻度が高い。

1998年1月現在における循環補助症例を表6に示す。1991年以降毎年 200〜300 例が登録されている。群別では心臓手術後の補助目的での使用が多く，生存率は 40% で呼吸不全と比べて成績が悪い。

1998年1月現在における成人症例を表7に示す。成人に対しては，ベンチレータ療法に反応しなくなって開始される症例が最も多い。生存率はおおむね 50% 前後であるが，群別にみると細菌性肺炎（35%）や循環不全（38%）に対しては成績が悪い。

2. 膜型人工肺研究会

1997年3月現在における膜型人工肺研究会アンケートによる全国 ECMO（151 施設）症例の集計を表8に示す。

表 7 世界における成人 ECLS の成績

	症例数	生存数	生存率(%)
細菌性肺炎	54	19	35
ウイルス性肺炎	54	34	63
肺出血	1	0	0
誤嚥	17	10	59
ARDS	130	75	58
他の呼吸不全	117	61	52
移植前後	28	7	25
僧帽弁置換後	9	0	0
他の循環不全	130	49	38
不明	7	3	43

(ELSO, 1998 年 1 月現在)

表 8 日本における ECMO 集計

年	症例数	最長実施日数
1985	60	32
1986	45	9
1987	68	10
1988	77	18
1989	52	12
1990	76	38
1991	70	91
1992	102	29
1993	102	35
1994	115	21
1995	240	16
1996	179	28

(膜型人工肺研究会, 1997 年 3 月現在)

3. 熊本大学

熊本大学におけるこれまでの ECLA 症例は 80 例で (1998 年 3 月現在), 内訳は呼吸補助が 36 例 (新生児 13 例, 小児・大人 14 例, 慢性呼吸不全 9 例), 循環補助が 44 例 (心臓手術, 心筋梗塞, 心停止など) である.

症例の年次推移を図 3 に示す. 第 1 例目は 1965 年で, CO_2 ナルコーシスに陥った 42 歳の男性患者に, Kay-Cross 式の円盤型人工肺を用いて CO_2 を除去して救命した. おそらく世界でも初めての人工心肺による重症呼吸不全救命例であろう. 全体の救命率は離脱 2 カ月の時点で 36% であった. 最近の 10 年間では年平均 6 例前後の症例数となっている.

症例の年齢別救命率を図 4 に示す. 新生児においては約 70% と高い救命率を示し, 良い適応であると考えられる. 年齢が上がるにつれて救命成績は低下している.

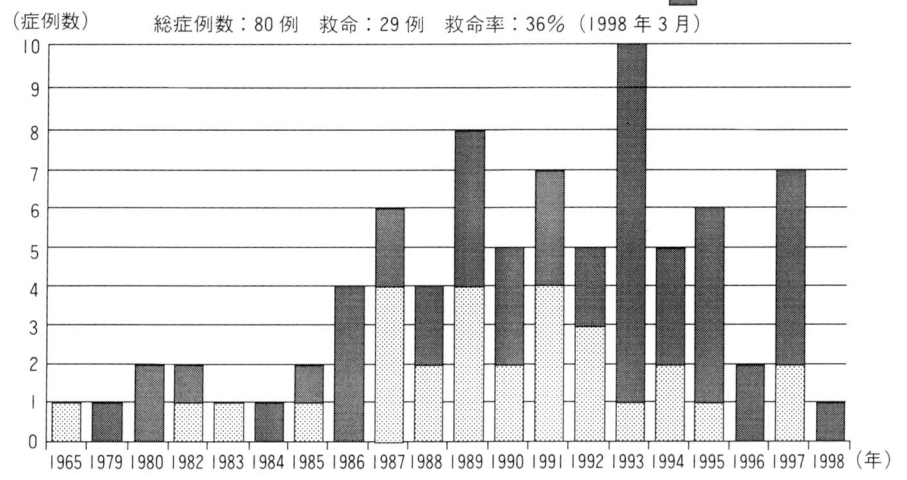

図 3 体外式心肺補助症例の経年的変化
(熊本大学医学部,1998 年 3 月現在)

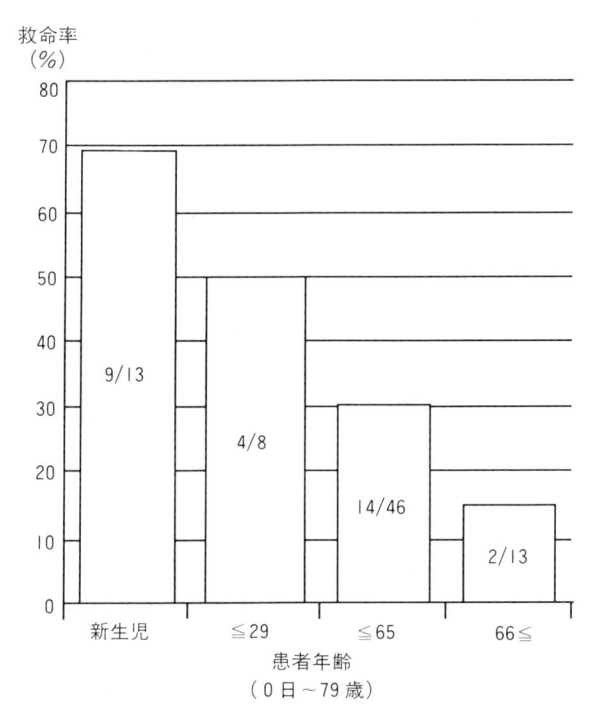

図 4 年齢別救命率
(熊本大学医学部,1998 年 3 月現在)

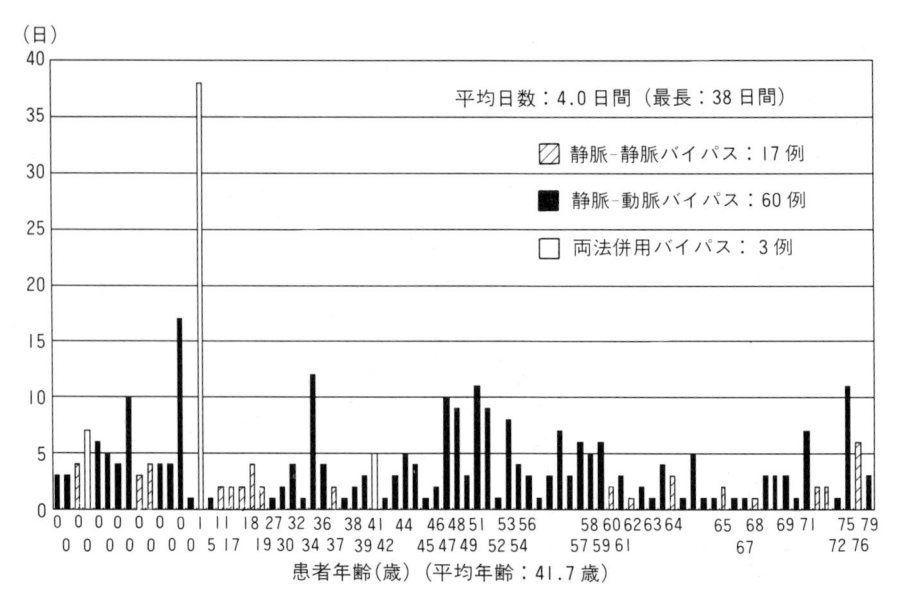

図 5 実施期間
(熊本大学医学部, 1998 年 3 月現在)

ECLA の実施期間を図 5 に示す。平均実施日数は 4 日間で、最長は 1 歳の麻疹肺炎症例で、38 日間実施した。脱送血の内訳は V-V バイパスが 17 例, V-A バイパスが 60 例, 両方併用バイパスが 3 例であった。

VII. 症例提示

ヘパリン結合人工肺を用いた新生児重症呼吸循環不全への ECLA 応用例を紹介する。体重 3,530 g の女児。子宮内感染, 胎便吸引症候群, 胎児仮死のため緊急帝王切開にて出生した。生後 2 日に肺炎, 気胸, 敗血症にて呼吸循環不全となり ICU へ搬入された。当初一酸化窒素（NO）吸入療法を施行したが改善はわずかで, 極度の徐脈（27/分）となってきたため, CPR を行いながら V-A バイパス ECLHA を右頸部より施行した。肺出血があったため, 人工肺は外部灌流式緻密膜中空糸膜型人工肺のクラレ EL2000® を用い, ACT が 160～200 秒になるようヘパリン投与量を調節し, 全経過を通じた ACT は平均 181±20 秒, 平均ヘパリン投与量は 39 U/kg/h となった。総施行時間は 141 時間で, この間出血による合併症はみられなかった。ECLHA 中は F_{IO_2} 0.4, CPAP 15 cmH$_2$O とし, 肺の安静を保った。1 週間目に抜管し, 退院できた。

VIII. 進歩

抗血栓性の改良により出血せず頻回の ACT 測定の煩わしさがなくなり, しかも長期使用でき, 合併症のない安全で簡便な ECLA が可能となる。従来ヘパリン結合肺は多

孔質中空糸膜であったため血漿漏出が起き，長期ECLAには適さなかった。そこでわれわれは緻密膜中空糸人工肺に国産技術のヘパリン結合処理を行った。

1. 技術的特徴

1) ポリオレフィン二層構造中空糸

中空糸の外部表面に形成された緻密層により，従来の多孔質中空糸膜にみられた血漿漏出を防止でき，長期のガス交換補助が可能である。外部表面の緻密層は1μm以下と極めて薄いため，ガス透過性に優れ，二層構造は緻密層と多孔質層が同じポリオレフィン素材で一体成形されているため緻密層の剝離が起きないとされる。

2) シランカップリング

MAXIMA®人工肺に用いられたCarmeda bio-active surface (CBAS) は，ヘパリン分子をend-pointで膜表面に共有結合させる優れた方法であり，国産緻密膜人工肺をこの方法でCarmeda社に処理依頼したところほぼ理想的な抗血栓性を示した。しかし商品化に至らなかった。そこで国産の技術でヘパリン結合処理を行った。図6にシランカップリング法を示す。ガス透過膜の血液接触面にシランカップリング剤と高分子のポリエチレンイミンを用いてヘパリンを共有結合した。血液中へのヘパリンの徐放を防止し，ヘパリンの自由度を保持したまま活性の高いヘパリンを固定できる。

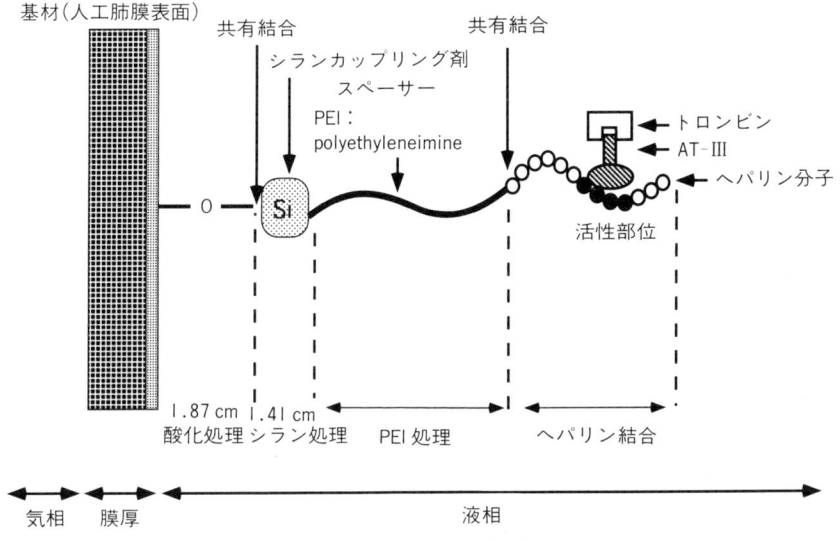

図 6 ヘパリン共有結合模式図
基剤表面とヘパリンを高分子スペーサーとシランカップリング剤とで共有結合させ，ヘパリンの活性や自由度を高く保持したまま固定する。ヘパリン活性部位とアンチトロンビンⅢ (AT-Ⅲ) やトロンビンとの結合がしやすくなっているため高い抗血栓性が期待できる。

2. 少量ヘパリンによる ECLA

ヘパリン結合人工肺と回路の実用化により全身ヘパリン化依存度は減少したが，どれだけヘパリン投与を減らせるのかまだよく分かっていない。ヘパリン結合の緻密膜中空糸外部灌流型膜型人工肺 EL-2000®（膜面積 $0.4 m^2$，大日本インキ）と回路を用いて従来より少ないヘパリン投与量で動物実験を行った。

1) ビーグル 24 時間 ECLA

イヌ（ビーグル）5 頭で 24 時間の ECLA を行った。ECLA 回路の充填はヘパリン無添加乳酸加リンゲル液 150 ml を用い，ACT を正常上限の 95 秒前後となるようヘパリンを全身的に少量持続投与した。ECLA 開始後の ACT はほぼ正常範囲内であったが，12 時間以後は延長した。平均ヘパリン投与量は $24±11.5 U/kg/h$ となった。人工肺のガス交換能，バイパス血流量は良好に保たれ，人工肺内部に血栓はなくきれいであった。剖検では脱送血カテーテル挿入部術創の出血，諸臓器の出血ならびに肉眼的梗塞は認めなかった。以上より，ACT を正常範囲に保ったままで良好な抗血栓性，ガス交換能を有し 24 時間の ECLA を安全に実施できた[7]。

2) ヤギ 1 週間 ECLA

次にヤギ 5 頭（$42.6±6.1 kg$）を用いて 1 週間（うち 1 頭は 28 日間）の ECLA を施行した。ヘパリン結合緻密膜中空糸外部灌流型膜型人工肺 EL-4000®（膜面積 $0.8 m^2$，大日本インキ）と回路を，ヘパリン無添加乳酸加リンゲル液で充填し，ACT が 120 秒前後となるように少量のヘパリンを全身投与した。その結果，平均 ACT は $139±11$ 秒，平均ヘパリン投与量は $20.1±7.8 U/kg/h$ となった。フィブリンモノマーテスト（FM テスト）では経時的に凝固能亢進を示したが，血小板数と血小板凝集能は保たれていた。人工肺のガス交換能，バイパス血流量は良好に維持され，ヘモグロビン濃度，電解質は正常範囲内であった。また創部からの出血もなく，28 日間の ECLA でも人工肺内部に凝集塊形成はなかった。以上より，少量のヘパリン投与で血液凝固能を調節でき，1 週間から 28 日の長期にわたり安全に使用できた[8]。

3. メシル酸ナファモスタットによる ECLA

ヘパリンの代わりにメシル酸ナファモスタットを用いても長期 ECLA が可能である。非ヘパリン結合の人工肺と回路での動物実験では，血液透析での使用量に比して 10～20 倍の大量持続投与（$8 mg/kg/h$）を要したが，ヘパリン結合の人工肺と回路を用いると少量のメシル酸ナファモスタット投与ですむ。ヘパリン結合人工肺とメシル酸ナファモスタット併用（$1 mg/kg/h$）の動物実験では，ACT を 90 秒前後で出血，低血圧，低 Na 血症の合併症もなく安全に ECLA を実施できた。

4. 抗凝固薬を投与しない ECLA

抗凝固薬をまったく投与せず ECLA の動物実験を行った。ヘパリン結合の人工肺と

回路は，血液と接触しても血栓を生じにくく，人工肺機能は保たれた。しかし回路の血液停滞部では血栓を生じ凝血塊を認めた。人工肺膜面などの抗血栓性を上げるのみでは限界があるので，血液停滞を起こしにくい形状面からの改良や，コネクタなどの接続部を省きシンプルな一体型の回路設計が必要である。したがって現段階ではまったく抗凝固薬を使用しない長期 ECLA の臨床応用は難しそうであり，少量の抗凝固薬の全身投与が必要である。

ヘパリン結合技術と緻密膜人工肺により，出血しない，血漿漏出のない安全な長期 ECLA が可能となった。出血を恐れ早期の ECLA 開始をためらうことがなくなることで，救命成績の向上が期待できる。

IX. 今後

1. 陽圧換気 ECLA

膜型人工肺の気相に陽圧をかけることは，ガス塞栓症の合併症を起こすとして禁忌とされている。しかし気泡発生を起こさないようにコントロールできれば酸素化能を向上でき人工肺をコンパクトにできる。陽圧をかけるには気相出口に抵抗をつけ，抵抗の度合いにより気相内圧を調整する。送気は mass flow controller を用いて精密に制御する。バイパス血流量の急激な低下は血液相内ガス分圧総和の過飽和を来し気泡発生を引き起こすので，気相内圧・送気量・ポンプ回転数・脱血量を統合した制御系が必須である。医用電子・生体工学の発達とマイクロコンピュータの普及に伴い，実現の可能性がでてきた。

2. 救急蘇生への応用

PCPS キットの普及により緊急時の体外循環が簡単に実施できるようになってきた。救急外来にセットアップしている施設も多い。しかしプライミングした状態では維持費がかかり，していなければ体外循環開始まで時間を要しているようである。また院内で必要とされる複数の箇所に常備するのは経費の面で現実的でない。救急蘇生への体外循環の応用はいかに早く体外循環を開始するかに成否がかかっている。そこで現場での使用を考え，いつでもどこでもだれでも使用できる，携帯可能な手動式の救急蘇生用体外循環装置を開発した[9]（図7）。

経皮脱送血カテーテル，膜型人工肺，シリコン製のバルーンポンプ，一方向ボール弁からなり，self-inflating バルーンを2基並列に配置し交互に用手圧迫することで連続的に2～3 l/min のバイパス血流量を確保できる。バルーンポンプと回路の接続にはクイックコネクタを用いているので，より長期の呼吸循環補助が必要な場合は，通常の体外循環装置に簡単に繋ぎ変えることができる。

雑種成犬を用いて心室細動誘発し15分間の心停止動物に本法を応用した。全例蘇生

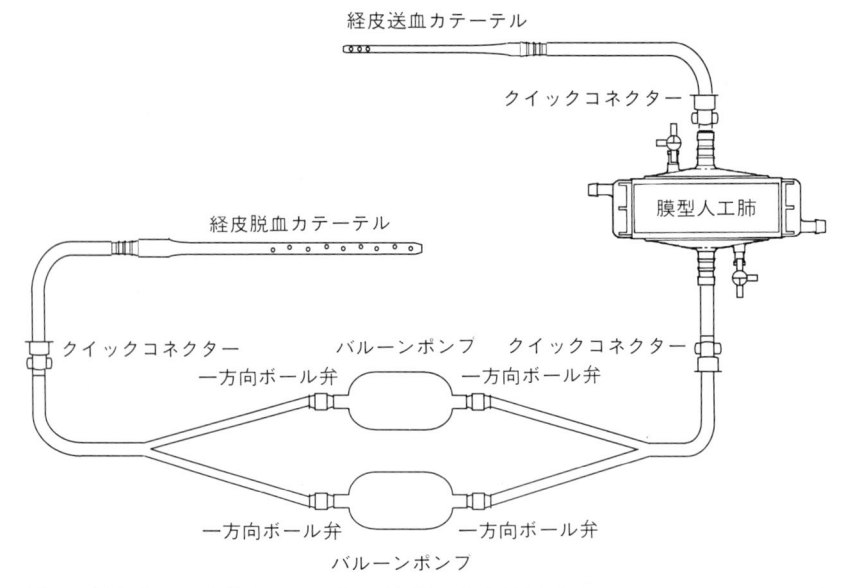

図7 救急蘇生用手動式レザバポンプ容量可変体外循環装置(マニュアル ECLHA)模式図

肉厚シリコン製自己復元バルーンポンプ2個を並列使用し,交互に用手圧迫することで,2〜3 l/min の拍動血流を確保できる。

し,その neurologic deficit score の平均は 99.4 であった[10]。

さらにこの回路を充填して滅菌した状態で長期保存し細菌学的評価を行った結果,問題なく使用可能であった。カテーテル挿入キット・カテーテル・充填滅菌したマニュアル ECLHA をセットにして常備しておくことで,心肺脳蘇生の実効が上がることが期待される。

3. 脳低温療法と ECLHA の併用療法

脳低温療法は脳蘇生において素晴らしい成績を挙げている。しかし心肺機能に予備力がない症例に対しては低体温を導入できない。その点 ECLHA を用いれば,心筋梗塞などによる心停止で蘇生後脳症に陥った症例に対しても,強力な呼吸循環補助が得られ,低体温治療と合わせることにより適応が拡がり,心肺脳蘇生の成績が向上すると考えられる。

現時点では両者併用の技術的問題,特に,出血の合併がある。ヘパリン結合の外部灌流型緻密膜膜型人工肺を用いることで,低体温下での出血をコントロールできれば,低体温と ECLHA 併用による心肺脳蘇生の臨床応用が可能となる。

【参考文献】

1) Hill JD, O'Brien TG, Murray JJ, et al : Extracorporeal oxygenation for acute post-

traumatic respiratory failure (shock-lung syndrome) : use of the Bramson membrane lung. New Eng J Med 286 : 629, 1972

2) Zapol WM, Snider MT, Hill JD, et al : Extracorporeal membrane oxygenation in severe acute respiratory failure : A randomized prospective study. JAMA 242 : 2193, 1979

3) Gattinoni L, Kolobow T, Tomsolin T, et al : Low frequency positive pressure ventilation with extracorporeal CO_2 removal ; an experimental study. Anesth Analg 54 : 470, 1978

4) Mortensen JD : An intravenacaval blood gas exchange (IVCBGE) device : a preliminary report. Trans ASAIO 33 : 570, 1987

5) Otsu T, Merz SI, Hultquuist KA, et al : Laboratory evaluation of a double lumen catheter for venovenous neonatal ECMO. Trans ASAIO 35 : 647, 1989

6) Okamoto T, Chung YK, Choi H, et al : Experimental results using Nafamostat Mesilate as an anticoagulant during extracorporeal lung assist for 24 hours in dogs. Artif Organs 17 : 30, 1993

7) 田代雅文,柳 文治,杉田道子ほか:改良ヘパリン人工肺の動物ECLAによるテスト.膜型肺 19:36, 1996

8) 田代雅文,岡本泰介,坂梨祐司ほか:国産ヘパリン結合人工肺を用いた少量ヘパリン投与による28日間動物ECLA.膜型肺 21:46, 1997

9) 田尻晃彦,寺崎秀則,森岡 亨:救急蘇生用手動式体外循環法におけるレザバポンプ容量可変装置の開発.麻酔 41:480, 1992

10) 杉田道子,田尻晃彦,松本守正ほか:心停止モデル犬における救急蘇生用手動式体外循環法の有用性の検討.膜型肺 18:39, 1995

(田代 雅文,寺崎 秀則)

6 一酸化窒素(NO)吸入療法

I. 一酸化窒素（nitric oxide：NO）吸入療法の原理

　一酸化窒素（nitric oxide：NO）はさまざまな生体機能に関与しており内因性血管拡張因子として知られている[1,2]。生体内では血管内皮細胞においてNO synthaseによってL-arginineからNOが産生される（図1）。このNOがguanylate cyclaseを活性化しcyclic GMPの産生を促す。さらにcyclic GMPが血管平滑筋を弛緩させ，血管拡張作用を発揮する。NOはニトログリセリンなどの血管拡張薬の最終的な作用物質でもある。NOは大気中で酸素と反応し二酸化窒素（NO_2）へ変化し，血液中ではヘモグロビンと速やかに結合する（表1）。

　NO吸入療法は2つの意味で選択的な肺血管拡張療法である（図2）[1~5]。すなわち① 血中のNOはヘモグロビンと速やかに結合し失活するため，体血管への影響がほとんどない。② 吸入されたNOは換気のよい肺胞に到達しその部分の血管を拡張するが，換気の悪い肺胞へは到達せずそこの血管を拡張しない。この結果肺血流が換気の豊富な肺胞にシフトし，換気・血流比が改善する。一方，血管拡張薬を静脈内投与すると① 肺血管のみならず体血管も同時に拡張するため体血圧が低下する，② 換気の乏しい

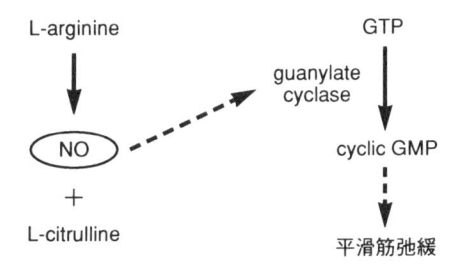

図1　NOの産生経路
　NOはNO synthaseによってL-arginineから産生される。NOはguanylate cyclaseを活性化し，cyclic GMPが血管平滑筋を弛緩させる。

表 1　NOの特徴

1. 拡散性，脂溶性
2. 半減期が短い
3. 反応性の高い free radical
   大気中で NO_2 へ
   液体中で硝酸/亜硝酸イオンへ
   血液中で Hb と反応し，metHb へ
   Hb との親和性は O_2 の 10^6 倍，CO の 1,500 倍
   →ニトロシル Hb → metHb → 還元 Hb
   　　　　　　　　　　　　　(metHb reductase)

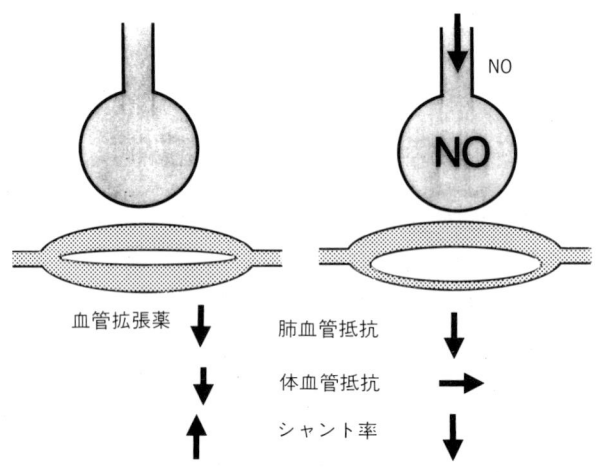

図2　NO吸入療法と血管拡張薬
NO吸入療法は肺血管を選択的に拡張し，しかも換気のよい肺胞の血管を拡張する。血管拡張薬は肺血管と体血管の両方を拡張し，換気の乏しい肺血管も拡張する。

肺血管まで拡張するためシャントが増大し酸素化能が低下する（図2）という欠点が生じる。

II. NO 吸入システム

　NO吸入療法は広く行われているが，安全で確実な吸入方法はいまだ確立していない。各施設で独自の方法を用いているのが現状である。NO吸入システムの条件を表2にまとめる。吸入システム，換気条件によってはNO濃度パターンが変動するので注意が必要である。

　NOは鉄との親和性が高いため，NOタンク・減圧弁すべてステンレス製でなければならない。接続部や回路からの漏れ，安全性を考えると高濃度のNOタンクは危険であり，少なくとも 1,000 ppm 以下のものを用いるべきであろう。

　小児用人工呼吸器では一般に回路内に定常流を流していることが多い。したがって一

表 2　NO 吸入システムの条件

1. 正確で安定した NO 供給
2. NO・NO_2 濃度のモニター
3. 換気条件を変えない，換気条件に左右されない
   モニター・アラーム・トリガー機能の温存
   換気量・吸入酸素濃度を変えない
4. NO_2 産生が少ない
5. 過剰 NO，突然の供給停止がない
6. バックアップ，搬送用システムの用意

定流量の NO ガスを吸気回路へ注入（持続注入方式）すればほぼ安定した濃度の NO を得ることができる[3)6)~8)]。安定した流量を得るために質量流量計を用いている施設もある[8)]。突然の NO 供給停止や過剰供給が起こらないよう安全機構・アラーム機構が要求される。

一方，成人用の呼吸器では，呼吸器から患者に供給される吸気流量が変動するので，NO 吸入濃度を一定に保つのは難しい。成人で NO を吸入させる方法は大きく 2 つ，呼吸器の手前から NO ガスを供給する方式と，呼吸器回路内に NO ガスを注入する方式に分類できる[9)]。

1. プレミキシング方式（図 3-a）

プレミキシング方式では，NO タンク（例えば 800 ppm NO，窒素バランス）の NO ガスをブレンダーで希釈したのち，人工呼吸器の空気配管に接続する。外付けのブレンダー，人工呼吸器のブレンダーの 2 段階で NO ガスを希釈するわけである。NO を希釈するのに壁配管の空気もしくは窒素ボンベを用いる。NO 濃度を吸気回路で測定し，目標値（例えば 20 ppm）になるようにブレンダーを調節する[5)9)]。

この方式の利点は吸気・呼気時間，ボリュームコントロール換気（volume control ventilation：VCV），プレッシャーコントロール換気（pressure control ventilation：PCV）といった換気モードに関係なく NO 濃度が一定に保たれることである（図 4）[9)]。欠点は，NO ガスと酸素の接触時間が長いため NO_2 産生が大きい，呼吸器の吸入酸素濃度を変更すると NO 濃度も変化する，酸素濃度設定を 100% にすると NO が供給されない，ブレンダーの設定は必ずしも信頼できず NO 濃度を持続的に測定しなければならない，ブレンダー設定を 21% にしても NO 供給が完全には 0 にならないことである。

2. 持続注入方式（図 3-b）

持続注入方式では，流量計を用い一定流量の NO ガスを全呼吸相にわたり呼吸回路に注入する[10)~12)]。注入する部位として，吸気側回路[10)12)]，Y ピース[11)] がよく用いられる。一般に NO 濃度は計算式で求める[10)11)]。タンク NO 濃度，NO 流量，吸気時間の全

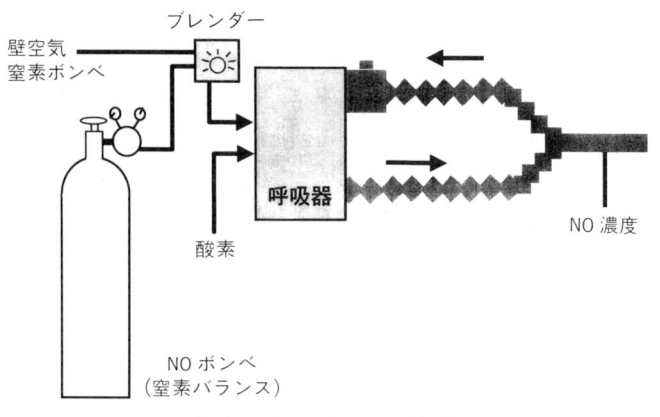

(a) プレミキシング方式

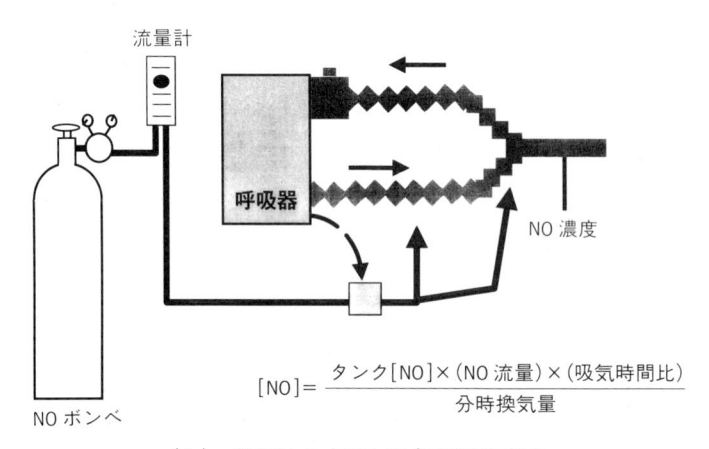

(b) 持続注入方式と吸気相同期方式

$$[NO] = \frac{タンク[NO] \times (NO流量) \times (吸気時間比)}{分時換気量}$$

図3 NO吸入方法
(a) 呼吸器の手前からNOガスを供給する方式。NOガスをブレンダーで希釈したのち，人工呼吸器のair inletに接続する。吸気回路のNO濃度をみながらブレンダーを調節する。
(b) 呼吸器回路内にNOガスを注入する方式。全呼吸相または吸気相に選択的に一定流量のNOガスを呼吸回路（吸気側回路，Yピース）に注入する。NO濃度は計算式で求める。

呼吸時間に占める比率，この3者の積を分時換気量で割ったものがNO濃度になると考えて，必要なNO流量を逆算する（図3-b）。

吸気流量が一定のボリュームコントロール換気では次の式を用いる。

NO濃度の計算値＝（タンクNO濃度）×（NO流量）/（呼吸器からの吸気流量＋NOの流量）

しかしながら持続注入方式では著しく高濃度のNOが供給されてしまう（図5)[9]。呼気相の間もNOが注入され高濃度のNOガスが吸気回路に蓄積し患者に供給されるからである。特に呼気時間が長い，換気量が小さい場合高濃度になる。YピースからNOガスを注入する場合でもNOがYピース周辺に蓄積し，吸気初期にスパイク状に高濃

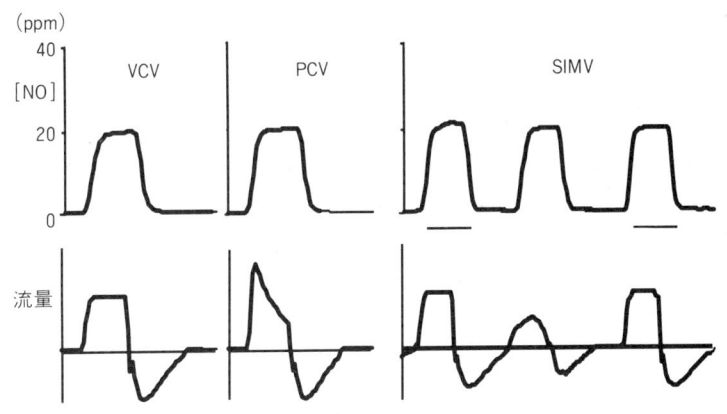

図 4 プレミキシング方式での NO 濃度

ボリュームコントロール換気（volume control ventilation：VCV），プレッシャーコントロール換気（pressure control ventilation：PCV），間欠的強制換気（synchronized intermittent mandatory ventilation：SIMV）に関係なく NO 濃度が一定に保たれる。SIMV の 1 番目・3 番目が強制換気，2 番目が自発呼吸である。NO 濃度の目標値は 20 ppm である。

(Imanaka H, Hess D, Kirmse M, et al：Inaccuracies of nitric oxide delivery systems during adult mechanical ventilation. Anesthesiology 86：676, 1997 より改変引用)

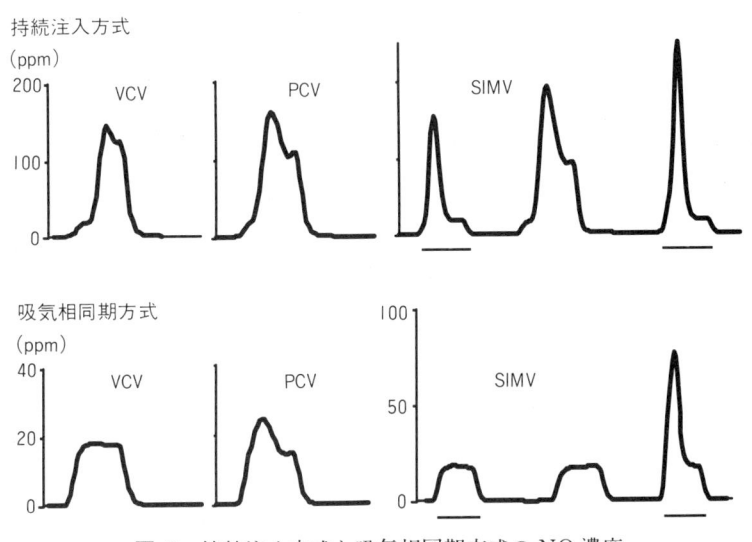

図 5 持続注入方式と吸気相同期方式の NO 濃度

持続注入方式では呼気相の間も NO が注入され，著しく高濃度となる。吸気相同期方式では吸気流量が一定の場合設定どおりの NO 濃度となるが，吸気流量が一定でないと NO 濃度は変化する。SIMV の 1 番目・3 番目が強制換気，2 番目が自発呼吸である。NO 濃度の目標値はやはり 20 ppm である。

(Imanaka H, Hess D, Kirmse M, et al：Inaccuracies of nitric oxide delivery systems during adult mechanical ventilation. Anesthesiology 86：676, 1997 より改変引用)

度のNOガスが吸入される。

3. 吸気相同期方式（図3-b）

吸気相に同期させてNOガスを注入する方式である[13]。人工呼吸器と電気的に接続したソレノイド弁あるいはネブライザーを用いて，一定流量のNOガスを吸気時にのみ注入する。NO濃度は持続注入方式と同様の計算式で求める[10)11]。吸気相同期注入方式では呼気時にNOが蓄積せず持続注入方式より優れている。吸気流量が一定のボリュームコントロール換気の場合，ほぼ設定値どおりのNO濃度が得られる。しかし吸気流量が一定でない場合〔プレッシャーコントロール換気，プレッシャーサポート換気（pressure support ventilation：PSV）〕，NO濃度は変化してしまう（図5）[9]。

そのほか，吸気流量に比例した流量のNOガスを注入する方式が欧米で開発されておりあらゆる換気モードに対応できる。

III. 対象となる疾患

NO吸入療法の対象となるのは大きく分けて2つ，可逆性の肺高血圧症と，酸素化障害を来す疾患である（表3）。前者には新生児遷延性肺高血圧症（persistent pulmonary hypertension of newborn：PPHN）や開心術後の一過性肺高血圧症が，後者には急性呼吸窮迫症候群（ARDS）が含まれる。

1. 急性呼吸窮迫症候群（acute respiratory distress syndrome：ARDS）

ARDSでは肺高血圧症と低酸素血症の両方が認められ，さまざまな治療法が試みられてきたが生存率はほとんど改善していない。ARDSの肺高血圧症に対して通常の血管拡張薬を用いると，低血圧や低酸素血症を引き起こすことがある。ARDSに対してNO吸入療法を行い良好な結果が得られたという報告は多くなされている[4)5)10)~14]。そのなかでFalkeら[4]やZapolら[5]のグループが系統的にデータを提供している。ARDS

表3 NO吸入療法の適応となりえる疾患

1. 可逆性の肺高血圧症，それに伴う右心不全
   新生児遷延性肺高血圧症（PPHN）
   先天性心疾患術後の肺高血圧症
   フォンタン術後
   開心術後の一過性の肺高血圧症
   原発性肺高血圧症
   肺塞栓症
   肺血管の可逆性の診断
2. 酸素化障害を来す疾患
   急性呼吸窮迫症候群（ARDS）

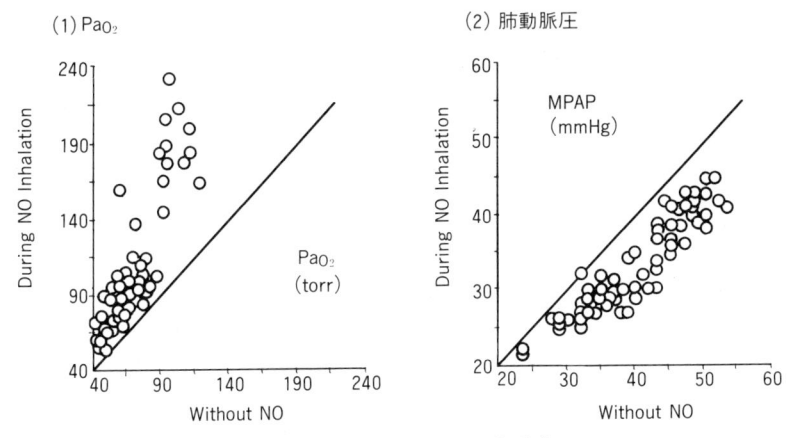

図6 ARDSにおけるNO吸入

(左)Pa_{O_2}，(右)肺動脈圧。NO吸入前の値を横軸，吸入後の値を縦軸にとる。NOにより酸素化が改善し肺動脈圧が低下する。

(Bigatello LM, Hurford WE, Kacmarek RM, et al : Prolonged inhalation of low concentrations of nitric oxide in patients with severe adult respiratory distress syndrome. Effects on pulmonary hemodynamics and oxygenation. Anesthesiology 80 : 761, 1994 より改変引用)

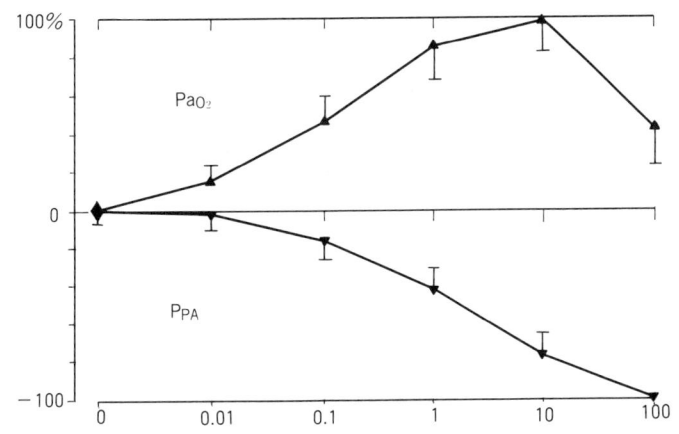

図7 酸素化・肺高血圧症に対する影響（ARDSでの用量-反応関係）

酸素化改善に要するNO濃度は，肺高血圧改善に必要なNO濃度より低くてすむ。

(Gerlach H, Rossaint D, Pappert D, et al : Time-course and dose-response of nitric oxide inhalation for systemic oxygenation and pulmonary hypertension in patients with adult respiratory distress syndrome. Eur J Clin Invest 23 : 499, 1993 より引用)

患者の約60％で，酸素化が改善し肺動脈圧が低下する（図6)[5]。

Gerlachら[14]によれば酸素化改善に要するNO濃度は肺高血圧に対するものより低くてすむ（図7)。初期の頃は80 ppmもの高濃度のNOも用いられていた。しかし数ppmの低濃度でも有効であること，NO_2産生を抑制するためには低濃度のNOの方が

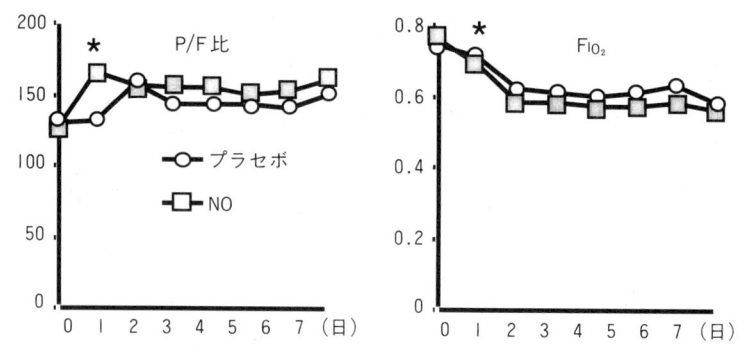

図8 ARDSに対するrandomized controlled studyの結果（ARDS 177人，multicenter，double-blinded，randomized controlled trial）
酸素化の改善効果は一時的で数日後には対照群と差がなくなる。
P/F比：Pa_{O_2}/F_{IO_2}，F_{IO_2}：吸入酸素濃度。
(Dellinger RP, Zimmerman JL, Taylor RW, et al：Effects of inhaled nitric oxide in patients with acute respiratory distress syndrome：Results of a randomized phase II trial. Crit Care Med 26：15, 1998 より改変引用)

有利であるとの理由により，最近では20 ppmで吸入を開始し効果の有無を判定，ついで必要最低限の濃度まで下げていくという手法が用いられている。NOの至適濃度が10 ppmを超えることはまれであろう。

NO吸入の効果は各患者で反応が異なり，予測は難しい。NOに対する有効・無効を決定する因子は明らかではないが，肺高血圧症の有無が鍵のようである。Bigatelloら[5]の報告では，NO投与前の肺動脈圧が高いほど酸素化の障害が著明なほど大きな効果が得られた。肺胞が開存していないと吸入したNOが換気肺胞に達しないので，適切な呼気終末陽圧（positive end-expiratory pressure：PEEP）や換気条件を設定する必要がある[13]。昇圧薬[11]，腹臥位[12]などの治療がNOの効果を増強するとの報告もある。

最近ARDSに対するrandomized controlled studyの結果が発表された[15]〜[18]。Dellingerら[15]は酸素化改善（20%以上のPa_{O_2}上昇）が60%の患者で認められるもののその効果は一時的で数日後には対照群と差がなくなる（図8），生命予後も改善しないと報告した。ただ5 ppm吸入群では他の濃度の吸入群より生存率が良かったとしている（図9）。Lundinら[18]の報告でも30日生存率はNOに反応した群（45%），NOに無反応の群（45%），対照群（38%）の間で変わらなかった。

以上から，NO吸入は酸素化を改善することはあっても予後までは改善しないと考えられる。ARDSの病態が複雑で，予後が呼吸不全以外の要因で左右されるからであろう。ARDSでNO吸入療法を用いるのは次の場合ではなかろうか。① 肺を保護するためいわゆるpermissive hypercapniaを採用した際，高二酸化炭素血症による肺高血圧症が発生するが，この肺高血圧症に対するsupportive therapyとして，② NO吸入に

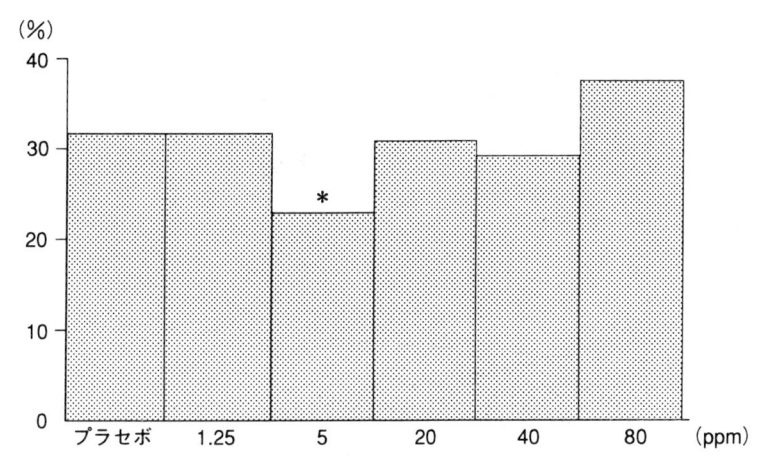

図 9 ARDS に対する randomized controlled study の結果（ARDS の死亡率（28 日））
対照群との差はない。ただし 5 ppm 吸入群では他群より生存率が若干低い。
(Dellinger RP, Zimmerman JL, Taylor RW, et al : Effects of inhaled nitric oxide in patients with acute respiratory distress syndrome : Results of a randomized phase II trial. Crit Care Med 26 : 15, 1998 より改変引用)

より酸素化が改善し，その結果吸入酸素濃度や最高気道内圧を下げて，肺障害の進行を予防するといった目的である。

2. 新生児遷延性肺高血圧症 (persistent pulmonary hypertension of newborn : PPHN)

PPHN では NO 吸入の有用性を示す randomized controlled study の結果がいくつか報告されている[6〜8]。生命予後は変わらないものの酸素化が改善し体外膜型肺 (extracorporeal membrane oxygenation : ECMO) の施行頻度が減少したという点でこれらの報告はほぼ一致している。

3. 開心術後の肺高血圧症

開心術後の肺高血圧症において，NO 吸入が全身の循環動態に影響することなく肺血管抵抗を低下させることがある[19]。左心補助循環装着患者で合併した右心不全に対し，NO 吸入が右心の後負荷を軽減することがある[19]。

左右短絡を伴う先天性心疾患の術後にしばしば肺高血圧発作（肺高血圧 crisis）が発生する。従来は深い鎮静や過換気，血管拡張療法で対処していたが，NO 吸入療法が有用なことがある。右心系を短絡するフォンタン手術や，グレン手術では肺血流の駆動圧が低い中心静脈圧となるため，肺血管抵抗をなるべく下げる必要がある。早期抜管，血管拡張薬に加え NO 吸入療法が行われることがある[20]。

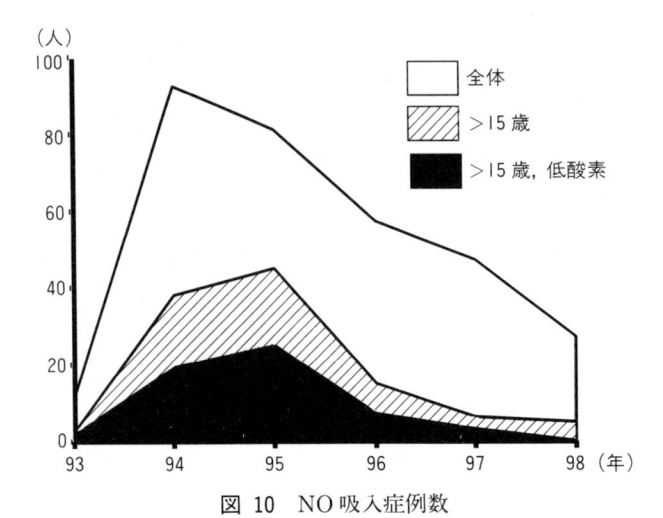

図 10 NO 吸入症例数
われわれの施設では開心術後の肺高血圧症に対する実施例が多い。成人や低酸素血症に対する応用はもともと多くない。

　われわれの施設では 1993 年から NO 吸入療法を開始している。もっぱら心臓血管手術後の患者を収容しているため，術後の肺高血圧症に対する実施例が多い。成人症例や低酸素血症に対して実施した例は年々減少している（図10）。

IV. モニタリング

　NO 吸入療法では NO 濃度および NO_2 濃度をモニターする必要がある。モニターには化学発光法（chemiluminescence）と電気化学法（electrochemical）がある。化学発光法が標準とされる。一定流量のガスをポンプでサンプリングしているので気道内圧の変化に影響されにくい。反応時間が早いものを用いれば秒単位の濃度変動をとらえることができる。ただ高価・大型であることが欠点である。電気化学法は小型で使いやすく，比較的安価であるが，反応時間が遅いため NO 濃度が変動する吸入システムでは濃度変化をとらえることができない。本来大気中の濃度を測定するよう設計されているため気道内圧の変化により影響を受けやすく湿度にも弱い。われわれの施設では成人症例に対しては化学発光法で持続モニターを実施している。小児用人工呼吸では原理的に NO 濃度が安定するので持続的な濃度モニターまでは行っていない。
　モニター部位は呼吸回路吸気側で患者に近いところが望ましい。ただしYピースや気管内チューブ先端での測定は，測定値が吸気ガスと呼気ガスの平均値になってしまうので勧められない。NO 濃度が変動する場合，応答時間の遅い NO アナライザーでは正確な濃度をとらえることはできない[21]。

V. NO 吸入の副作用

1. 回路内 NO_2 の産生

　　NO は酸素と接触するとより毒性の高い NO_2 が発生するので，吸気中の NO_2 をモニターする必要がある。アメリカの労働衛生基準に準拠し NO_2 濃度は 2 ppm 以下に抑えなければならない。NO_2 産生量は NO 濃度の 2 乗，酸素濃度，NO・酸素の接触時間に依存して増加する。したがってできるだけ低濃度の NO を用い，NO と酸素の接触時間を短くする必要がある[22]。接触時間を短くする方策として吸気相同期方式を用いる，プレミキシング方式では内部リザーバのない呼吸器を用いたり NO ガスを窒素で希釈する，などの工夫を行う。

2. メトヘモグロビン血症

　　NO は血液中に到達するとメトヘモグロビンが産生される。経時的にメトヘモグロビン値を測定する必要がある。

3. NO 吸入中止によるリバウンド現象

　　急激に NO 吸入を中止すると，肺高血圧症や低酸素血症を引き起こしたり増悪することがある[4]。気管内吸引操作で NO 投与を中断することもこの原因となる。リバウンド現象を予防するために，NO 濃度を小さい下げ幅で徐々に下げる，なるべく低い濃度から NO 吸入を中止する，中止する際一時的に吸入酸素濃度を上げる，などの対処が勧められている。

4. 左心不全の増悪

　　NO により肺血管抵抗が低下すると，右心から左心への血流が増加し左心の前負荷が増加する。もし重篤な左心不全がある患者で NO 吸入を行えば，さらに左心不全を増悪することになる（図 11）[23]。

5. 酸素化能の悪化

　　慢性閉塞性肺疾患（chronic obstructive pulmonary disease：COPD）で NO 吸入を行うとむしろ酸素化能が悪化することがある。少しでも換気があると NO が入り込み，低酸素性肺血管攣縮を減弱するからである。

　　そのほか血小板凝集抑制，内因性 NO 産生への影響，脳波異常の可能性など，NO 吸入の副作用には不明なことが多い。

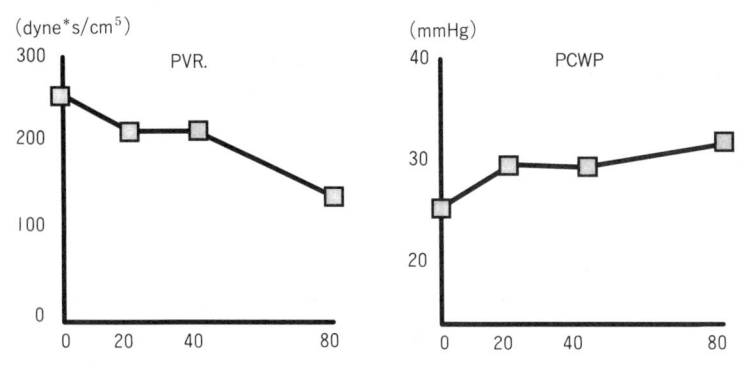

図 11　左心不全の増悪（慢性心不全，New York Heart Association functional class：NHYA III～IV）

NO により肺血管抵抗が低下すると，右心から左心へ流れる血流が増え左心の前負荷が増加する。重篤な左心不全がある患者では左心不全が増悪する。

(Semigran MJ, Cockrill BA, Kacmarek R, et al：Hemodynamic effects of inhaled nitric oxide in heart failure. J Am Coll Cardiol 24：982, 1994 より改変引用)

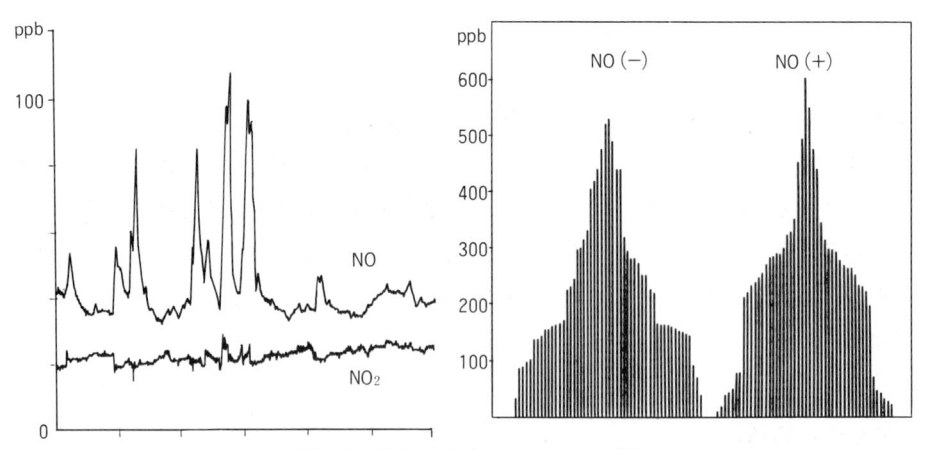

図 12　NO 吸入中の ICU での汚染

ICU 環境では NO 吸入を行っても室内 NO・NO_2 濃度は低い（左）。ICU 内の NO・NO_2 濃度は外気環境の NO・NO_2 濃度とほぼ一致する（右）。

(Markhorst DG, Leenhoven T, Uiterwijk JW, et al：Occupational exposure during nitric oxide inhalational therapy in a pediatric intensive care setting. Intensive Care Med 22：954, 1996.

Mourgeon E, Levesque E, Duveau C, et al：Factors influencing indoor concentrations of nitric oxide in a Parisian intensive care unit. Am J Respir Crit Care Med 156：1692, 1997 より改変引用)

6. 余剰ガスの排気について

NO 吸入中は，NO・NO_2 ガスが呼吸回路，患者の呼気から排出される。この余剰ガスを吸引システムで外部に排出することが一般に行われている。しかし，ICU 環境では換気が良いため NO 吸入を行っても室内 NO・NO_2 濃度は低い[24]，ICU 内の NO・NO_2 濃度はむしろ外気環境の NO・NO_2 濃度に左右される[25]との報告がある（図 12）。

余剰ガス排気の必要性については今後の議論を待ちたい。

VI. NO 吸入に際して

現在 NO は医薬品としてまだ承認されていないため，臨床応用に際しては以下のステップが必要となる。

まずそれぞれの施設の倫理委員会に申請し，臨床応用承認を得る。次に患者，患者家族に，NO 吸入療法の得失について十分説明し，インフォームド・コンセントを文書で得る。使用する NO 吸入システム，モニター，人工呼吸器設定をガイドライン[26]〜[29]に沿ったものにする。安全な NO 吸入を行うため NO・NO_2 濃度，血中メトヘモグロビンを持続的・経時的にモニターする。NO 吸入療法開始の前後で血液ガス，肺動脈カテーテルによる評価を行い，NO 吸入の効果を客観的に判定する。無効と判定された場合 NO 吸入を早急に中止すべきである。

VII. まとめ

NO 吸入療法の対象となりえる疾患は，可逆性肺高血圧症，それを伴った低酸素血症である。ARDS の約半数で酸素化を改善するものの予後までは改善しないと報告されている。PPHN や開心術後の肺高血圧症については有用との評価がなされている。しかし NO ガスが医薬品として承認されておらず，NO 吸入療法の適応と危険性を念頭に入れ，実施には細心の注意が必要である。

【参考文献】

1) Body SC, Hartigan PM, Shernan SK, et al：Nitric oxide：Delivery, measurement, and clinical application. J Cardiothorac Vasc Anesth 9：748, 1995
2) Hess D, Bigatello L, Kacmarek RM, et al：Use of inhaled nitric oxide in patients with acute respiratory distress syndrome. Respir Care 41：424, 1996
3) Roberts JD, Polaner DM, Lang P, et al：Inhaled nitric oxide in persistent pulmonary hypertension of the newborn. Lancet 340：818, 1992
4) Rossaint R, Falke KJ, Lopez F, et al：Inhaled nitric oxide for the adult respiratory distress syndrome. N Engl J Med 328：399, 1993
5) Bigatello LM, Hurford WE, Kacmarek RM, et al：Prolonged inhalation of low concentrations of nitric oxide in patients with severe adult respiratory distress syndrome. Effects on pulmonary hemodynamics and oxygenation. Anesthesiology 80：761, 1994
6) The neonatal inhaled nitric oxide study group：Inhaled nitric oxide in full-term and nearly full-term infants with hypoxic respiratory failure. N Engl J Med 336：597, 1997
7) Roberts JD, Fineman JR, Morin FC III, et al：Inhaled nitric oxide and persistent pulmonary hypertension of the newborn. N Engl J Med 336：605, 1997

8) Davidson D, Barefield ES, Kattwinkel J, et al : Inhaled nitric oxide for the early treatment of persistent pulmonary hypertension of the term newborn : A randomized, double-masked, placebo-controlled, dose-response, multicenter study. Pediatrics 101 : 325, 1998
9) Imanaka H, Hess D, Kirmse M, et al : Inaccuracies of nitric oxide delivery systems during adult mechanical ventilation. Anesthesiology 86 : 676, 1997
10) Krafft P, Fridrich P, Fitzgerald RD, et al : Effectiveness of nitric oxide inhalation in septic ARDS. Chest 109 : 486, 1996
11) Wysocki M, Delclaux C, Roupie E, et al : Additive effect on gas exchange of inhaled nitric oxide and intravenous almitrine bimesylate in the adult respiratory distress syndrome. Intensive Care Med 20 : 254, 1994
12) Papazian L, Bregeon F, Gaillat F, et al : Respective and combined effects of prone position and inhaled nitric oxide in patients with acute respiratory distress syndrome. Am J Respir Cirt Care Med 157 : 580, 1998
13) Puybasset L, Rouby JJ, Mourgeon E, et al : Factors influencing cardiopulmonary effects of inhaled nitric oxide in acute respiratory failure. Am J Respir Cirt Care Med 152 : 318, 1995
14) Gerlach H, Rossaint D, Pappert D, et al : Time-course and dose-response of nitric oxide inhalation for systemic oxygenation and pulmonary hypertension in patients with adult respiratory distress syndrome. Eur J Clin Invest 23 : 499, 1993
15) Dellinger RP, Zimmerman JL, Taylor RW, et al : Effects of inhaled nitric oxide in patients with acute respiratory distress syndrome : Results of a randomized phase II trial. Crit Care Med 26 : 15, 1998
16) Michael JR, Barton RG, Saffle JR, et al : Inhaled nitric oxide versus conventional therapy. Effect on oxygenation in ARDS. Am J Respir Crit Care Med 157 : 1372, 1998
17) Troncy E, Collet JP, Shapiro S, et al : Inhaled nitric oxide in acute respiratory distress syndrome. A pilot randomized controlled study. Am J Respir Crit Care Med 157 : 1483, 1998
18) Lundin S, Mang H, Smithies M, et al : Inhalation of nitric oxide in acute lung injury : Preliminary results of a european multicenter study. Intensive Care Med 23 : S 2, 1997
19) Rich GF, Murphy GD, Roos CM, et al : Inhaled nitric oxide. Selective pulmonary vasodilation in cardiac surgical patients. Anesthesiology. 78 : 1028, 1993
20) Yahagi N, Kumon K, Tanigami H, et al : Cardiac surgery and inhaled nitric oxide : Indication and follow-up (2-4 years). Artif Organs 22 : 886, 1998
21) Nishimura M, Imanaka H, Uchiyama A, et al : Nitric oxide (NO) measurement accuracy. J Clin Monitor 13 : 241, 1997
22) Nishimura M, Hess D, Kacmarek RM, et al : Nitrogen dioxide production during mechanical ventilation with nitric oxide in adults : Effects of ventilator, internal volume, air versus nitrogen dilution, minute ventilation, and inspired oxygen fraction. Anesthesiology 82 : 1246, 1995
23) Semigran MJ, Cockrill BA, Kacmarek R, et al : Hemodynamic effects of inhaled nitric oxide in heart failure. J Am Coll Cardiol 24 : 982, 1994
24) Markhorst DG, Leenhoven T, Uiterwijk JW, et al : Occupational exposure during nitric oxide inhalational therapy in a pediatric intensive care setting. Intensive Care Med 22 : 954, 1996
25) Mourgeon E, Levesque E, Duveau C, et al : Factors influencing indoor concentrations of nitric oxide in a Parisian intensive care unit. Am J Respir Crit Care Med 156 : 1692, 1997
26) Foubert L, Fleming B, Latimer R, et al : Safety guidelines for use of nitric oxide. Lancet

339 : 1615, 1992
27) Bouchet M, Renaudin MH, Raveau C, et al : Safety requirement for use of inhaled nitric oxide in neonates. Lancet 341 : 968, 1993
28) Zapol WM, Rimar S, Gillis N, et al : Nitric oxide and the lung. Am J Respir Crit Care Med 149 : 1375, 1994
29) Cuthbertson BH, Dellinger P, Dyar OJ, et al : UK guidelines for the use of inhaled nitric oxide therapy in adult ICUs. Intensive Care Med 23 : 1212, 1997

(今中　秀光)

液体換気療法 (liquid ventilation) 7

I. 液体換気療法 (liquid ventilation：LV) の原理

　通常のガス呼吸時には，肺胞はガス（気相）を肺胞上皮細胞（液相とみなすことができる）が取り囲んだ状態にあり，肺胞は表面張力（T）によりその表面積を最小にする方向に力を受けている。肺胞の虚脱を防ぐためにはLaplaceの式により$P=2T/r$（r：半径）の圧を気道にかけておく必要がある。肺表面活性物質（サーファクタント）が不足した未熟児の呼吸窮迫症候群（respiratory distress syndrome：RDS）や急性呼吸窮迫症候群（acute respiratory distress syndrome：ARDS）ではTが大きいため肺胞が虚脱しやすい。このような肺胞の表面張力が大きい病態下では，肺胞を液体で満たして気体―液体界面を液体―液体界面に置換すると，小さな圧で肺胞を膨らませることができる（図1）。これが液体換気療法（liquid ventilation：LV）である。

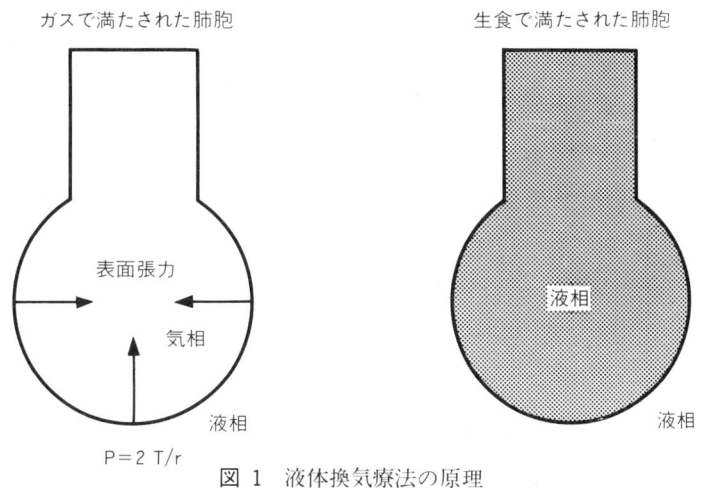

図 1　液体換気療法の原理

II. 液体換気療法に用いる液体

　図2[1]のように，摘出肺の静的コンプライアンスは生理的食塩水（以下生食）を用い

図2 肺の圧—容量曲線

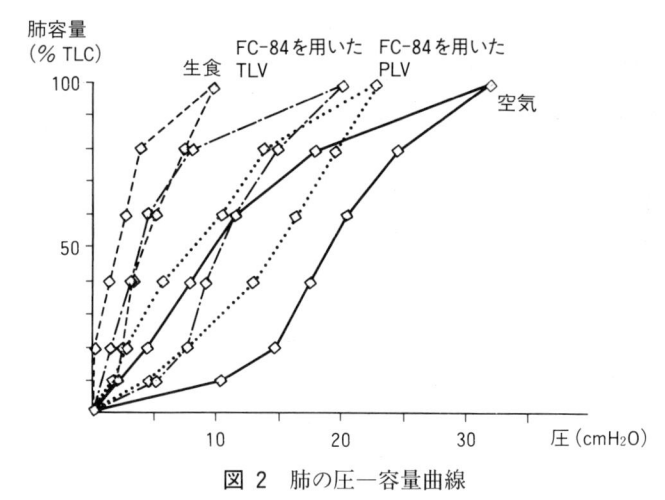

各種媒体（生理的食塩水，perfluorocarbon を用いた TLV，perfluorocarbon を用いた PLV，空気）を用いた場合の比較

　肺洗浄したのちに摘出した新生豚の肺を脱気してから種々の媒体を用いたときの肺の圧—容量曲線である．左から順に生理的食塩水を用いた TLV，perfluorocarbon の一種である FC-84 を用いた TLV，FC-84 を用いた PLV，空気を用いて膨らませたときである．空気に比較すると生理的食塩水や FC-84 のような液体を用いた方が，肺を小さな圧で膨らませることができる（静的コンプライアンスが大きい）ことと吸気時と呼気時の差（hysteresis）が小さくなることが分かる．

（杉浦正俊，田村正徳，中村友彦ほか：Partial liquid ventilation における perfluorocarbon 投与量が摘出肺の圧—量関係に与える効果．日本未熟児新生児学会雑誌 9：319，1997 より引用）

た場合が最も大きい．1962 年に Kylstra ら[2]は 160 気圧の高圧環境で生食で肺を満たされた鼠を 4 時間生存させることに成功した．しかし，生食は酸素や二酸化炭素の溶解度が低いうえに，肺表面活性物質を洗い出してしまうため高圧酸素環境以外では臨床応用は不可能である．それに対して，酸素や二酸化炭素の溶解度が大きい perfluorocarbon（PFC）を用いると，空気に比較して肺の静的コンプライアンスを大きく保つことができるうえに（図2），サーファクタントを溶出させる心配もない．

III. perfluorocarbon（PFC）とは？

　PFC は有機物質の炭素に結合した水素原子をフッ素原子に置換した物質の総称で，無色・透明・無臭である．C と F の結合が強いので化学的に非常に安定しており，化学的にも生物学的にも不活性である．水や有機物質を溶解したり溶解されることがないので生体への影響が少なく細菌も繁殖しにくい．LV に適した最大の特徴はガスの溶解度が大きいが化学的に反応することがないことである（表1）．CO_2 の溶解度が大きいということは CO_2 運搬能が大きいことを意味するが，一方では気道・肺胞内の CO_2 を絶

表 1 各種の PFC の物理的性質

	FC-40	FC-77	FC-84	FC-43	LiquiVent®	生食
沸点℃	155	97	80	174	143	100
比重(25℃)	1.87	1.78	1.73	1.88	1.93	1.0
動粘度(25℃)cSt	2.2	0.8	0.55	2.8	1.1	0.9
蒸気圧(25℃)torr	3	42	79	1.3	10.5	24
表面張力 dynes/cm	16	15	13	16	18	72
酸素溶解度(25℃)vol%	37	56	59	36	53	3.2
CO_2 溶解度(25℃)vol%	142	214	224	140	210	80.5

えず汲み出す工夫も必要だということを意味する。液体中の CO_2 の拡散速度はガス中よりも非常に遅い。現在では 100 種類以上の PFC が作り出されており，PFC の種類により蒸気圧，表面張力，動粘度といった重要な性質が異なる（表1）。北米の臨床治験に用いられている perflubron（商品名 LiquiVent®；Alliance 社製）の化学式は $C_8F_{17}Br$ である。

IV. PFC の生体内での代謝

PFC はわずかながら脂肪親和性がある。したがって PFC はまず肺の脂肪膜を通過して血液や組織中に出現する[3]。そして血液や組織の脂肪成分に溶解したりマクロファージに貪食される。極少量は血液中の脂肪に溶けて肺から血液や組織中に移行する[4]。血液中への移行は，肺における PFC の蒸気圧，透過性と血液中の脂肪への溶解度と換気/血流 maching に依存している[5]。動物実験では，PFC を肺に注入後 15～120 分で血中濃度はプラトーに達するが，PFC の血中濃度は 0.25～10 μg/ml で，これは造影剤や代用血液としてエマルジョン化した医用 PFC を血管内投与した場合の血中レベル（40～80 mg/ml）よりずっと低い[6]。

PFC の種々の器官への分布は，相対的脂肪濃度，組織の血流量や組織容量に依存する。脂肪の多い組織は蓄積容量が大きく，血流が豊富な血管に富む器官は速く飽和される。

ガス換気中は肺内の PFC は主として呼気ガス中に蒸散して排出され[4]，極少量は汗として蒸散される[7,8]。体から PFC が除去される率は，組織から循環血中への PFC の再流入，器官と体循環血流，肺血流量，PFC の残存量，肺での換気/血流 matching に依存している。

人体における PFC の毒性についての知見はエマルジョン化した医用 PFC の血管内投与の資料によっている。血管内や肺内投与後 2 年間以上も組織中に PFC が残存していたが組織の機能の障害は認められていない。猿では 3 年後にも微量ながら検出された報告があるが副作用は認められなかった[9]。これらの結果からは PFC の長期残存によ

る毒性は否定的だが，今後もさらに長期にわたって観察を続ける必要がある．

V. liquid ventilation で酸素化やガス交換が改善する機序

LVにより酸素化やガス交換が改善するのは以下のような機序によると考えられる．
① 肺胞の液相-気相境界が液相-液相に置き換わる結果，表面張力の影響が減少して肺コンプライアンスが増大する．
② PFCは比重が1から2と大きいので，それ自体が無気肺の防止や治療に効果的である．

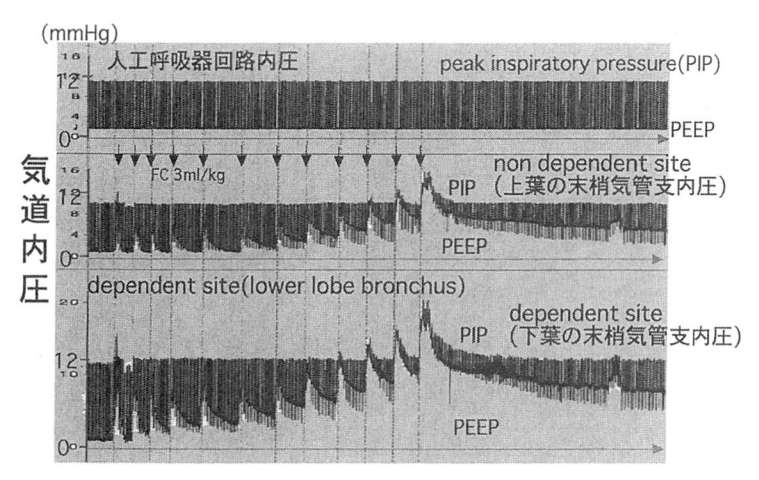

図3 PLV中の気道内圧実測記録

新生豚の洗浄肺を摘出し，2組のCAMINO圧モニターシステムを用いてnon dependent部とdependent部の2カ所での末梢気道内圧を人工呼吸器回路内圧と同時に測定記録したものである．
　上段：人工呼吸器回路内圧
　中段：non dependent部の内圧（上葉の末梢気管支内圧）
　下段：dependent部の内圧波形（下葉の末梢気管支内圧）
を示す．単位はmmHgである．上端の矢印（↓）はFC-84を3 ml/kgずつ分割注入した時点を示す．

少量投与時には，dependent部のPEEPのみが上昇し，圧振幅が小さくなっていたのが，投与量が増えるにつれnon dependent部のPEEPも上昇し始め，過量投与されると吸気圧も上昇するようになる様子が分かる．人工呼吸器回路内圧にはPFC投与による影響が認められ少量のPFCによるPLV時は，non dependent部よりはdependent部に，吸気時よりは呼気時に，PFCの静水圧によるPEEP効果が顕著であった．この場合は，換気量が増大したにもかかわらず，気道内圧振幅は小さくなり，酸素化の改善のみならず肺損傷の軽減化にも役立っていると考えられた．しかし過量投与ではこうした利点が消滅し，気胸のリスクが高くなると危惧された．
（田村正徳，杉浦正俊，中村友彦ほか：液体換気療法による肺損傷防止効果．日新生児誌 35：69, 1999より引用）

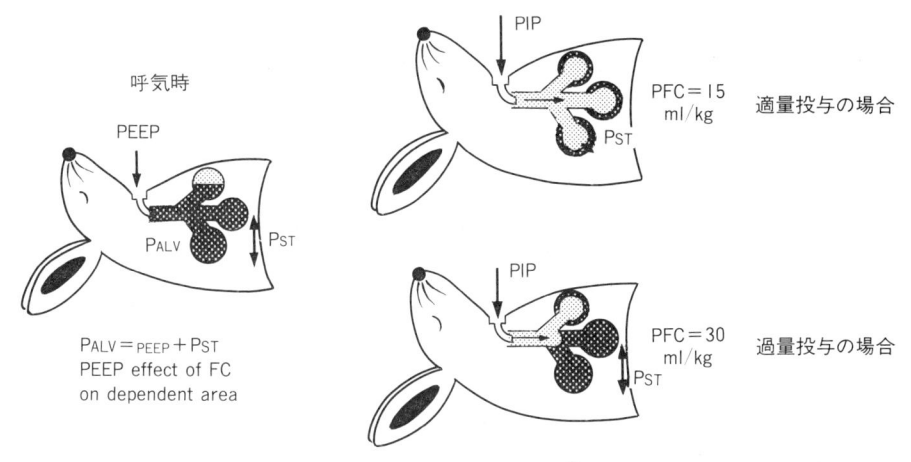

図4 PLV中の肺胞内圧の模式図

PLV中は，肺胞内圧(PALV)＝人工呼吸器による気道内圧(PAW)＋PFCの静水圧（PST）となる。一般にPFCの比重は大きい（FC-84は比重が約2）ので，PFCの静水圧（PST）の果たす役割が大きい。PFCの静水圧（PST）はdependent部で大きく，特に呼気時には終末呼気陽圧（PEEP）が相対的に小さいため，PSTが肺胞虚脱を防止するために果たす役割が大きいのではないかと考えられる。それに対して吸気時には，PFCが少量の場合はPFCが上気道から末梢気道・肺胞に押し込まれる結果PSTが小さくなる。その結果，人工呼吸器回路内の圧変動に比較して，dependent部の肺胞内の圧変動は小さいことが予想される。

③ PFCが酸素のリザーバとして機能する。

④ 気体よりもPFCの比重の方が血液の比重に近いため，換気/血流（V/Q）ミスマッチが改善する。さらに液体換気療法中は血流分布はより均等になるという報告もある[10)~12)]。

⑤ 気道内分泌物・異物の除去。

多くのPFCは化学的に不活性であることと比重が重い性質を活用して精密機械のゴミ取りに利用されている。生体でも気道内の胎便や喀痰・異常蛋白などを除去する効果が期待されている[5)]。

⑥ PFCが肺胞を拡張することがサーファクタントの分泌を刺激する[13)]。

⑦ PFCによる抗炎症作用[14)]。

⑧ partial liquid ventilation (PLV)による終末呼気陽圧（positive end-expiratory pressure：PEEP）増強効果。

われわれの実験結果（図3）からはPLV中の気道内圧は図4のようになっていると推察された[15)16)]。すなわち，PLV中のPFC（比重は約2）による静水圧は，部位としてはdependent部で大きい。呼気時には肺胞はPFCで満たされているのでPFCによ

る静水圧が大きいが，吸気時にはガスが末梢気道に入ってくる結果PFCの厚みが薄くなり静水圧は小さくなる。すなわち最も無気肺の生じやすいdependent部の呼気時に最も大きなPFCによる静水圧がかかる。このためdependent部では，PFCの量が適切であれば，無気肺の防止に役立つだけでなく，小さな圧振幅で大きな換気効果を維持できることになる。一方ではPFCの量が多すぎると吸気時にdependent部に過剰な圧がかかることになり，気胸などのリスクが増大する。

この"PLVにおけるPEEP増強効果"の特徴は，

① 吸気時よりも呼気時に顕著となるため一回換気量が増えるにもかかわらず，気道内圧変動が小さくなる。これは，高頻度振動換気（high-frequency oscillation：HFO）に近い効果である。

② HFOより優れている点は，non dependent部よりもdependent部でPEEP効果が顕著であることである。

VI. total liquid ventilation（TLV）と partial liquid ventilation（PLV）

LVには図5のようにtotal liquid ventilation（TLV）とpartial liquid ventilation（PLV）の2つの方法がある。

1. total liquid ventilation（TLV）

LVのうち，PFCで満たした肺にPFCを出し入れしてガス交換を維持する方法をTLVと呼ぶ。

1）TLVの分類

TLVには，

① 浸水（body immersion）方式TLV（全身をPFCに浸して自発呼吸に任せる）

② 重力方式TLV（吸気時には釣り上げたリザーババッグからPFCを重力を利用して挿管された患者の気道内に注入し，呼気時には患者よりも低い位置に保ったリザーババッグ内にPFCを排出させる）[17]

③ demand regulated TLV[18]〔患者の呼吸努力に応じてPFCを気道内に送り込む特殊な人工呼吸装置（図6）を用いる〕

がある。

2）TLVの利点

理論的には，肺胞表面張力が最小となり，肺コンプライアンスが大きくなり，圧損傷の危険性が少なくなる（図2）。さらに気道内分泌物（debris）の除去が容易である。demand regulated TLVを用いた動物実験では，血液ガス・肺コンプライアンス・debrisの回収・病理所見ともにTLVがPLVや通常のガス換気法（conventional

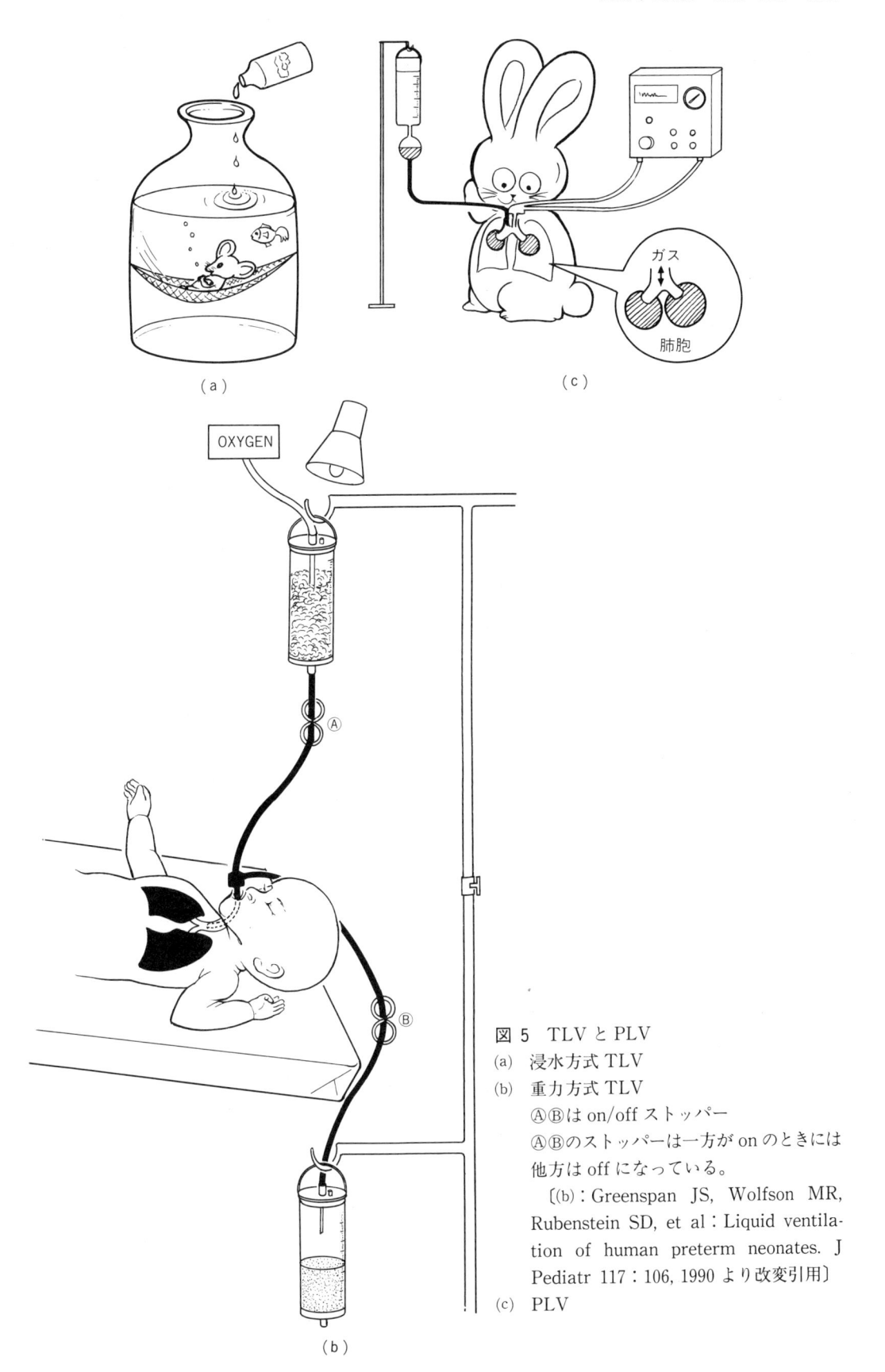

図 5 TLV と PLV
(a) 浸水方式 TLV
(b) 重力方式 TLV
Ⓐ Ⓑ は on/off ストッパー
Ⓐ Ⓑ のストッパーは一方が on のときには他方は off になっている。
〔(b)：Greenspan JS, Wolfson MR, Rubenstein SD, et al：Liquid ventilation of human preterm neonates. J Pediatr 117：106, 1990 より改変引用〕
(c) PLV

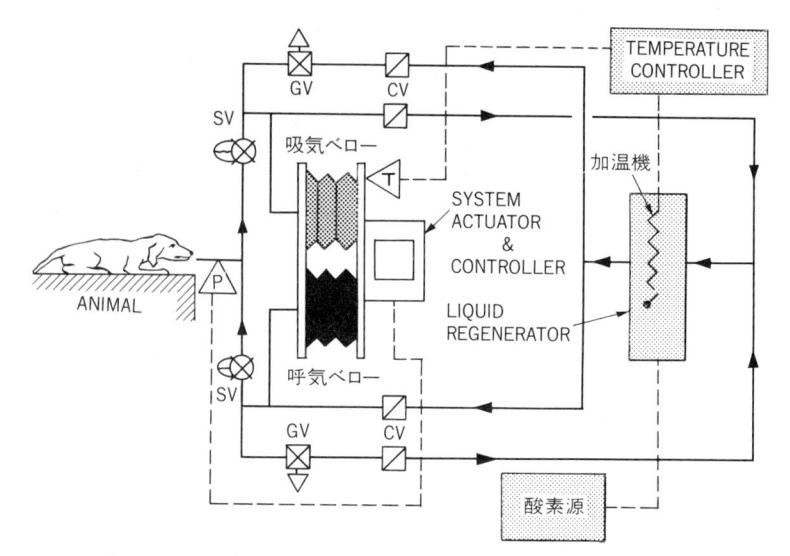

図6 demand regulated TLV 装置
SV：solenoid valve, GV：gate valve, CV：check valve
(Shaffer TH, Moskowitz GD：Demand-controlled liquid ventilation of the lungs. J Appl Physiol 36：208, 1974 より改変引用)

mechanical ventilation：CMV) より優れていたと報告されている[19]。

3) TLV の欠点

TLV に共通する欠点は，高価な PFC を大量に必要とすることと循環動態に及ぼす影響が大きいことである。さらに，PFC は空気に比較して動粘度が約 100 倍，密度が約 1,000 倍も高く，CO_2 拡散速度は 1/2,500 と遅いため，浸水方式 TLV や重力方式 TLV では，自発呼吸時の呼吸仕事量が大きく，分時換気（液）量が強く制限され，Pco_2 が高くなる，などの欠点がある。また demand regulated TLV ではコンピュータ制御機構を備えた特殊な人工呼吸装置：liquid ventilator（図6）と計量ベットを必要とする。

4) TLV 中の至適換気条件

TLV 中の至適換気条件はガス換気とはまったく異なる。PFC 中では CO_2 拡散速度は遅いので，換気（液）回数が多いと肺胞内の滞留時間が短くなるため CO_2 排出効率は悪くなる。もちろん換気回数が少なすぎると不適当な肺胞換気（液）のために CO_2 排出量が減少する。猫に対して liquid ventilator（図6）を用いた Koen ら[20]の報告によれば，TLV 中の至適換気条件はガス換気とはまったく異なり，回数 3~8/min，TV＝15 ml/kg，I：E 比＝1：2~3 が適当とのことである。PFC は動粘度が大きいので，TLV 中は，口元で測定された回路内最大吸気圧は肺胞内圧よりも高く表示される。この圧差は流量を減らしたり，低い動粘度の PFC を使ったり，気管内チューブの内径を大きくすれば小さくなる。

2. partial liquid ventilation (PLV)

　気道の一部を PFC で満たしておいてから，酸素を含む気体を気道に出入りさせて適切な血液ガスを維持しようとする方法を partial liquid ventilation と呼ぶ[21]（図5-c）。

1) 利点

　特殊な装置を必要とせず，通常の人工呼吸器を使用して比較的手軽に実施できる。また循環系への影響は TLV よりも PLV の方が安定している。現在北米で進行中の臨床治験はすべて PLV である。

2) 欠点

　PLV では，ガス―肺胞，PFC―肺胞，ガス―PFC の3種類の界面が存在するため生理学的には TLV よりも複雑となる。Wolfson や Greenspan ら[5]は，PLV では LV の種々の利点（液層―気層界面の消失，debris の除去，均等換気など）が失われると指摘している。家兎の洗浄肺を用いてわれわれが測定した結果でも PLV での圧―容量曲線は TLV とガス換気の中間に位置している（図2）。

3) PLV 中の換気条件

　臨床的には人工呼吸器の換気条件のほかに，PFC の初回注入量/注入速度・補充量/補充速度と補充時期などが換気効果に影響してくる。

(a) PFC の投与量

　北米の臨床治験では，PFC としては LiquiVent® を使用し，投与量の指標としては，呼吸器回路内圧を0にしたときに気管内チューブの中に LiquiVent® の表面（meniscus）が見える量としている（meniscus 法）[22]。この meniscus 法は機能的残気量（functional residual capacity：FRC）に近い PFC を気道内に維持するためには便利な指標である。しかしわれわれが肺洗浄家兎を用いた実験結果では，6 ml/kg と meniscus 法よりも少ない投与量の方が肺コンプライアンスの改善がより顕著となっている[1]。また PFC による静水圧の影響を考えると過量投与ではかえって気胸などの危険性が危惧される。PFC の注入速度は，北米の臨床治験では 1 ml/min 以下でゆっくり注入することが勧められている。気道からの PFC の蒸散量には，時間のほかに PFC の物理的性質・ガスと PFC との接触面積・換気条件・肺病理・体位/体位交換・補充量などが関与している。

(b) 換気量

　Fuhrman[23]は，羊などの大型動物に PLV を施行するときは，大きな一回換気量を用いた方が CO_2 排出効果のみならず酸素化の効果も良好であるとしている。しかし Cox ら[24]は，肺洗浄家兎を用いた実験で，PLV でも大きな一回換気量は肺損傷の危険因子であると報告している。肺損傷を防止するためには PLV においても low pressure, low tidal volume, を心がけるべきだろう。

(c) PEEP

　肺洗浄家兎を用いたわれわれの実験[25]では，PEEP を $10\,cmH_2O$ と高く設定し，一

回換気量を小さくした方（7〜10 ml/kg）が，5 cmH$_2$O と低い PEEP で大きな一回換気量（15 ml/kg）の場合よりも，酸素化・動的肺コンプライアンスとも良好であった。高い PEEP は PFC を末梢まで押し込むために必要なのかもしれない。

(d) 離脱

PFC の補充を止めれば肺から蒸散して数時間から数日で離脱が進行する。ガス換気後，肺コンプライアンスは低下する。離脱時には呼吸機能を経時的に測定し，悪化するようならすぐ PLV に戻す。

4) PLV 中のケア

(a) モニター

PLV 施行中は通常のバイタルサイン（心拍数，心電図，呼吸数，血圧，体温）のほかに，Sp$_{O_2}$ と一回換気量を連続モニターする必要がある。特に一回換気量の連続モニターは，PFC 投与の効果判定や PFC 補充時期の決定に有用である。気道内 debris により気道や気管内チューブが閉塞した場合は，Sp$_{O_2}$ が低下し始める前に換気量モニターで早期発見できる。

(b) 体位交換

PFC は重力の影響を受けやすいので，まんべんなく分布させるためには頻回に優しく体位交換することが望ましい。一方では大きな体格の患者では体位交換により静水圧レベルが変わって血圧変動することがある。

(c) 吸引

PFC は血液や気管内分泌物よりも比重が大きいうえに，これらと混じり合わないため，血液や気管内分泌物を末梢気道から上気道に押し出すには有用である。しかし，上気道に浮かび上がった血液や気管内分泌物が PFC の上に蓄積したままだと吸気ガスと PFC 間のガス交換が障害される。したがって PLV 中は頻回に体位交換しながらしっかりと気道吸引することが望ましい。生食による洗浄が有用なこともある。吸引された PFC はそのつど補充する。

(d) 胸部 X 線写真

LiquiVent® はレントゲン不透過である。通常の人工呼吸器使用時には見逃されるような軽度の気胸も発見されやすくなる。経時的に胸部 X 線写真をとると PFC の分布や肺容量の評価に役立つ。cross table 側面像が PFC の充満量の評価には有用である。

VII. 他の呼吸管理法との組み合わせ

1. 高頻度振動換気（high-frequency oscillation：HFO）

肺洗浄家兎を用いたわれわれの動物実験では HFO と PLV の組み合わせでは，少量の PFC 投与の方がガス交換が改善した[16]。肺の Pa$_{CO_2}$ は一回換気量（SV）が大きいほど，また振動回数（Fr）が大きいほど低下する。二酸化炭素排出量は K×SV$^{1.16}$×

$Fr^{0.44}$ と算定された。Sakuraiら[26]はガスを用いたHFOに反応しない高度なARDSモデルの家兎に，6 ml/kgという少量のPFCを投与することでHFOによる酸素化が劇的に改善することを報告している。これはPFCがvolume recruitmentに貢献するためと考えられる。PLVとHFOを組み合わせることによりsustained inflation（SI）をしなくても肺容量が維持できる可能性が示唆される。

Sukumarら[27]は未熟羊のRDSでHFOとPLVを組み合わせることで，ガス所見が改善するのみならず肺血管抵抗が下がり，肺血流量が増加することを見出し，肺血管抵抗低下はPFCそのものの作用というよりは血液ガス所見の改善による効果であると評価している。

2. サーファクタント補充療法

Traczy-Hornoch, Jacksonら[28]は未熟山羊の摘出肺を用いたPLV中の圧―容量曲線を解析し，LVでは最大吸気圧付近での肺の界面張力を下げてコンプライアンスを増大させ，サーファクタント補充療法は，最大圧付近での表面張力はあまり下げないが呼気相の後半での肺胞虚脱を防ぐので相乗効果が期待できることを報告した。

Mrozekら[29]も，肺洗浄新生豚において，サーファクタント補充療法のみよりもPLVを組み合わせることでガス交換や病理所見がさらに改善すると報告している。興味深いのはサーファクタントとPFCの気道内注入の順番が大切だということで，病理所見の点からはPLVの前にサーファクタントを投与するのが効果的であると結論している[29]。

Davidsonら[30]は，未熟羊のRDSでサーファクタント補充療法後にPLVを施行すると，ガス換気に比較して収縮末期の左室壁ストレスが減少して左心室内径が短くなると報告している。

3. 一酸化窒素（nitric oxide：NO）吸入療法

一酸化窒素（NO）は選択的肺血管拡張薬としてすでに臨床応用されているが，先天性横隔膜ヘルニアや胎便吸引症候群（meconium aspiration syndrome：MAS）などのように重篤な肺病変を伴う疾患では新生児遷延性肺高血圧症（persistent pulmonary hypertension of newborn：PPHN）ほどは効果が芳しくないことが知られている。その機序は肺病変のために吸入したNOが肺血管床に到達できないためではないかと考えられている。NOはPFCによく溶解するので，NO吸入療法とPLVを組み合わせることによってNOの効果を増強できることが期待できる。Albertら[31]は，MASモデルの新生山羊においてPLVの方がPa_{O_2}と肺コンプライアンスが改善しただけでなく，NOによる肺血圧低下効果が顕著であったと報告している。

またWilcoxら[32]は新生山羊の先天性横隔膜ヘルニアモデルにおいても，NOとPLVの併用療法が肺高血圧の軽減とPa_{O_2}の上昇に有効であったと報告している。

4. 体外膜型肺 (extracorporeal membrane oxygenation：ECMO)

Gaugher ら[33]は，体外膜型肺 (ECMO) を必要とした急性呼吸不全の6例の小児に PLV を 3〜7 日間施行し，Pa_{O_2} は 39 ± 6 から 92 ± 29 (mmHg) に上昇し，静的肺コンプライアンスは 0.12 ± 0.02 から 0.28 ± 0.08 ($ml/cmH_2O\cdot kg$) に増大した。臨床的には2例が気胸を合併したほかは重篤な副作用も認められず，全例救命に成功したと報告している。Greenspan ら[34]も同様の報告をしている。Bruch ら[35]は剖検例の検討から ECMO 中の PLV 施行により特異的な副作用は見出せなかったと報告している。

【参考文献】

1) 杉浦正俊，田村正徳，中村友彦ほか：Partial liquid ventilation における perfluorocarbon 投与量が摘出肺の圧-量関係に与える効果．日本未熟児新生児学会雑誌 9：319, 1997
2) Kylstra JA, Tissing MO, Van der Maen A：Of mice as fish. Trans Am Soc Artif Intern Organs 8：378, 1962
3) Modell JH, Tham MK, Modell JG, et al：Distribution and retention of perfluorocarbon in mice and dogs after injection or liquid ventilation. Toxicol Appl Pharmacol 26：86, 1973
4) Holaday DA, Fiserova-Bergerova V, Modell JH, et al：Uptake, distribution and excretion of fluorocarbon FX-80 during liquid breathing in the dog. Anesthesiology 37：387, 1972
5) Shaffer TH, Greenspan JS, Wolfson MR, et al：Liquid ventilation in premature lambs：Uptake, biodistribution and elimination of perfluorodecalin liquid. Reprod Fertil Dev 8：409, 1996
6) Wolfson MR, Greenspan JS, Shaffer TH：Liquid assisted ventilation：An alternative respiratory modality. Pediatr Pulmonol 26：42, 1998
7) Shaffer T, Wolfson M, Clark LC：Liquid ventilation. Pediatr Pulmonol 14：102, 1992
8) Shaffer TH, Wolfson MR：Principles and applications of liquid breathing：Water babies revisited, The year book of Neonatal And Perinatal Medicine. St. Louis, Mosby Year Book, 1992, p 15
9) Modell JH, Calderwood HW, Ruiz BC, et al：Liquid ventilation of primates. Chest 69：79, 1976
10) West JB, Dollery CT, Matthews CME, et al：Distribution of blood flow and ventilation in saline-filled lung. J Appl Physiol 20：1107, 1965
11) Gil J, Bachofen H, Gehr P, et al：Alveolar volume-surface area relation in air and liquid filled lungs fixed by vascular perfusion. J Appl Physiol 47：990, 1979
12) Lowe CA, Shaffer TH：Pulmonary vascular resistance in the fluorocarbon-filled lung. J Appl Physiol 60：154, 1986
13) Steinhorn DM, Leach CL, Fuhrman BP, et al：Partial liquid ventilation enhances surfactant phospholipid production. Crit Care Med 24：1252, 1996
14) Smith TM, Steinhorn DM, Thusu K, et al：A liquid perfluorochemical decreases the *in vitro* production of reactive oxygen species by alveolar macrophages. Crit Care Med 23：1533, 1995
15) 田村正徳，杉浦正俊，中村友彦ほか：液体換気療法による肺損傷防止効果．日新生児誌 35：65, 1999

16) Tamura M : PLV in Japan ; studies in animals, In : PLV ; partial liquid ventilaion. Edited by Miyasaka K, et al. Tokyo, Blackwell science, 1997, p 58
17) Greenspan JS, Wolfson MR, Rubenstein SD, et al : Liquid ventilation of human preterm neonates. J Pediatr 117 : 106, 1990
18) Shaffer TH, Moskowitz GD : Demand-controlled liquid ventilation of the lungs. J Appl Physiol 36 : 208, 1974
19) Foust R III, Tran NN, Cox C, et al : Liquid assisted ventilation : An alternative ventilatory strategy for acute meconium aspiration injury. Pediatr Pulmonol 21 : 316, 1996
20) Koen PA, Wolfson MR, Shaffer TH : Fluorocarbon ventilation : Maximal expiratory flows and CO_2 elimination. Pediatr Res 24 : 291, 1988
21) Fuhrman BP, Paczan PR, De Francisis M : Perfluorocarbon-associated gas exchange. Crit Care Med 19 : 712, 1991
22) Leach CL, Greenspan JS, Rubenstein SD, et al : Partial liquid ventilation with perflubron in premature infants with severe respiratory distress syndrome. N Engl J Med 335 : 783, 1996
23) Fuhrman BP : Preclinical foundation of PLV, In : PLV : partial liquid ventilation. edited by Miyasaka K, et al. Tokyo, Blackwell science, 1997, p 31
24) Cox PN, Frndova H, Nakamura T, et al : Concealed air leak associated with large tidal volumes in partial liquid ventilation. Am J Resir Crit Care Med 156 : 992, 1997
25) 中村友彦, 田村正徳, 杉浦正俊ほか : PLV 中の換気条件, 第 21 回人工呼吸研究会, 宝塚, 1999
26) Sakurai Y, Frndova H, Tan P, et al : Perfluorocarbon—the recruiting agent of choice. Am J Respir Crit Care Med 157 : A 462, 1998
27) Sukumar M, Bommaraju M, Fisher JE, et al : High-frequency partial liquid ventilation in respiratory distress syndrome : hemodynamics and gas exchange. J Appl Physiol 84 : 327, 1998
28) Traczy-Hornoch P, Jackson JC, Hildebrauat J, et al : Effects of exogenous surfactant on lung pressure-volume characteristics during partial liquid ventilation. J Appl Physiol 80 : 1764, 1996
29) Mrozek JD, Smith KM, Bing DR, et al : Exogenous surfactant and partial liquid ventilation : physiologic and pathologic effects. Am J Respir Crit Care Med 156 : 1058, 1997
30) Davidson A, Heckman JL, Donner RM, et al : Cardiopulmonary interaction during partial liquid ventilation in surfactant-treated preterm lambs. Eur J Pediatr 157 : 138, 1998
31) Albert G, Leach CL, Frederick LH, et al : Pulmonary mechanics and hemodynamics in a meconium aspiration lamb model treated with partial liquid ventilation and nitric oxide. American Pediatric Society (APS) & Society of Pediatric Research (SPR) meeting, Washington, 1996
32) Wilcox DT, Glick PL, Karamanoukian HL, et al : Partial liquid ventilation and nitric oxide in congenital diaphragmatic hernia. J Pediatr Surg 32 : 1211, 1977
33) Gaugher PG, Pranikoff T, Schreiner RJ, et al : Initial experience with partial liquid ventilation in pediatric patients with the acute respiratory distress syndrome. Crit Care Med 24 : 16, 1996
34) Greenspan JS, Fox WW, Rubenstein SD, et al : Partial liquid ventilation in critically ill infants receiving extracorporeal life support. Pediatrics 99 : E 2, 1997
35) Bruch LA, Flint A, Hirschl RB : Pulmonary pathology of patients treated with partial

liquid ventilation. Mod Pathol 10：463, 1997

（田村　正徳）

人工呼吸中の鎮静法 8

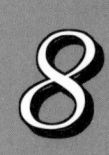

I. はじめに

　　人工呼吸療法を受けている患者は，生命維持に必要なチューブ類の事故防止（誤抜去など）のためにベッドに拘束されたり，気管挿管されて言葉による意志疎通の手段を制限されるなど大きなストレス下におかれている。その苦痛は並大抵ではなく，ストレス潰瘍と呼ばれるような身体症状や，ICU症候群といわれる精神症状を来すこともまれではない。また，不安，恐怖そして痛みなどは呼吸リズムを乱すため人工呼吸器との同調性が悪くなり，呼吸管理がより困難になる可能性がある。

　　通常呼吸の仕事に費やされるエネルギーは，総酸素消費量のたかだか2%程度にすぎないとされる。しかしいわゆる呼吸不全の場合には，それが総酸素消費量の20〜40%にも達するといわれ[1]，呼吸・循環機能に障害があり酸素の運搬能に制限がある場合には，呼吸に費やされるエネルギーは相対的に無視できないものとなる。このような患者の不安や疼痛を軽減することで，結果として酸素消費量を軽減させ，人工呼吸器との同調性が改善し，患者のケアが容易になり，患者の安楽と安全が得られる[2]ことから，人工呼吸管理を受けている患者への鎮静は有意義であると考えられる。

　　鎮静薬の1回投与に比し，持続鎮静法では循環や呼吸に与える影響も軽微で薬液投与量を微量ずつ調節できるため，鎮静状態を一定に保つことが可能である。また術後患者の場合は創部痛を伴うのが普通であるが，疼痛の存在は術後の呼吸，循環，内分泌代謝の病態に有害な影響を与える。疼痛による換気の制限は肺活量や機能的残気量を低下させ，これが無気肺や閉塞性肺炎の原因となる。交感神経の興奮は頻脈，高血圧，心筋酸素消費量の増大を来し，冠状動脈疾患では狭心症，心筋梗塞を誘発する可能性が高くなる。また副腎皮質ホルモンの分泌が増加し異化作用が亢進するため，創傷治癒の遅延を来す。このように鎮静を図るためには十分な鎮痛が必要不可欠なものと思われる。

II. 鎮静の目的および方法

　人工呼吸療法中の患者に鎮静を行う目的として，① 疼痛を伴う疾患や治療手技自体に対する鎮痛，② 人工呼吸やICUでの治療および看護を容易にする，③ 昼夜を問わぬ騒音，照明，ケアそして体動制限などによる精神的苦痛の除去，④ 生命維持に必要なカテーテル類やモニターなどの事故防止を計る，⑤ 鎮静中の健忘を得る，などが挙げられる。

　患者の苦痛を取り除くことは原疾患の治療と同様に重要であり，治療効果・成績を高めることにつながる。適切な鎮静・鎮痛管理が行われないと，不合理な行動を伴ういらいら（agitation），血行動態の不安定性，呼吸不全，事故（自己）抜管などの引き金となる可能性がある。しかし過度の鎮痛および鎮静は，中枢神経系のモニターとして有用な意識レベルを低下させ，また感染の徴候のひとつでもある痛みをマスクしてしまう可能性がある。過鎮静で体動も不可能な状態におくことは，喀痰の排泄を抑制し呼吸器系合併症を惹起する要素となるためかえって好ましくないと考えられ，患者の状態をよく観察しながら投与量を決定すべきである。特に，重症呼吸不全患者は呼吸不全以外にも心不全や腎不全，肝不全など重篤な多臓器不全に陥っていることが多く，薬物の用量には注意が必要である。われわれの施設では，シリンジポンプを用いて持続鎮静法を行っており，その注入速度を担当看護婦が患者の鎮静状態に合わせて0.1～0.2 ml/hr刻みで調節している。鎮静状態は2～3を，咳嗽反射は3以上（表1）を目標としている。

表1　鎮静・鎮痛の判定基準

鎮静状態
　1．覚醒している
　2．うとうとしている
　3．睡眠しているが呼びかけに応じる
　4．完全に睡眠していて呼びかけに応じない
　5．強い痛み刺激でも覚醒しない

気道反射
　喀痰吸引のため気管内吸引を行ったときの患者の咳嗽反射の程度を6段階で判定する。
　5．正常（強い）
　4．やや減弱
　3．減弱
　2．かなり減弱（2回に1回反応）
　1．ほとんど消失（5回に1回反応）
　0：まったくない

　鎮静状態は2～3，咳嗽反射は3以上（周囲の状況には無関心だが，呼びかけには十分反応が可能で，咳嗽反射の抑制が軽度で，呼吸・循環抑制がほとんどみられない状態）を目標に注入速度を調節する。
　（長谷川正志，相馬龍子，高瀬チエほか：ミダゾラムおよびミダゾラム・ケタミン持続投与の鎮静効果について．ICUとCCU 16：477, 1992より引用）

表 2 鎮静・鎮痛に使用される薬物

薬物の種類	使用方法および注意点
マイナートランキライザ	
ミダゾラム(ドルミカム®)	・初回投与量 0.5～2 mg/kg,その後 0.1～0.2 mg/kg/hr で投与。
フルニトラゼパム(サイレース®)	・0.01～0.03 mg/kg ずつ反応をみながら投与する。
ジアゼパム(セルシン®)	・代謝産物の半減期も長いために,持続投与には不向きである。
メジャートランキライザ	
ハロペリドール(セレネース®)	・成人重症患者の錯乱状態の治療に適する。初回投与 2～10 mg ののち,ボーラス投与 2～10 mg を 2～4 時間ごとに繰り返す。
クロルプロマジン(コントミン®)	・1 mg/ml に溶解して血圧の低下に注意しながらゆっくり投与する。
ドロペリドール(ドロレプタン®)	・0.625～10.0 mg を適宜静注する。
静脈内麻酔薬	
チオペンタール(ラボナール®)	・初回投与量 1～5 mg/kg,その後血圧などに注意しながら 1～5 mg/kg/hr で投与する。
ケタミン(ケタラール®)	・呼吸抑制,血圧低下が少ないが,口腔内分泌物が増加する。
プロポフォール(ディプリバン®)	・長時間持続投与しても速やかな覚醒が期待できる。0.5 mg/kg/hr で投与を開始し,0.5 mg/kg/hr ずつ投与量を増加させる。0.5～3 mg/kg/hr の投与で適切な鎮静状態が得られる。
吸入麻酔薬	
イソフルラン(フォーレン®)	・0.2～0.5%
オピオイド	
モルヒネ	・初回投与量 0.05 mg/kg を 5～15 分かけて投与し,その後 4～6 mg/hr で持続投与するが,呼吸抑制,腸管運動抑制が起こる。
フェンタニル(フェンタネスト®)	・初回投与量 1～2 μg/kg ののち,1～2 μg/kg/hr で持続投与。
ペンタゾシン(ペンタジン®)	・心筋虚血がある場合には,血圧,脈拍数に注意しながら慎重に投与する。
ブプレノルフィン(レペタン®)	・0.1 mg ずつ呼吸抑制に注意しながら投与する。
筋弛緩薬	
ベクロニウム(マスキュラックス®)	・持続投与は 0.1 mg/kg/hr 前後で行う。

　具体的には,患者が"うとうと"していて周囲の状況には無関心だが,言葉による呼びかけには十分反応が可能で,咳嗽反射の抑制が軽度で,呼吸・循環抑制がほとんどみられない状態に注入速度を調節する。このような鎮静によって,ICU 退室後には呼吸管理中の記憶がなく,患者および家族からも好評であるという結果が得られた[3]。最近は,症例によっては日中および面会時には比較的浅い鎮静を行い,夜間は睡眠を得られるように注入速度を調節している。

　わが国では,表 2 に示すような麻薬,ベンゾジアゼピン系などの薬物を鎮静・鎮痛に

用いている。米国ガイドライン[4]では静脈内投与の鎮痛薬としてモルヒネ，フェンタニルを推奨し，鎮静薬としてミダゾラムとプロポフォールを推奨しているが，鎮痛・鎮静の必要量，程度は個々の症例および病態によって大きく異なるため，現時点では各施設で使い慣れた薬物の使用が好ましいと思われる。

1. 鎮静薬にミダゾラムを用いた持続鎮静法

ベンゾジアゼピン系薬物であるジアゼパムは，配合禁忌が多く白濁しやすい，血管刺激性・血管痛があり血管炎を起こしやすく末梢静脈からの長期投与に耐えられないなどの欠点を有していた。これに対してミダゾラムは，水溶性で血管刺激性がなく末梢静脈からの投与も可能で，効力もジアゼパムより強く，作用発現や排泄が速やかであるという特徴がある。ミダゾラムの T$1/2\alpha$（第1相血中半減期）は約30分と短く（**表3**）[5]，投与中止後血中濃度が速やかに低下するため，投与中止から抜管までの所用時間は数時間程度である。持続静脈内投与による鎮静レベルの調節が容易で使用が比較的容易であるため，われわれの施設では呼吸管理中の鎮静を得る薬物としてミダゾラムを第1選択としている。

症例1：開心術後の呼吸管理

われわれの施設での開心術の麻酔は大量の麻薬，特にフェンタニルを主体とすることが多い。この麻酔法の特徴として，術後の意識の覚醒は比較的速やかだが鎮痛作用と呼吸抑制が長く持続することが挙げられる。術後一晩のみの鎮静であれば鎮痛薬の併用は必ずしも必要でなく，ミダゾラム単独の持続投与を行うことが多い。

42歳男性，大動脈弁置換術後。麻酔は酸素・空気・セボフルラン・フェンタニル1.3 mg（17μg/kg）で行った。麻酔時間9時間40分，手術時間7時間58分であった。19時5分に経口挿管のまま ICU に入室した。フェンタニルの使用と入室時間が遅かったため当日の抜管を断念し，入室直後よりミダゾラム（100 mg/50 ml）2.5 ml/hr で持続鎮静を開始した。22時には F_{IO_2} 0.5，呼気終末陽圧（positive end-expiratory pres-

表3 持続投与中止後のミゾダラムおよびケタミンの血中半減期

ミダゾラム	
T$1/2\alpha$（分）	28.4±7.3
T$1/2\beta$（分）	1,145±319
ケタミン	
T$1/2\alpha$（分）	30.4±10.9
T$1/2\beta$（分）	581±172

(mean±SE)

（佐藤 俊，星 邦彦，堀之内節ほか：術後持続鎮静目的で投与した Midazolam, Ketamine の血中濃度の推移．ICU と CCU 16：227, 1992 より引用）

sure：PEEP）3 cmH$_2$O，吸気補助（pressure support：PS）5 cmH$_2$O（呼吸数20回/min 前後，Pa$_{CO_2}$ 35 mmHg，Pa$_{O_2}$ 170 mmHg）にまで人工呼吸器からの離脱が進み，翌朝6時にミダゾラム投与を中止した。10時50分に気管内チューブを抜去した。意識レベルは持続投与中も意志の疎通が十分とれる程度に維持された。抜管後胸骨正中創の痛みを訴えたため，ブプレノルフィン 0.1 mg を静注した。その後痛みは軽減し，自力での喀痰排出も可能であった。

　正中開胸による開心術後は，大量フェンタニル麻酔の影響もありICU入室中に術後痛を訴えることはほとんどない。一方，側方開胸による胸部大動脈瘤手術は，術中の人工心肺の使用や術野を得るための肺圧迫による肺挫傷，大量出血などのため，術後呼吸管理が重要になってくる。また側方開胸の術後痛は正中切開と比較して大きく，このことも術後の呼吸管理に大きな影響を与える。そのため，手術部位による疼痛の差異を考慮した鎮静・鎮痛法が必要となってくる。

2. 鎮静薬にミダゾラムを鎮痛薬にケタミンを用いた持続鎮静法

　本来静脈内麻酔薬であるケタミンは，鎮痛作用が強く，気道反射がよく保たれ，呼吸抑制が少なく循環はむしろ刺激傾向にあるといわれている。そこでミダゾラムにケタミンを併用することで適切な鎮静・鎮痛状態を得ることが可能と考え，1990年よりミダゾラム-ケタミン混合持続投与を積極的に呼吸管理症例に用いている[6]。

　図1に示すように1997年に東北大学医学部集中治療部に入室した患者は，再入室例

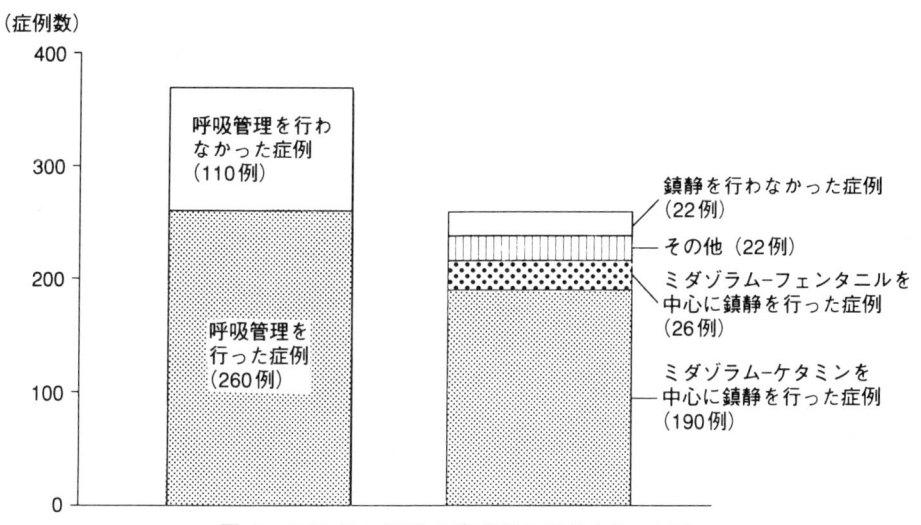

図1　1997年のICU入室者数と鎮静方法の割合

1997年に東北大学医学部集中治療部に入室した患者は総数370例（男247例/女123例，平均年齢48.9歳，平均在室日数9.3日）で，そのうち呼吸管理を行った症例数は260例（男170例/女90例，平均年齢46.8歳，平均呼吸管理日数10.5日，平均在室日数12.4日，死亡率9.6%）であった。ミダゾラム-ケタミンを中心に鎮静を行った患者は190例（73%），ミダゾラム-フェンタニルを中心に鎮静を行った患者は26例（10%），鎮静を行わなかった患者は22例（8.5%）であった。

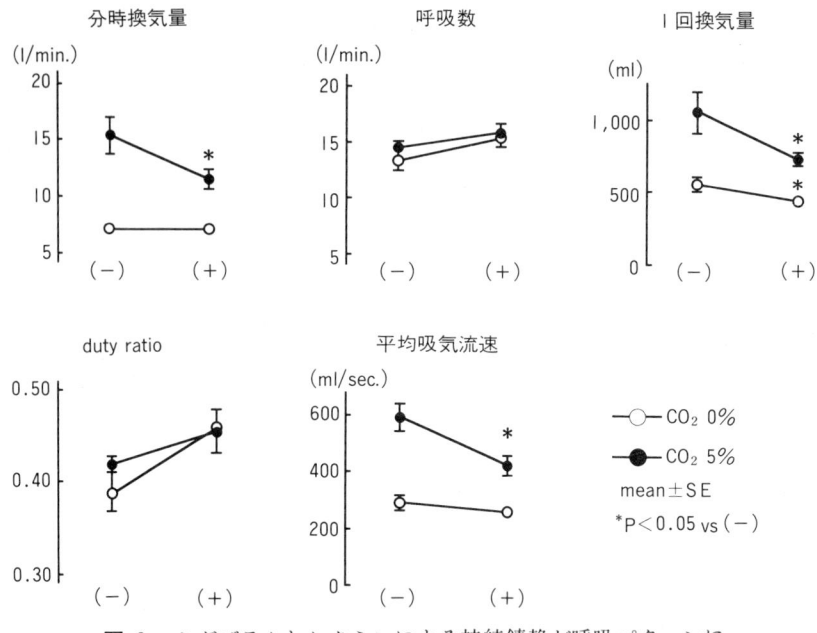

図2 ミダゾラムとケタミンによる持続鎮静が呼吸パターンに与える影響

健康成人男性6名を対象とし，ミダゾラムとケタミンによる持続鎮静が呼吸パターンに与える影響を検討した。ミダゾラムとケタミンの初回投与量はそれぞれ0.05，0.5 mg/kg，持続投与量はそれぞれ0.1，1 mg/kg/hrとし，鎮静前（−）と鎮静開始1時間後（＋）の測定を行った。鎮静により分時換気量，呼吸数，duty ratioおよび平均吸気流速には変化がなかったが，1回換気量は有意に減少した。5% CO_2による呼吸刺激（●）では，鎮静により呼吸数およびduty ratioには変化がなかったが，分時換気量，1回換気量および平均吸気流速は有意に減少した。

も含めて総数370例（男247例/女123例，平均年齢48.9歳（0〜92歳），平均在室日数9.3日，死亡率6.8%）であり，開心・開胸手術症例を含む外科系患者は315例（85%）と多く，一般ICUより外科系ICUに近い存在である。そのうち呼吸管理を行った症例数は260例（男170例/女90例，平均年齢46.8歳，平均呼吸管理日数10.5日，平均在室日数12.4日，死亡率9.6%）である。そのうちミダゾラム-ケタミンを中心に持続鎮静を行った患者は190例（73%）と大部分を占めている。

ミダゾラムとケタミンの調整は，筋注用ケタミン1,000 mg（2バイアル）とミダゾラム80 mg（8アンプル）を生理食塩水または5%グルコース液で50 mlに希釈し，シリンジポンプで微量持続静脈内注入を行うもので，注入速度は当初は2 ml/hrとし，患者の鎮静状態に合わせて0.1〜0.2 ml/hr刻みで調節している。

佐藤ら[7]は，健康成人にケタミン（1 mg/kg）とミダゾタム（0.5 mg/kg/hr）の持続投与を行った結果（図2），分時換気量，呼吸数，duty ratioと平均吸気流速には有意の変化がみられず，一回換気量のみが有意に減少した。さらに5% CO_2による呼吸刺激を行った結果，呼吸数とduty ratioは有意の変化を示さなかったが，分時換気量，一

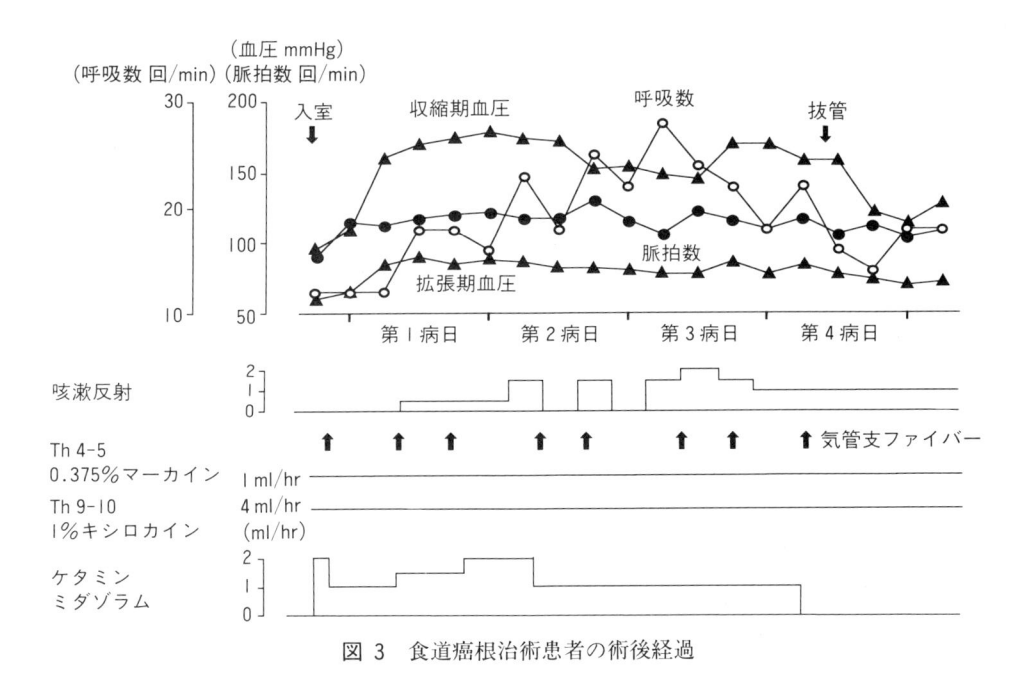

図 3　食道癌根治術患者の術後経過

回換気量と平均吸気流速は有意に減少したと報告した。これらの結果は，高カロリー栄養投与，発熱などで CO_2 産生量が増加しても分時換気量が対応して十分に増加しない可能性を示唆しているが，臨床上自発呼吸を温存した呼吸管理は可能である。

症例 2：食道癌根治術後の呼吸管理（図 3）

67 歳男性，食道癌根治術後。麻酔は酸素・空気・セボフルラン・硬膜外麻酔併用で行った。麻酔時間 9 時間 45 分，手術時間 8 時間 27 分であった。麻酔導入前に Th 4-5 および Th 9-10 の 2 カ所に硬膜外カテーテルを挿入した。

食道癌根治術患者では，術後は酸素化能が低下し，第 2～3 病日に最低になるといわれている。その多くは臨床的には酸素療法のみで対処可能な程度で，気管内挿管・人工換気を続ける必要はない。しかし手術に起因する咳嗽反射の低下・消失のため喀痰の排泄が困難で，容易に無気肺・肺炎を来しやすい。そのため，われわれの施設では咳嗽反射が十分に回復するまで呼吸管理を行うことにしている。

経鼻挿管にて ICU 入室後，ただちにミダゾラムとケタミンの持続鎮静を開始した。同時に硬膜外カテーテルより局所麻酔薬の持続注入を開始した。ミダゾラム・ケタミンは初め 2 ml/hr で開始したが，術当日は 1 ml/hr で十分な鎮静が得られた。その後は第 4 病日の抜管まで 1～2 ml/hr の間で投与量を調節した。換気条件は，術当日は synchronized intermitten mandatory ventilation（SIMV）であったが，第 1 病日の午前には F_{IO_2} 0.4，PEEP 5 cmH$_2$O，PS 5 cmH$_2$O にまで離脱が進んだ。咳嗽反射は術当日から消失したが，第 1，2 病日は 0～1，第 3 病日には 1～2 へと回復した。第 4 病日の午前 6 時にミダゾラムとケタミンの投与を中止し，11 時 10 分に抜管した。なお，1 日 2 回行っている気管支ファイバースコープによる喀痰吸引の直前には，ミダゾラ

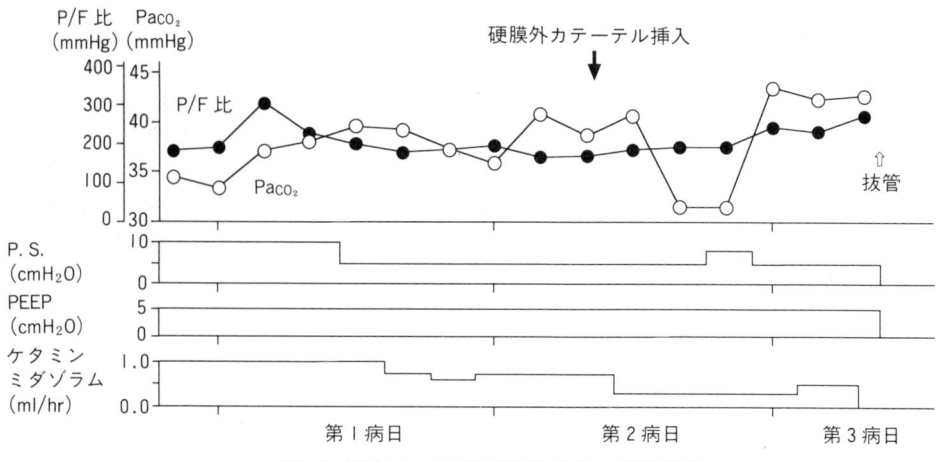

図4 Y型人工血管置換術患者の術後経過

88歳男性，右腸骨動脈破裂の診断のもとにY型人工血管置換術の臨時手術を施行された患者。酸素化の低下と喀痰の多さから第2病日より体位ドレナージなどの肺理学療法を行おうとしたが，疼痛のため実行困難であった。そこでTh 10-11より硬膜外カテーテルを挿入し，1%キシロカイン3 ml/hrとフェンタニル（約0.2 mg/day）の持続注入を開始したところ，疼痛が緩和され肺理学療法がうまくいき第3病日に抜管できた。

ム・ケタミンを1 ml追加注入した。疼痛対策として，ICU入室中はTh 4-5の硬膜外カテーテルより0.375%マーカインを1 ml/hr，Th 9-10の硬膜外カテーテルより1%キシロカインを3 ml/hrで持続投与した。

1）硬膜外麻酔の併用

局所麻酔薬を用いた硬膜外麻酔の併用の利点は，意識レベルの低下なしに分節性の除痛が得られることである。さらに交感神経のブロックによる血管拡張による局所血流改善作用，麻痺性イレウスの予防効果なども挙げられる。特に消化管の蠕動運動を亢進させる作用は，重症患者の合併症であるbacterial translocationを予防する経腸栄養の開始が早められるという利点をもっており，急性膵炎などの症例に積極的に用いている。

局所麻酔薬の硬膜外腔への間欠的投与では低血圧を来す危険性が高く，作用の持続が短いため頻回の注入を必要とする。局所麻酔薬の持続硬膜外投与は，疼痛，低血圧の頻度の減少が可能なことから，重症患者の疼痛管理には適していると思われる。特に図4で示すような持続鎮静法でも鎮痛が十分に得られない症例で，効果が大きいものと思われる。ただし，過量投与による局所麻酔薬中毒の発生には注意する必要があり，随時血中濃度をチェックすることが望ましい。

局所麻酔薬単独の持続硬膜外投与では十分な除痛を得られない症例が少なくない。このような場合は麻薬性鎮痛薬の硬膜外投与を同時に施行する。モルヒネは2 mg/day前後の量を間欠投与で用いることが多い。その特徴として脂溶性が低く作用発現が遅い，作用時間が長く調節性に欠けるなどが挙げられる。フェンタニルは，局所麻酔薬と一緒に10 ng/hr前後の持続投与で用いている。その特徴として効果発現が早い，分節性効

果がみられるなどが挙げられる。モルヒネは鎮静効果のほかに鎮咳効果があるため人工呼吸器との同調性を高めるが，咳嗽反射を抑制するため食道癌術後患者や老人などでは使用に注意が必要である。また，モルヒネの過量投与は腸管蠕動運動を抑制するため，消化管の蠕動運動に注意が必要である。

3. 鎮静薬にミダゾラムを鎮痛薬にフェンタニルを用いた持続鎮静法

フェンタニルの鎮静効果はモルヒネの50～100倍とされ，肝代謝，腎排泄で，再分布半減期は13分，消失半減期は4～7時間である。フェンタニルとミダゾラム混合静注投与は鎮痛・鎮静が同時に得られ，循環への影響が比較的少ない，静注時の血管痛がない，投与が簡便などの利点があり，当施設では小児に多く使用している。1997年にフェンタニルとミダゾラムの持続静脈内投与法を行った症例は26例（10％）で，その平均年齢は7.4歳であった。フェンタニルとミダゾラムは，呼吸抑制に対して相乗的に働くため，投与中は呼吸抑制に注意が必要である。

4. 鎮静薬にプロポフォールを用いた持続鎮静法

プロポフォールは，麻酔の導入覚醒が速く覚醒の質にも優れているということで，チオペンタールに代わる麻酔導入薬や静脈内麻酔薬として最近広く用いられてきている。ICU患者の鎮静においてもミダゾラムに優る結果が報告されており[8)～10)]，一過性の低血圧作用や心拍数の低下に注意すれば安全に使用できる可能性がある。ただ，水分や脂肪の投与量が無視しえないほど多くなるなどの問題もあり，われわれの施設では現在のところ長期の鎮静を必要とした慢性呼吸不全患者で薬物血中濃度の低下を図る抜管前数日間の鎮静や，短時間の鎮静などに限局して使用している。

プロポフォールとミダゾラムによる鎮静では，酸素飽和度，血液ガス分析値に2群間に差はないが，平均心拍数は，プロポフォール群で鎮静中・後ともに少なく，持続投与中止から覚醒までの時間はプロポフォール群で有意に短いため，プロポフォールによる持続鎮静はミダゾラムより安全で効果的であるとの報告[11)]もあるが，われわれの施設で行った脊椎麻酔中のプロポフォールによる鎮静では，明らかに呼吸抑制があるため（図5），プロポフォールによる持続鎮静時には呼吸抑制に注意が必要であると思われる。また，Hannaら[12)]は，小児のてんかん重責患者にプロポフォールを使用した際に，重症の代謝性アシドーシス，遷延性の低酸素血症そして横紋筋融解が生じたと報告しており，小児に使用する場合には注意が必要である。

5. 吸入麻酔薬による持続鎮静法

吸入麻酔薬は投与・排泄経路が迅速でかつ確実であり，肝腎機能に影響されることが少なく，単剤で鎮静・鎮痛が得られ，また気管支拡張作用もあり喘息患者への使用も可能である。また，吸入濃度，鎮静濃度の調節も容易で覚醒も速やかなため，人工呼吸管理

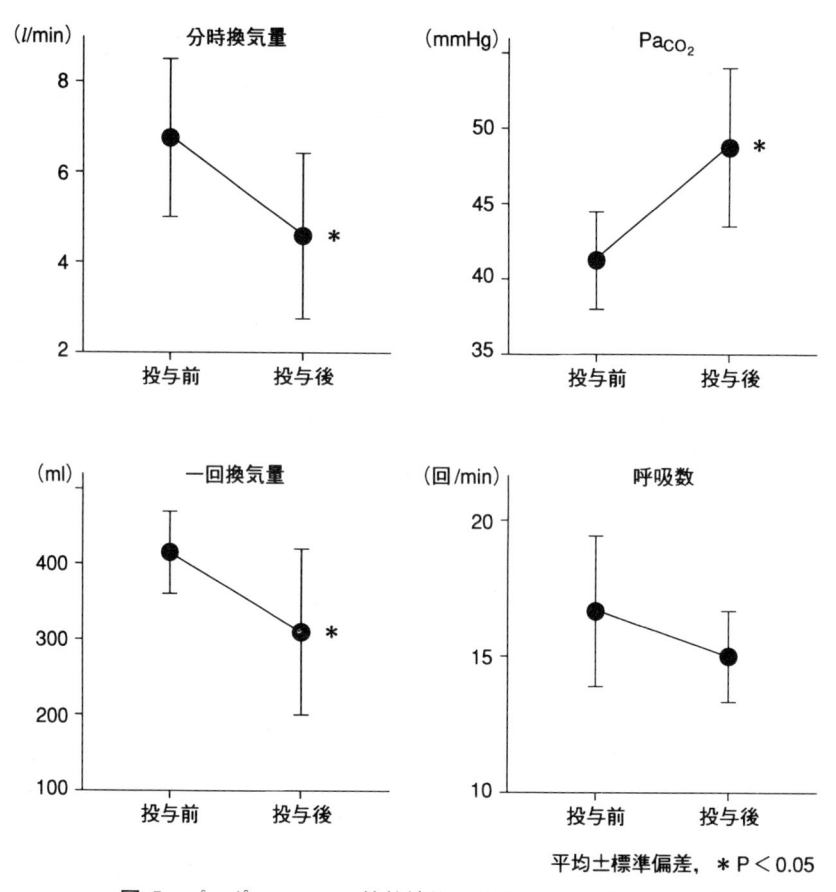

図5 プロポフォールの持続鎮静が呼吸パターンに与える影響

腰椎麻酔下に手術を施行した患者10名を対象とし，マスクにて酸素 3 l/min 吸入下で血液ガスを測定し，同時に OMR で波形を記録し，分時換気量，一回換気量，呼吸数を求めた．続いてプロポフォールの持続静注を開始し，投与速度が一定となり，呼吸状態，鎮静レベルが安定した状態になった時点で同様の測定を行った．

分時換気量および一回換気量はプロポフォール投与後有意に減少し，Pa_{CO_2} は有意に上昇した．鎮静目的の投与速度でも，プロポフォールは二酸化炭素に対する呼吸中枢の反応を抑制していると考えられた．

中の鎮静に用いている施設も多い[13]．特に，イソフルランは代謝率が低く（0.2％以下），血液/ガス分配係数が低いなどの薬物特性から，長期間の使用をさけ低濃度で使用すれば，無機フッ素イオン濃度の上昇による腎障害発生のおそれが小さくなり，人工呼吸中の鎮静療法に有用であると報告されている．しかし，イソフルラン単独では鎮静効果が弱く，十分な鎮静深度を得るためには高濃度での投与が必要となり，末梢血管拡張作用による頻脈，血圧低下などの循環器系への影響が懸念される．そのため，鎮静薬の併用や硬膜外麻酔の併用などを考慮する必要があると思われる．

イソフルランなどの吸入麻酔薬を使用する場合，人工呼吸器専用の気化器がないため外付けの気化器を使用する必要がある．デマンド弁制御による人工呼吸器では，呼吸相

によって人工呼吸器から供給されるガス流量が変化し一定のイソフルラン濃度が得られず，また患者の一回換気量や吸気流速が変化するとイソフルラン濃度も変化し予測した濃度にならない可能性があるため，吸気のイソフルラン濃度に注意が必要である。吸入麻酔薬による持続鎮静の施行に際して，吸入麻酔薬を含んだ排気による室内汚染を防止することも重要である。

6. その他の薬物

1) 筋弛緩薬

開腹した状態の患者やpermissive hypercapneaなどの特殊な呼吸管理を行う場合，患者の不動化や自発呼吸の出現を止める必要から筋弛緩薬を使用することがある。この場合頻脈の出現が少なく水溶性であるベクロニウムを0.1 mg/kg/hrで使用することが多い。また，重症な呼吸不全患者に筋弛緩薬を使用したところ，全身の酸素消費量が減少し，pHiも上昇したという報告[14]もある。感染症に伴う高分時換気量状態を示し，明らかに酸素消費量が上昇している呼吸不全患者では，感染症がある程度沈静化するまでは筋弛緩薬の使用を考慮する必要があると考える。しかし，肝腎機能が低下している患者ではベクロニウムの代謝やベクロニウムの代謝産物の排泄も低下していて筋弛緩作用が思った以上に延長することがある[15]ので，神経筋機能のモニタリングを行いながら用いるべきと考える。

2) 表面麻酔

鎮痛・鎮静が適切に行われていても，気管内チューブに強い違和感を訴えることがある。これに鎮痛薬や鎮静薬の追加で対応すると，薬物が蓄積して過鎮静になることがあるので注意が必要である。この場合，気管チューブのカフ上部チャンネルから1％キシロカイン2～3 mlを投与し気管粘膜を表面麻酔することによって対処できることがある。

3) 非麻薬性鎮痛薬

ペンタゾシンは心筋の収縮性を抑制する一方で，末梢血管抵抗を増加させ，血圧，肺動脈圧，末梢血管抵抗，脈圧の上昇を来し，心筋酸素消費量を増加させるので，心筋虚血を生じている場合には使用に注意が必要である。

4) 非ステロイド系消炎鎮痛薬

手術による侵襲・炎症などの原因によると思われる痛み，特に硬膜外麻酔では取りきれない不快感に対して，非ステロイド系消炎鎮痛薬（non-steroidal anti-inflammatory drugs：NSAIDs）が有効となることがある。しかし，ジクロフェナクナトリウム坐剤による血圧の変動についての検討では[16]，収縮期血圧は投与1時間後に90％，2時間後に88％にまで低下し，その程度はジクロフェナクナトリウム坐剤の量に無関係であることが判明した。全身状態の悪化している患者においてNSAIDsを使用する際には，循環動態への影響，腎機能障害の誘発などに気をつける必要がある。

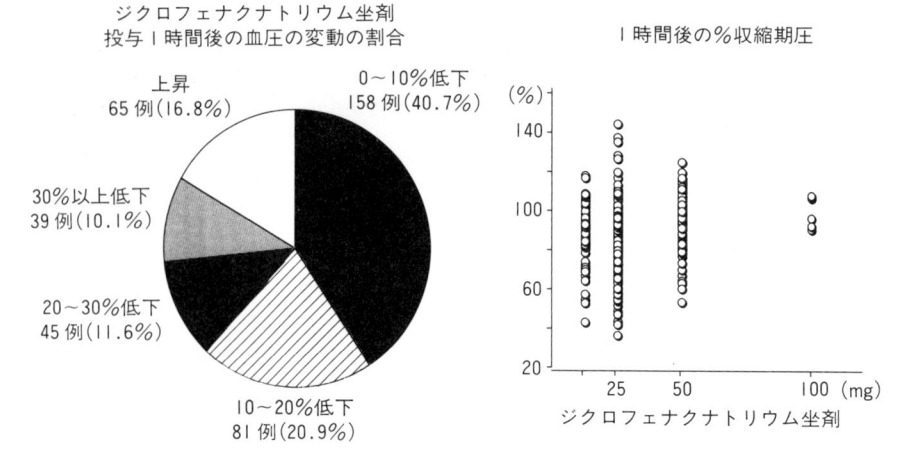

図6 ジクロフェナクナトリウム坐剤の血圧に与える影響

ICUに入室した1,663名のうちジクロフェナクナトリウム坐剤を使用した194名（のべ使用回数385回）で，使用後の血圧の変動を検討した。収縮期血圧は投与1時間後に平均10％，2時間後には平均12％低下した。その低下程度はジクロフェナクナトリウム坐剤の使用量とは無関係であった。特に，ジクロフェナクナトリウム坐剤使用前の高血圧や頻脈，高齢者，カテコラミン投与，持続鎮静，呼吸管理などの因子を有する症例ほど，投与後に血圧が低下しやすかった。

III. 鎮静中の注意点

　呼吸管理中の症例の中には全身状態の不良な患者も数多く，このような場合は呼吸や循環を維持するために交感神経が最大限に働いており，通常では抑制を起こすとは考えられない量でも容易に呼吸停止や血圧低下を惹起する可能性がある。またケタミンのように交感神経を刺激することによって血圧を上昇させるといわれる薬物でも，このような条件下では本来もっている循環抑制作用が表にでて，血圧低下を引き起こすこともありえる。

　1回投与の欠点として，鎮静レベルの変動が著しく望ましい状態にある時間が短いことと，循環や呼吸抑制の程度も鎮静レベルと同様に変動し対処が困難になることが挙げられる。持続投与の場合はこのような欠点はある程度までは制御可能だが，患者を管理する医療側からの都合で過鎮静状態に置かれやすく，過量投与の危険性がついてまわる。患者の表情や体動などから患者の訴えを読み取るようにし，覚醒の程度を頻回に確認しながら投与速度を調節する。

　1回，持続のどちらでも，投与期間が長くなると同量投与では効果がなくなるタキフィラキシーが現われてくるため，投与回数や投与量を増加させなければ期待する鎮静レベルが保てなくなる。このような場合は投与薬物の種類を換えたり，数種類の薬物を交互に与えたりとさまざまな工夫をほどこす必要がある。

　鎮静・鎮痛に用いられる薬物のほとんどは肝で代謝され肝または腎から排泄される。

したがって肝腎障害患者では薬物の代謝・排泄が遅延し，作用が増強・延長する可能性が高い。また，ジアゼパムのように代謝産物にもかなりの鎮静作用をもつものがあり，腎機能不全などでこれらが蓄積すると投与中止後も鎮静作用が延長することがあるので注意する。

IV．結論

呼吸管理中の鎮静・鎮痛は患者の安静を保つうえで必要不可欠なものではあるが，安易に使用するとかえって患者の害となる必要悪の側面をもつ。しかし細心の注意を払いながら行うことで，患者および医療者双方に大きな有益をもたらしてくれるものと思われる。

【参考文献】

1) Field S, Kelley SM：The oxygen cost breathing in patients with cardiorespiratory disease. Am Rev Respir Dis 126：9, 1982
2) Cernaianu AC, DelRossi AJ, Flum DR, et al：Lorazepam and midazolam in the intensive care unit：a randomized, prospective, muticenter study of hemodynamics, oxygen transport, efficacy, and cost. Crit Care Med 24：222, 1996
3) 長谷川正志，相馬龍子，高瀬チエほか：ミダゾラムおよびミダゾラム・ケタミン持続投与の鎮静効果について．ICU と CCU 16：477, 1992
4) Shapiro BA, Warren J, Egol AB, et al：Practice parameters for intravenous analgesia and sedation for adult patients in the intensive care unit：An exective summary. Crit Care Med 23：1596, 1995
5) 佐藤　俊，星　邦彦，堀之内節ほか：術後持続鎮静目的で投与した Midazolam, Ketamine の血中濃度の推移．ICU と CCU 16：227, 1992
6) 松川　周，橋本保彦：呼吸管理中の鎮静―我々の施設ではこう考え，こうやっている―．ICU と CCU 14：603, 1990
7) 佐藤　俊，星　邦彦，松川　周ほか：ミダゾラム，ケタミン持続鎮静が呼吸パターンに及ぼす影響．呼吸と循環 41：1181, 1993
8) Higgins TL, Yared JP, Estafanous FG, et al：Propofol versus midazolame for intensive care unit sedation after coronary artery bypass grafting. Crit Care Med 22：1415, 1994
9) Chamorro C, de Latorre FJ, Montero A, et al：Comparative study of propofol versus midazolam in the sedation of critically ill patients：Results of a prospective, randomized, multicenter trial. Crit Care Med 24：932, 1996
10) Carrasco G, Cabre L, Sobrepere G, et al：Synergistic sedation with propofol and midazolam in intensive care patients after coronary artery bypass grafting. Crit Care Med. 26：844, 1998
11) Ronan KP, Gallagher TJ, George B, et al：Comparison of propofol and midazolam for sedation in intensive care unit patients. Crit Care Med. 23：186, 1995
12) Hanna JP, Ramundo ML：Rhabdomyolysis and hypoxia associated with prolonged propofol infusion in children. Neurology. 50：301, 1998
13) McBeth C, Watkins TG：Isoflurane for sedation in a case of congenital myasthenia

gravis. Br J Anaesth 77：672, 1996
14) Marik PE, Kaufman D：The effects of neuromuscular paralysis on systemic and splanchnic oxygen utilization in mechanically ventilated patients. Chest 109：1038, 1996
15) 小林孝史, 星　邦彦, 吾妻俊弘ほか：ベクロニウム長期投与後に筋弛緩作用の遷延を呈したアルコール性肝硬変の1例. 臨床麻酔 23：1135, 1999
16) 斉藤尚子, 長谷川正志, 星野悦子ほか：ボルタレン坐薬による血圧の変動についての検討. ICUとCCU 19：179, 1995

（星　　邦彦, 松川　　周）

非侵襲的陽圧換気法 ⑨

I. 非侵襲的陽圧換気法とは何か

　非侵襲的陽圧換気法（noninvasive positive pressure ventilation：NPPVまたはNIPPV）とは，気管内挿管をしないで陽圧換気を行う方法の総称である。この名称は，従来の換気様式（呼吸モード）による命名法とは異なり，患者へ気体を導く経路による命名法であり，従来の呼吸モードとは独立して用いることができる〔非侵襲的陽圧換気法のプレッシャーサポート（pressure suport ventilation：PSV）など。従来のPSVは，侵襲的陽圧換気法のPSVということになる〕。この方法が普及するにつれて，用語の混乱がみられるようになってきているので，表1に代表的な名称と略称を整理した。米国呼吸療法学会（American Association for Respiratory Care：AARC）では，略称としてNPPVを推奨しているが[1]，現在でもNIPPVはよく使われている。おそらく，NPPVというと鼻マスクによる換気法（nPPVと書くこともある）の意味に取られることもあってNIPPVが使われていると考えられる。

　NPPVの定義は，① 気管内挿管をしないこと，② 陽圧で，③ 換気をする，ということを同時に満たすことである[1]。したがって，気管内挿管チューブや気管切開チューブにNPPV用の換気装置をつないで換気したもの，陰圧を用いたもの（「鉄の

表1　非侵襲的陽圧換気法に類似する用語と略語

非侵襲的換気法	noninvasive (mechanical) ventilation	NIV, NMV, NIMV
非侵襲的陽圧換気法	noninvasive positive pressure ventilation	NPPV, NIPPV
（非侵襲的）陰圧換気法	(noninvasive) negative pressure ventilation	NPV, NINPV
非侵襲的プレッシャーサポート	noninvasive pressure support ventilation	NPSV, NIPSV
非侵襲的間欠的陽圧換気法	noninvasive intermittent positive pressure ventilation	NIPPV
非侵襲的換気補助法	noninvasive ventilatory support	NIVS
鼻マスク陽圧換気法	nasal positive pressure ventilation	NPPV, nPPV
鼻マスク間欠的陽圧換気法	nasal intermittent positive pressure ventilation	NIPPV, nIPPV
夜間鼻マスク換気法	nocturnal nasal ventilation	NNV
夜間鼻マスク陽圧換気法	nocturnal nasal positive pressure ventilation	NPPV

肺」や胸壁外陰圧式高頻度換気など)，またマスクによる持続気道陽圧 (continuous positive airway pressure : CPAP) も換気法ではないので，いずれも NPPV には含めない。ただし，これは定義の問題であって，マスクによる NPPV とマスク CPAP は，換気の有無の違いはあっても同一疾患にそれぞれ用いられてきた方法であり，非侵襲的 (挿管をしない) という意味では共通である。

なお，「非侵襲的」という言葉は気管内挿管をしないという意味であって，「無侵襲」であるという意味ではない。もちろん，気管内挿管をするよりは多くの場合低侵襲ではあると考える。

人工呼吸は，旧約聖書の予言者エリシャの口対口人工呼吸による蘇生 (?) の記載—非侵襲的—から始まって，Vesalius の葦の茎を使った人工呼吸の実験の記載—侵襲的—などが古典的なものだが，臨床的に人工呼吸器が作られて人工呼吸がポピュラーに行われるようになったのは，1940～50 年代のポリオの流行による陰圧式人工呼吸器 (「鉄の肺」)—非侵襲的—からだといわれている。しかし，このときの経験から気管内挿管による陽圧換気—侵襲的—の有用性が認識され，現在ではこの侵襲的陽圧換気法が人工呼吸の主流になっている。そして最近になって，侵襲的陽圧換気の問題点の認識や，機器の性能の向上もあって，NPPV が多くの疾患に対して試みられているのが現状である。気管内挿管にとって代わることはないと思われるが，人工呼吸の歴史的に見ても大きな流れのひとつになることは間違いないと考えている。

II. 従来の人工呼吸と何が違うのか

NPPV は，気体を患者に送る経路が従来の人工呼吸と異なる点であることは述べた。それでは，気管内挿管や気管切開をしないと何が違ってくるのかを以下に述べる。NPPV の適応は，この「気管内挿管をしないこと」によるメリットとデメリットのバランスで決まってくるので，このことを理解しておくことが大切である (表2)。

1. 気管内挿管をしないことによって得られるメリット

1) 気管内挿管操作に伴う危険を回避できる

気管内挿管は安全な手技ではない[2]。特に緊急時の気管内挿管は危険性が高い。もともと状態の悪い患者に喉頭鏡をかけることは，低酸素状態や二酸化炭素の貯留を助長し，またストレスによってカテコラミンの放出を促し，不整脈を起こしやすい。これを回避するために薬物を投与すると，今度は誤嚥の危険が増加し，血圧の低下を招く。このような危険な手技をしなくても陽圧換気が可能であることは，NPPV の大きな利点である。

2) 陽圧換気開始までの時間が短い

気管内挿管の準備，家族や本人への説明，気管内挿管操作などの時間を考えると，

表 2 NPPVのメリットとデメリット

メリット
1. 気管内挿管操作に伴う危険を回避できる
2. 陽圧換気開始までの時間が短い
3. 話ができる
4. 食事ができる
5. 感染の機会を減らすことができる
6. 陽圧換気の中断が容易にできる
7. 鎮静薬の必要量が少なくてすむ
8. ADLのアップがはかれる

デメリット
1. 気管内分泌物の吸引が難しい
2. 気道内圧を高くできない
3. 気道と食道が分離できない
4. 重症ではないと見られる
5. 患者がいやがる
6. マスクによる合併症がある

NPPVの方が短時間で陽圧換気を開始することができる。急性左心不全の呼吸困難で苦しがっている人に，説明をして点滴をして挿管をして大騒ぎをして治療していたが，NPPV導入後は，今までだったらやっと挿管ができたくらいの時間で，すでに患者は呼吸が楽になっていることが多い。疾患にもよるが，この時間の早さは大きな利点である。

3) 話ができる

患者とのコミュニケーションは，なんといっても会話によるものが最良である。挿管中の患者とのコミュニケーションは，口の形や筆記で行っているが，これは患者にとっても医療スタッフにとってもストレスである。気管内挿管されているストレスよりも，言いたいことが分かってもらえないストレスの方が大きかったという患者もいるくらいだから，このメリットは大きい。特に看護スタッフからは，患者のケアがコミュニケーションの良さに大きく左右されるので，NPPVの利点の最初に挙げられることが多い。

4) 食事ができる

気管内チューブがないため，経口摂取がスムーズに可能である。気管内挿管をしていても経腸栄養はできるが，気管内挿管を維持するために鎮静薬などが投与されていると，経腸栄養の開始まで時間がかかることが多い。NPPVでは，患者の状態が許せば，陽圧換気中でも経口摂取が可能である。経口摂取中はマスクを外すことになるが，短時間の換気中断は問題にならないことが多い。形態はともかく口から食べるのとチューブ栄養とでは精神的にも大きな差があり，できれば経口摂取が望ましいと考える。また，中心静脈栄養と比べて栄養的にも有利であることはいうまでもない。

5) 感染の機会を減らすことができる

気管内チューブが入っていると痰がとりやすいから肺炎は起こしにくいというのは誤

りである。気管内チューブによって気管の正常な繊毛の動きが阻害され，感染性の分泌物がカフの近くに溜まって動かないために感染が持続するなどの理由で，気管内チューブを長く留置すると肺炎（ventilator associated pneumonia）の起こる確率が高くなるといわれている[3]。気管内チューブ自体は肺炎の増悪因子になりうるので，痰をドレナージしやすいこととの利点，欠点を秤に掛けて呼吸管理をするべきである。

6) 陽圧換気の中断が容易にできる

突然換気を中断してしゃべったり，食事をしたりすることができるわけで，今までは一時たりとも陽圧を中断してはならないような印象があったが，意外にそうでもないことが分かったともいえる。離脱を簡単にトライできるので，離脱も楽である。

7) 鎮静薬の必要量が少なくてすむ

コミュニケーションにしても，食事にしても，咳をさせることにしても，この鎮静度が少なくてすむことは有用である。また，肝機能障害などを考えなくてよいこともメリットである。

8) 日常生活動作（activity of daily life：ADL）のアップがはかれる

人工呼吸器に縛り付けられなくてすむので，体位変換，ちょっとした運動など，気管内挿管と比べて，ADLを拡大でき，肺理学療法の一部ともなって患者の状態をよくする方向に寄与すると考えている。

2. 気管内挿管をしないために起こるデメリット

1) 気管内分泌物の吸引が難しい

気管内チューブ自体の問題点，感染の機会が増えることを述べたが，一方で気管内チューブがないと気管内吸引が難しいことも事実である。NPPV施行中に気管内挿管になる原因として，痰の喀出が不十分であることが多い。慢性呼吸不全の急性増悪，肺炎など分泌物の多い場合には，痰の喀出が十分にできるようにすることが成功，不成功の分かれ目になる。

2) 気道内圧を高くできない

マスクによる顔面の圧迫とリークの問題で，あまり高い気道内圧を得ることはできない。$20\,cmH_2O$以上の圧をかけることは，理論的には可能であってもおそらく現実的ではない（特に長時間は無理）。したがって成人型呼吸窮迫症候群（ARDS）をはじめとして，一般的に高い気道内圧が予想されるときには，はじめから気管内挿管を行った方がよいと考える。

3) 気道と食道が分離できない

誤嚥を起こす可能性は否定できない。したがって意識が悪い場合，意識が良くても咽頭喉頭反射が保たれていない場合には，NPPVの適応はない。意識障害がある場合には，原則として適応から外すのが一般的であるが，急性の高二酸化炭素血症が意識障害の原因と考えられる場合には，注意しながらNPPVを行ってもよいのではないかとい

う論文がある[4]。

4) 重症ではないと見られる

他の医療スタッフからも，患者の家族からも重症ではないのではないかと思われて，苦労することがある。気管内挿管していないから軽症だと考えて油断することのないように注意しなければならない。

3. マスクを付けるために起こるデメリット

1) 患者がいやがる

一般的にマスクを付けられるのは不快であり，圧迫感もあるので，閉所恐怖症の人には難しいといわれる。しかし，マスクを付けることによって呼吸が楽になることが理解できれば，いやがる患者はほとんどいないといってよい。そこで，実際に患者に付けて経験させ，少しずつならしながら息が楽になったことを認識させることができれば，NPPVの急性期の導入はうまくいくと考えてよい。一方，慢性期の導入はこれとは異なり，急性期とは比べものにならないほどマスクの使い勝手の良さにこだわる必要がある。患者がいやだと言えばむりやり導入はできないので，患者が納得できるまで工夫をしたり，説明を続ける必要があり医療スタッフの努力は大変である。

2) マスクによる合併症がある

マスクが原因と考えられる合併症には，皮膚潰瘍，目・口腔・鼻の乾燥，胃膨満などがあり，それぞれマスクのあたり方，圧迫の調節，加湿器の使用，換気圧を高くしすぎないようにすることで対処する。マスクからのリークは避けることは不可能で，そのために音がうるさくて眠れないなどの訴えがある。これには軽い鎮静やマスクの交換などで対処せざるをえない。気管内挿管のときと同様に圧外傷は発生しうるが，気道内圧があまり高くできない分発生頻度は少ない。しかし，頭蓋底骨折，上気道，気管の損傷があるときにNPPVを行うと，気脳症，皮下気腫，気縦隔の発生があるので注意が必要である[5]。

III. どのような疾患に使うといいのか

1. 急性呼吸不全における適応

急性呼吸不全については，慢性呼吸不全に対する応用よりも遅れて，1990年頃から急速に報告が増えてきている。最初は慢性閉塞性肺疾患（chronic obstructive pulmonary disease：COPD）の急性増悪による急性呼吸不全に対して主に使用されていたが，その後さまざまな疾患に対して使用されるようになってきた。この中には，喘息，急性心不全，ARDS，肺炎，術後呼吸不全，無気肺，外傷など多くの疾患による呼吸不全が含まれている。

初期の報告の多くは症例報告であり，一般的に，気管内挿管をしないですんだ症例数

を全症例数で割ったものを「成功率」と称し，これで比較をしていることが多い。ちなみに AARC のまとめでは[6]，1996 年までに 872 症例が報告され，全体の成功率は 75% であるがこの多くはコントロールスタディではない。このような状況で，NPPV の有用性をはっきりとさせるためには，コントロールスタディを行わなくてはならないというのは当然の方向性であり，現在までに 7 つのコントロールスタディが行われていて，そのうち prospective random control study は 4 編である。ただ，これら 7 つを合わせた成功率も 77% と，ほぼ同じであった。最近は，エビデンスに基づいたメタアナリシスも行われるようになってきており，これもふまえて急性呼吸不全の疾患ごとに，NPPV の適応と有用性についてまとめる。

1) COPD の急性増悪

コントロールスタディが最もよく行われているのが，COPD の急性増悪である。

Bott ら[7]の 1993 年の報告では，60 人の患者を 2 つのグループに分け，NPPV＋内科的治療のグループと，内科的治療のみのグループとで比較した。pH，Pa_{CO_2} が NPPV 後 1 時間の時点で有意に改善し，visual analog scale による呼吸困難度も有意に低下した。死亡率には差がなかったが，NPPV を付けられなかった 4 名を除くと有意差がでた。一方コントロールグループでは，5 人が人工換気を必要とした。入院日数（両者とも 9 日間）には差がなかった。この研究で気を付ける必要があるのは，研究が行われた 3 つのセンター間の差が有意に認められることで，施設による NPPV の慣れが結果に影響を与えたのではないかと考えられる。

Kramer ら[8]の 1995 年の研究では，23 人の患者を 2 つのグループに分けて差を見ているが，挿管率は NPPV グループが 9% に対し，コントロールグループは 67% と大きな差が開いた。入院日数は 15 日（NPPV）と 17 日（コントロール）で差がなかった。この研究では，看護婦と呼吸療法士の必要な仕事時間を調べており，最初の 8 時間は呼吸療法士の仕事時間は挿管されている患者よりも多いが，次の 8 時間では大幅に減ること，看護婦の仕事時間は挿管患者よりも最初の 8 時間は少なかったことを示し，Chevrolet ら[9]の NPPV は看護婦にとって仕事時間が非常に多いものであるという報告とは逆の結果を出していることが注目される。

Brochard ら[10]の 1995 年の発表は，83 人の COPD の急性増悪の患者を対象に行ったものである。NPPV グループ 41 人，コントロールグループ 42 人で，挿管率は，それぞれ 26% と 74% であり有意差を認めた。死亡率も 9% と 29% で有意差があり，また病院滞在日数にも（23 日対 35 日）有意差を認めた。この研究で注目しなければならないのは，研究期間中に COPD の急性増悪で入院した患者は 275 名で，そのうち 31% しか研究の適応とはならなかったことである（中枢神経疾患や心不全などの合併症，顔面の変形などで除外された）。

以上のようなコントロールスタディをまとめて，Keenan ら[11]がメタアナリシスを行っている。それによると，院内死亡率に関しては，odds ratio (OR) が 0.22 で，

95% confidence interval（CI）が0.09〜0.54と有効性を認めている．同様に挿管に関しても，ORが0.12，95% CIが0.05〜0.29であり，NPPVのCOPDの急性増悪への使用に関してはレベル1のエビデンスがあり，有用性は確立し適応があるものと考えられる．

2）肺水腫

心原性の肺水腫については，CPAPマスクによるコントロールスタディがすでに行われていて有用性が認められている[12]．NPPVが肺水腫で有効かどうかについては，症例報告的な発表が多いが，Keenanら[11]によれば，1996年までに7件の報告があり，患者数は22名で，挿管率32％，死亡率14％であるという．一方，Methaら[13]は，27人の肺水腫の患者を14人と13人に分け，それぞれにNPPVとCPAPで治療を行って比較している．治療開始30分で，NPPV群は呼吸数の減少，心拍数の低下，血圧の低下，Pa_{CO_2}の低下，pHの上昇を認めたが，CPAP群では，呼吸数の減少のみが有意であった．しかし，心筋梗塞の発生率は，NPPV群71％に対し，CPAP群31％とNPPV群が有意に高かった．挿管になったのは各1名で，死亡はNPPVが1名，CPAPが2名で有意差はなかった．この論文では，NPPVが心筋梗塞を発生させるかどうかについてはさらに研究が必要であるとしているが，治療開始時に胸痛があったのがNPPV群で10人なのに対し，CPAP群では4人と有意ではない差があること，左脚ブロックの患者が3：0と多いことなど群間の差があるのかもしれない．

肺水腫の患者にNPPVを行うと一般的に非常に短時間に症状の改善が認められるのに対し，あとから心筋梗塞であることが分かった症例では，30分以上経ってもほとんど改善が認められないことを数例経験している．肺水腫の原因として心筋梗塞が疑われる場合には，NPPVは注意しながら使用する必要があるとともに，NPPVで改善が認められないものについては心筋梗塞を疑うことと，挿管時期を遅らせることのないように心がけるべきであろう．

3）成人型呼吸窮迫症候群（adult respiratory distress syndrome：ARDS）

ARDSに対してもNPPVは使用されているが，いまのところケーススタディが行われているのみである．Keenanら[11]によれば，現在までにARDSの患者にNPPVを用いた報告は5編，15人であり，全体の挿管率は53％，死亡率は40％である．いずれもケーススタディであり，これらから結論を引き出すのは難しいと考えられる．

最近のRockerら[14]の報告を見てみると，10人のARDSの患者に12回NPPVで呼吸管理を行っているが，最初からNPPVを行った9人のうち，6人は挿管せずに治療できた．しかし，全体では挿管しなかったのはこの6人だけだったため，成功率は50％であった．Rockerらは，ARDSでも血行動態的に安定している初期の患者においては，NPPVは適応があるという結論を出しているが，acute physiology and chronic health evaluation（APACHE）IIスコアの平均が16と比較的軽症であり，多臓器不全（multiple organ failure：MOF）になっている患者も少ない．原因疾患を見

てみると，マラリア，脂肪塞栓，産後血栓性血小板減少性紫斑病，誤嚥などが成功例で，肺炎，外傷，骨髄移植後などでは挿管されている．

このことから考えると，短期間の呼吸管理のあいだに基礎疾患のコントロールが付くものに関しては，ARDSでもNPPVの適応があることを示しているのではないかと考えられる．しかし，たとえば敗血症などから合併したARDSに関しては，原因疾患のコントロールにも時間がかかり，MOFにもなりやすく，また非常に高い気道内圧を必要とするので，このような状態では逆に早期から気管内挿管でコントロールした方がよいのではないかと考える．

結論として，ARDSだからといってNPPVの適応はないと考える必要はないが，その原因疾患から短期のコントロールが可能と考えられるものが適応となり，長期化が予想されるもの，MOFになっているもの，APACHE IIスコアの高いものには早期の気管内挿管が適応ではないかと考える．この境目をどこにおくかはこれからの課題であろう．

4）気管支喘息

気管支喘息の患者の多くは気管内挿管されるわけではないので，NPPVの気管支喘息に対する使用に関しては，挿管の必要な重篤な発作についても挿管をしないで呼吸管理ができるかということと，中等度以下の発作の軽快に有用であるかの2つの点から考慮されるべきである．

Meduriら[15]の報告では，平均pH 7.25，平均Pa_{CO_2} 65 mmHgの喘息の患者17名にNPPVを施行したところ，急速に血液ガスの改善を認め，気管内挿管に至ったのは2名であったという．しかしこれにすぐに挿管になってしまった4名を加えると21名中6名の挿管で，挿管率28.6％ということになる．喘息の患者は，救急外来で待っている間に急速に悪化して気管内挿管になることをときどき経験するように，その呼吸状態の変化は予測しがたいことがある．したがって，気管内挿管がすぐにできる場所でNPPVを行うのは問題ないが，そうでないところでNPPVで管理するのは，危険ではないかと考える．気管支喘息は，短期予後は悪くない病気であり，重篤な発作の管理は，NPPVを行うにしてもICUなどの管理の良いところで行うべきである．

一方，Pollackら[16]は，軽症から中等症の喘息発作患者を，β刺激薬の吸入をした群と，吸入プラスNPPVを行った群に分けてランダムスタディを行っている（40人対60人）．吸入前後のピークフローは，NPPV群で40％から69％へ，吸入のみ群で37％から57％へと増加したが，これには有意差が認められた．挿管に至った症例はなかった．NPPVはこのように，β刺激薬の吸入の補助として，理学療法のスクウィージングと合わせても使用でき有効でないかと考えられており，これからのNPPVを考えるうえでひとつの方向性であると考える．

5）肺炎

肺炎に関してNPPVの有用性は確立していない．現在までに報告されているのは症

例報告に過ぎず，ランダムコントロールスタディはない．Keenanら[11]によれば，肺炎に関しては，レベル5のエビデンスしかなく（症例報告のみ），患者総数36人中，挿管になったのは10人，死亡例も10名であり，それぞれ28%であるが，報告によって挿管率が0から100%までばらついており，重症度，肺炎の原因などによって差がでてくるものと考えられるので，現在の所，肺炎という分類だけではNPPVの適応かどうかを判断することはできない．

6) 外傷

外傷による急性呼吸不全に対してのCPAPによる呼吸管理の試みは古くから行われており，有用性を認める報告があるが，コントロールスタディはない．NPPVについては，外傷，熱傷による呼吸不全に対して報告があるが，これもコントロールスタディではない．Gregorettiら[17]によれば，NPPV施行後1時間でPa_{O_2}/F_{IO_2}の上昇，Pa_{CO_2}の低下，呼吸数の低下が認められた．

われわれも，さまざまな外傷症例に対してNPPVを試みてきた．胸部外傷による呼吸不全（肺挫傷，フレイルチェスト），腹部外傷手術後の呼吸不全などである．救急部に入院した100人の外傷患者をレトロスペクティブに調査したところ，NPPVによる換気を受けた患者は33名，挿管された患者が23名，換気を行わなかったグループが44名であった．NPPV群のうち挿管されたものは1名のみであり，挿管率は3%であった．これらの患者の，Pa_{O_2}/F_{IO_2}，食事摂取までの時間，APACHE IIスコア，入院日数を調査したところ，NPPV群ではPa_{O_2}/F_{IO_2}の改善が他の群よりも有意に大きかった．APACHE IIスコアは，NPPV群が14，挿管群が18，非換気群が12と，挿管群が有意に高かったが，APACHE IIスコアとPa_{O_2}/F_{IO_2}の改善度の相関関係は認められず，NPPV群のPa_{O_2}/F_{IO_2}の改善はAPACHE IIスコアが小さいからではないと考えられた．食事摂取までの時間は，NPPV群で早い傾向にあったが有意ではなかった．そこで，胸部外傷群をサブグループとして検討した．51例の胸部外傷症例のうち，NPPV群が18，挿管群が10，非換気群が23名であった．この3群で比較すると，やはりPa_{O_2}/F_{IO_2}の改善度は，NPPV群が最もよく，食事摂取までの時間は挿管群が他の2群と比べて有意に長いことが分かった．このことから，外傷症例全体でみると，食事摂取までの時間に有意差はないが，これは消化管の手術を行う腹部外傷症例があるためではないかと考えられた．以上のことから，われわれは，外傷による呼吸不全に対しては，除外項目に入らない限り積極的にNPPVを使用して良いと考えている．

この間明らかになったことは，肺挫傷，フレイルチェストといった肺実質損傷があり，以前は気管内挿管が一般的であったような外傷でも，十分にNPPVで管理できること，気胸があってもドレナージができていれば陽圧換気は可能なこと，胸部外傷単独の場合には経口摂取開始が明らかに早くできることなどである．コントロールスタディが行われていないのでエビデンスとしては低いが，NPPVの有用性は十分にあるものと考えられる．

2. 慢性呼吸不全における適応

慢性呼吸不全については，急性呼吸不全に適応される以前から研究が行われてきた。主な使い方は，夜間にNPPVを（特に鼻マスクで）行い，日中の活動性を高めるという方法である。最初は主に肺自体に病変のない，神経筋疾患，側弯症などの胸壁の異常によるものが対象になり，その後，COPDのような肺自体に疾患のある患者の慢性呼吸不全に対しても施行されるようになってきて現在に至っている。Meyerら[18]の1994年の文献によれば，1987～92年の間に11編報告があり，患者総数は167名であるが，このうちCOPDによるものはわずか8名であった。この2つの病態はかなり異なると思われるので別に述べる。

1) 肺自体に問題のない慢性呼吸不全

このような慢性呼吸不全に対しては，1980年代に多くの症例報告が行われ，夜間のNPPVの使用により，日中における症状，二酸化炭素，酸素化能の改善が認められている[18]。症例報告がほとんどとはいえ多くの報告が有用性を認めていることから，NPPVを使用しないグループを用いたコントロールスタディを行うことは，倫理的にも問題があるのではないかと言われるくらいであり，実際にほとんどコントロールスタディは行われていない。慢性呼吸不全のような長期的な研究と，急性呼吸不全の場合の短期的な研究とが大きく違うところだと考えられる。

このためHillら[19]は，NPPVで状態の安定している患者において，1週間の間NPPVを使用しなかったところ，夜間のPa_{CO_2}の上昇とPa_{O_2}の低下，日中の症状の悪化を認め，NPPVを再開したところこれらが改善したことから，NPPVの慢性呼吸不全における有用性はあると結論している。コントロールスタディが行えない状況での工夫した研究と考えられる。

慢性呼吸不全の場合には，長期フォローアップが困難であり，あまり多くの研究はない。Simmondsら[20]は，1987～92年の間にNPPVを開始した180人の患者のデータから，NPPVの継続使用率を予測して発表しているが，それによると5年後の継続使用率は，ポリオ後遺症で100％，胸郭形成94％，神経筋疾患81％，後側弯症79％であった。そして，NPPV使用前と使用後1年の値を比べてみるとPa_{CO_2}は有意に低下し，Pa_{O_2}は有意に上昇し，この傾向はこのような疾患グループでは5年後まで続いたとして，有用な呼吸管理手段であると結論している。

こうなると，NPPVを早期に開始すると，さらに予後がよいのではないかという考えも当然でてくるわけだが，最近Raphaelら[21]が，Dechenne型の筋ジストロフィの患者を2群に分けて，多施設コントロールスタディを行って，予防的にNPPVを始めたグループとそうでないグループで比較したところ，NPPVを早期に始めたグループの方が死亡率が高かったという結論だったため（23％：6％），かなり議論を呼んだ。

これに対してBach[22]は，同じような神経筋疾患の患者でも，NPPVの器械を積極的に使用し，咳の仕方も教えたうえで，酸素飽和度のモニターで呼吸状態が把握できる

ようにきちんと教育して在宅で管理したところ，40人の患者で平均約4年間の間に，今までだったら入院して呼吸管理が必要な呼吸不全を83回起こしたけれども，実際に入院したのは15回だけで，それも1回あたり3.1日の入院ですんだと報告して，NPPVの予防効果は十分にあることを示している。そして，鼻マスクだけでなくマウスピースを含めたいろいろなインターフェイスが必要であること，鼻が詰まったときには積極的にマウスピースなどを使うこと，また，患者への教育ときちんと管理するための熟練した呼吸療法士が必要であると述べている。スタッフの教育が重要であることは急性呼吸不全でも盛んにいわれていることであり，NPPVがきちんと使用できるかどうかによってまったく結論が変わってしまう好例ではないかと考えられる。

AARCのまとめでは，神経筋疾患や胸壁の疾患による慢性呼吸不全に対するNPPVに関してはレベル3の有用性が認められるとしている[1]。

2) COPDの慢性期に対するNPPVの使用

肺自体に病変がない疾患による慢性呼吸不全と違って，COPDの場合にはNPPVが有用かどうかは議論が分かれるところである。前述のSimmondsら[20]の報告でも，5年後の予測継続使用率は，COPDの場合は43%であり，特に気管支拡張症の患者の場合は，2年以内に全員死亡してしまっていた。

これまでに4編のコントロールスタディが行われているが，その間でも結論の一致をみていない。Strumpfら[23]は，19人の患者をランダムに分けて，通常の治療または夜間のNPPVを行って比較している。3カ月の研究期間のあいだに，NPPVのグループの5人はマスクがうまく付けられなくて研究対象からはずれてしまった。また，血液ガスの値や日中の症状の改善も認められず，精神的なテストの値だけが有用性を認めたのみであった。一方，Meecham-Jonesら[24]は，同じように18人の患者でランダムコントロールスタディを行い，3カ月の研究期間のあとで，日中の血液ガスの改善，睡眠時間の改善などをNPPVグループで認めたと報告した。この2つの報告の差は，Meecham-Jonesらの患者の方がPa_{CO_2}が高く，夜間の酸素化能の低下を強く認めていたことで，このようなサブグループの患者に有効ではないのかとの意見があるが，研究から脱落する患者が多い理由は，NPPVの施行方法やスタッフの教育の問題も考慮する必要があると考えられ，このような問題が整理できないと研究の単純比較は難しいと考える。

このほかに，Gayら[25]の13人の患者を用いた3カ月のランダムコントロールスタディや，Lin[26]の12人の患者で2週間ずつNPPVあるいは酸素療法の治療を行って比較した研究があるが，いずれも有意な血液ガスの改善や症状の改善を認めなかったとしている。

このようにコントロールスタディはあるものの，結果は相反するものであるし，どれも研究期間は長くなく，慢性呼吸不全のコントロールスタディの難しさを表しているものと考えられる。現在の所，COPDの慢性期への使用に関しては，意見が分かれてい

ると言わざるをえない。

IV. どのように施行したらいいか

　NPPV はマスク以外にもマウスピースなどで施行することができるが，ここでは一般的に使用されるマスクによる NPPV について述べる。NPPV を成功させるコツは，適応をきちんと判断すること，患者にマスクを付けるコツを修得すること，病棟全体で医師，看護婦，呼吸療法士が皆この方法に慣れていることの 3 つである。

1. 適応の判断

　急性呼吸不全のコントロールスタディで，研究に組み込まれた症例の割合が低かったことはすでに述べたが，適応を厳密にすれば，成功率は高くなるものと考えられる。適応には，患者の状態による一般的な適応（表 3）と，疾患による適応（すでに述べた）とがあるが，ここでは一般的な適応について解説する。前述したマスク換気のデメリットの裏返しである。

1）マスクの換気を納得させることができる

　一般的にマスクの換気に最初から協力的な患者はいない。NPPV の適応基準に「マスク換気に協力的な患者」と書いてあることが多いが，きちんと病状を説明し，必要性を説明して納得させることが大切である。しかし，呼吸苦があるときに説明をきちんと理解できる患者は少なく，実際には，説明したうえでマスクを装着し，呼吸が楽になることを理解してもらえればうまくいくことが多い。特に II 型呼吸不全の患者では，しばらく装着して Pa_{CO_2} が低下し呼吸が楽になると「協力的」になることが多い。一方 I 型の呼吸不全では，Sp_{O_2} が上昇しているのに，マスクは苦しいという患者が少なくない。これだけで挿管にしてしまったのでは NPPV はほとんど施行できないので，実際にモニターの Sp_{O_2} を見せたり，胸部 X 線写真を見せて納得させるなどの努力が必要である。それでもマスクを外そうとする患者では，状態さえ許せば無理強いせずに，最初は 30 分，次には 1 時間といった具合に慣らしていくことも有効である。後述するように病棟のスタッフの教育が重要なのは，こういった手間のかかる作業があって初めて

表 3　NPPV 施行のための一般的な適応

1. マスク換気を納得させることができる
2. 痰が自分で喀出でき，かつあまり量が多くない
3. 高い気道内圧を必要としない
4. 咽喉頭反射が保たれ，誤嚥の危険がない（意識がある）
5. 消化管の出血やイレウス状態ではない
6. 循環動態が安定している
7. マスクがきちんとフィットする

NPPVを成功させることができ，それが患者のquality of life（QOL）の上昇につながるという方向性が見えていないとなかなか実行できないからである。

慢性呼吸不全の場合には，このようなある意味では乱暴な説得では長期の装着は不可能であり，きちんと理解してもらう努力は，急性呼吸不全とは比べものにならないほど重要であると考える。

2）痰が自分で喀出でき，かつあまり量が多くない

NPPVの換気がうまくいかなくて挿管になる場合の原因として痰の喀出不十分ということが多いので，痰の量が多い患者は，気管内挿管の適応とした方がよいことが多い。肺に病変があればどうしても分泌物は多くなるので，NPPVを施行するときには，体位ドレナージやネブライザの使用，理学療法などを併用して痰の喀出を促すことは必須である。

3）高い気道内圧を必要としない

胸郭肺コンプライアンスの悪い患者は，気管内挿管による換気が適応である。マスクによる気道内圧の上限は20 cmH$_2$O程度ではないかと考えている。これ以上の圧をかけるには，マスクの圧迫をかなり強くしないとならないし，また食道の開口圧が20 cmH$_2$Oといわれているので，食道，胃への送気を防ぐ意味でも気管内挿管の方がよいと考えるからである。

4）咽喉頭反射が保たれ，誤嚥の危険がない（意識がある）

気道と食道の分離ができていないので，誤嚥は最大の危険であり，絶対に避けなければならない合併症である。したがって，意識のない患者は原則としてNPPVの適応はない。しかし，前述したように，急性のCO$_2$ナルコーシスによる意識障害は，NPPVを行ってもよいのではないかとの論文があり[4]，われわれもこのような患者にNPPVを行っているが，誤嚥の危険があるので，非常に注意深く医師の責任のもとで行うべきであると考える。

5）消化管の出血やイレウス状態ではない

これも，気道と食道が分離できていないことからの適応判断である。腹部膨満している患者は誤嚥の危険に十分注意しなければならない。

6）循環動態が安定している

大量出血やショックなどの患者は，気管内挿管による呼吸管理をするべきであると考えられているが，どの程度から挿管するべきかは，NPPVにどのくらい慣れているかによって違ってくると考えられ，一概にいえるものではなさそうである。

7）マスクがきちんとフィットする

顔面の変形などでマスクがピッタリ合わない患者では，NPPVは難しい。入れ歯を外した患者，胃チューブが入っている患者などでは，工夫次第でNPPVを施行することが十分可能である。マスクからのリークがあるからといってすぐにあきらめる必要はない。

2. 患者にマスクを付けるコツ

　気管内挿管の場合と違って，NPPVを始めるときにはじっくりと患者と付き合う覚悟が必要である。欧米の論文でも，"labor intensive"な方法であるとよくいわれているが，呼吸器の設定の指示を出したまま看護婦に任せたのでは，絶対にうまくいかないことを理解しないと，NPPVは成功しない。ここでは，われわれの施設で行っているNPPV開始時のプロトコールを述べる。

1) 適応の判断と患者への説明

　すでに述べたとおり，適応ありと判断したら，患者にきちんとした説明を行う。

2) 最適な種類，サイズのマスクの用意

　急性呼吸不全の場合には，十分なマスク合わせができないので，多くのサイズをベッドサイドに持ち込んで，ピッタリしたものを1つ選んでおく。鼻マスクとフェイスマスクがあるが，鼻マスクの方が患者が楽なので，できるだけ鼻マスクで施行するように心がけている。しかし，実際には老人の患者が多く口を開けたまま寝てしまってNPPVができないので，フェイスマスクを使用することの方が多い。マスクの大きさを合わせるために，鼻の大きさを測る道具もあるので，これを利用してもよい。一般的に小さめのものを選んだ方がピッタリすることが多い。また，マスクは原則としてディスポーザブルであるが，値段が高いため再滅菌して使用することも多い。しかし次第に変形してきてフィットしなくなるので，できるだけ新品を使用した方がよい。慢性呼吸不全の場合には，個々の患者の顔に合わせて作ったマスクも使用されている。

3) 呼吸器の初期設定

　われわれは原則として，PEEP 5 cmH$_2$O，プレッシャーサポート5 cmH$_2$Oに相当する設定から始めるようにしている。これは，今までの経験から，初めての患者でも耐えられる程度の低い圧であることと，この程度の圧で十分効果があることが多いからである。F$_{IO_2}$は，患者の状態に合わせて決める。F$_{IO_2}$を決められない機種では，100%酸素を側管から流すようにするが，F$_{IO_2}$が不明なためNPPVの効果の判定が難しい。なお，神経筋疾患や一部のその他の疾患では，従量式の呼吸モードが選択されている。

4) マスクの装着

　スタッフの手でマスクを保持しながら，リークが最小限の所を探す。リークを0にする必要はないが，少ないに越したことはない。しかし，そのために圧迫が強すぎないように注意する。NPPVに慣れるように，患者に何度か呼吸をさせてみる。患者から要求があったり，質問があったりすれば，すべてにできるだけ対応する。しばらくそのままマスクを保持して，これならばしばらく続けても大丈夫だと患者が言うまでマスクの位置を微調整する。どうしてもうまくいかなければマスクを変えてみる。胃チューブや顔面の形によるリークは，ある程度（できれば20 l/min以下）なら無視してもよいが，テープやガーゼ，ストーマ用のパッドなどを利用してリークの軽減に努めなければならないときもある。また，リークのフローが目にあたらないようにする。この間に，口の

閉じ方やしゃべり方，痰の出し方，マスクの外し方，ナースコールの押し方などを指導しておく（ここは，慣れれば10分程度でできるが，慣れていなかったり患者の訴えが多いと30分から1時間はかかる）。

5) ヘッドストラップの装着

安定して手で保持できるようになったら，そのままの位置でヘッドストラップへ移行する。ヘッドストラップに移行するとリークが増えることが多いので，注意深くストラップの紐の強さを調節する。

6) 患者の観察

マスクから手が離れたら，患者の呼吸数，Sp_{O_2}，その他のバイタルサインを確認し，その変化を観察する。Sp_{O_2}の目標は，COPDでは90％，その他の疾患では95％以上とし，必要に応じて酸素流量やF_{IO_2}を調節する。急性呼吸不全に使用した場合には，早ければ10分くらいでSp_{O_2}の上昇がみられ，数十分で呼吸数の低下，呼吸困難感の軽減をみることが多い。また，装着後1時間以内は患者の訴えも多いので，ベッドサイドにいてきちんと対応するように心がけなければならない。

7) 血液ガス検査

NPPV開始後1〜2時間の所で動脈血液ガスを検査する。酸素化能に関しては，PEEPに相当する部分の調節，換気に関してはPSVに相当する部分を調節する。もしもこの時点で，呼吸苦などの症状の改善，血液ガスデータの改善がまったく認められなければ，気管内挿管を考慮する。NPPVのために気管内挿管の時期が遅れたとは言われないようにしなければならない。

8) NPPVの持続

症状や血液ガスの改善が認められれば，NPPVができるだけ長く施行できるように，周りの環境の整備を行う（楽な姿勢や体位をとらせる，快適な室温の維持，体温の調節，必要に応じた鎮静や鎮痛—痛み止めはきちんと行い，また軽い鎮静は積極的に行って構わない）。できるだけ連続してマスクが付けられるようにするが，状態が落ちついていれば，短期間マスクを外して，家族と話しをさせたり，水を飲ませたりするのも良い。また，状態によっては食事も積極的に取らせるようにする。なお，NPPVによる呼吸管理と平行して，原因疾患に対する治療を行うことが重要なのは言うまでもない。

3. 医師，看護婦，呼吸療法士の教育

3つ目のポイントは，NPPVの理解である。NPPVで呼吸管理していた患者を別の病棟に転棟させたとたんに，挿管しましたと言われることをときどき経験する。われわれの病棟でもNPPVが積極的に行われるようになったのは，医師だけでなく看護婦もNPPVの勉強会を開くなど積極的に病棟全体で取り組むようになってからのことである。一人の医師がいくら頑張っても，24時間つきっきりで対処できるわけではないので，NPPVの普及は不可能である。逆にいったん覚えてしまえば，最新の人工呼吸器

のように専門家でないと動かせないようなものではないので，誰にでも理解することは可能であり，また，ちょっとしたマスクのずれやリークの補正などすぐにできるようになるものであるが，このようなちょっとしたことができるかどうかが病棟でNPPVが定着するかどうかの分かれ目である。Brochard[27]は，医師や看護婦のやる気やトレーニングの程度がNPPVの成功率に影響を与えるかもしれないと述べているし，Meduriら[4]は，ローテートのレジデントにこの方法を教育することによって，呼吸療法士の監督のもとで十分呼吸管理ができ，第一線の呼吸管理法として有用だと述べている。

V. NPPV用の人工呼吸器について

NPPVは初期には，従量式の人工呼吸器が特に慢性呼吸不全の患者に対して用いられてきた。現在でも，神経筋疾患の患者に対しては，従量式の呼吸器が積極的に使用されているが[22]，最近は，従圧式の呼吸器を使用した報告が多くなってきている。例えば，NPPVに関する研究で使用された人工呼吸器をまとめた報告を見てみると[6]，1993年までは約半数が従量式なのに対し，1994年以降では，11の文献のうち，1つを除いて，従圧式の呼吸器を使用している。そして，人工呼吸器としては，いわゆるクリティカルケアタイプ（ICUで使用するようなタイプ）のものとNPPV用の人工呼吸器とが半々で使われており，最近特にNPPV用の人工呼吸器の使用が増えている。人工呼吸器の種類や，呼吸モードの違いによる「成功率」の差を報告したコントロールスタディはないが，NPPV専用機の以下に述べるような特徴の有用性が認められてきた可能性がある。NPPVを成功させるには，NPPVの理解が重要であり，この新しいタイプの人工呼吸器について，その特徴を簡単にまとめることにする。

現在日本では，6社から，7機種のNPPV用人工呼吸器が発売されている（CPAP専用機は除く）。機種によって細かな差異はあるが，従来のクリティカルケア用人工呼吸器と比較して，次のような特徴がある。

リークが不可避的に存在するシステムで作動しなければならないので，PSV，プレッシャーコントロールといった従圧式の呼吸モードが用いられ，かつ，気管内挿管では考えられないような大量のリークが発生しても追随する必要があるので，大きなフローの発生装置をもっている（ブロワーと呼ばれるものが空気を取り込んでフローを作っている）。この大きなリークの中での，患者の吸気，呼気の認識は非常に大変な作業のはずで，圧トリガー，フロートリガーだけでなく，シェイプトリガー，フローリバーサルトリガーなどと名前が付けられた，各機種に独特のトリガー方式が存在する。

繁田ら[28]は，各種NPPV用人工呼吸器とモデル肺を用い，その間に半定量的なリーク（10～100 l/min）を作ることによって，リークのある状況でのこれらの機器の性能を検討した。これによると，PEEP圧に関してはこれだけのリークに対して，従来の

クリティカルケア人工呼吸器はすぐに圧を保つことができなくなるのに対し，NPPV用の呼吸器では，ほぼ圧を保つことができた。また，トリガーに関しては，すべての機種が30 l/minのリークまではほぼ追随することができたが，これはクリティカルケア用人工呼吸器よりもはるかに優秀であった。機種によっては，さらに大きなリークまで追随するものもあったが，30 l/minのリークは500 ml/secに相当し，マスクからこれだけの量が漏れると，患者はリークのために苦しくて臨床的には使えなくなるので，実際にはどの機種でも臨床使用は可能であると述べている。以上の点が，NPPV用呼吸器とクリティカルケアタイプの人工呼吸器と大きく異なる特徴であると考えられる。

このほかに，クリティカルケアタイプと異なる特徴として，NPPV用機種の多くが在宅人工呼吸を目標にしている関係で，クリティカルケアタイプでは必須であるF_{IO_2}の調節が，ほとんどの機種ではできないことが挙げられる（多くの場合，酸素は回路のどこかから追加投与することになるが，リークのある状況ではF_{IO_2}を推測するのも困難である）。このことは，状態の安定した患者が在宅で使うには問題はないのかもしれないが，病院で使用するには治療効果の判定に困難を来すので，非常に使いにくくなっている。

まとめると，NPPV用の人工呼吸器は，クリティカルケアタイプの人工呼吸器と比べてリークに強く，患者が耐えられるリークの範囲では，機種に関わらず，PEEPをかけ，換気を行う能力は問題ない。しかしF_{IO_2}の調節については，多くの機種で不十分である。このタイプの人工呼吸器を使用するときには，以上のような特徴を理解したうえで使用しなければならない。

VI. おわりに

以上，簡単にNPPVの概略を述べた。NPPVは人工呼吸イコール気管内挿管という既成概念を打ち破る人工呼吸法であり，これからさらに適応が拡がっていくものと考えられる。NPPVを成功させるには，NPPVの正確な理解が必要である。

【参考文献】

1) American Society for Respiratory Care : Consensus conference : Noninvasive positive pressure ventilation. Respir Care 42 : 364, 1997
2) Stauffer JL, Siverstri RC : Complications of endotracheal intubation, tracheostomy and artificial airways. Respir Care 27 : 417, 1982
3) Kollef M : The prevention of ventilator associated pneumonia. N Engl J Med 340 : 627, 1999
4) Meduri GU, Turner RE, Abou-Shala N, et al : Noninvasive positive pressure ventilation via face mask. Chest 109 : 179, 1996
5) Hill NS : Complications of noninvasive positive pressure ventilation. Respir Care 42 :

432, 1997
6) Hess D : Noninvasive positive pressure ventilation : Predictors of success and failure for adult acute care application. Respir Care 42 : 424, 1997
7) Bott J, Carroll MP, Conway JH, et al : Randomized controlled trial of nasal ventilation in acute ventilatory failure due to chronic obstructive airway disease. Lancet 341 : 1555, 1993
8) Kramer N, Meyer TJ, Meharg J, et al : Randomized prospective trial of noninvasive positive pressure ventilation in acute respiratory failure. Am J Respir Crit Care Med 151 : 1799, 1995
9) Chevrolet JC, Jolliet P, Abajo B, et al : Nasal positive pressure ventilation in patients with acute respiratory failure. Chest 100 : 775, 1991
10) Brochard L, Mnacebo J, Wysocki M, et al : Noninvasive ventilation for acute exacerbation of chronic obstructive pulmonary disease. N Engl J Med 333 : 817, 1995
11) Keenan SP, Brake D : An evidence-based approach to noninvasive ventilation in acute respiratory failure. Crit Care Clin 14 : 359, 1998
12) Bersten AD, Holt AW, Vedig AE, et al : Treatment of severe cardiogenic pulmonary edema with continuous positive airway pressure delivered by face mask. N Engl J Med 325 : 1825, 1991
13) Metha S, Jay GD, Woolard RH, et al : Randomized prospective trial of bilevel versus continuous positive airway pressure in acute pulmonary edema. Crit Care Med 25 : 620, 1997
14) Rocker GM, Mackenzie MG, Williams B, et al : Noninvasive positive pressure ventilation. Chest 115 : 173, 1999
15) Meduri GU, Cook TR, Turner RE, et al : Noninvasive positive pressure ventilation in status asthmatics. Chest 110 : 767, 1996
16) Pollack CV, Fleish KB, Dowsey K : Treatment of acute bronchospasm with β-adrenergic agonist aerosols delivered by a nasal bilevel postive pressure circuit. Ann Emerg Med 26 : 552, 1995
17) Gregoretti C, Burbi L, Berardino M, et al : Noninvasive mask ventilation (NIMV) in trauma and major burn patients. Am Rev Respir Dis 145 : A 75, 1992
18) Meyer TJ, Hill NS : Noninvasive positive pressure ventilation to treat respiratory failure. Annals Internal Med 120 : 760, 1994
19) Hill NS, Eveloff SE, Carlisle CC, et al : Efficacy of nocturnal nasal ventilation in patients with restrictive thoracic disease. Am Rev Respir Dis 145 : 365, 1992
20) Simmonds AK, Elliot MW : Outcome of domiciliary nasal intermittent positive pressure ventilation in restrictive and obstructive disorders. Thorax 50 : 604, 1995
21) Raphael JC, Chevret S, Chastang C, et al : Randomized traila of preventive nasal ventilation in Duchenne muscular dystrophy. Lancet 343 : 1600, 1994
22) Bach JR : The prevention of ventilatory failure due to inadequate pump function. Respir Care 42 : 403, 1997
23) Strumpf DA, Millman RP, Carlisle CC, et al : Nocturnal positive pressure ventilation via nasal mask in patients with severe chronic obstructive pulmonary disease. Am Rev Respir Dis 144 : 1234, 1991
24) Meecham-Jones DJ, Paul EA, Jone PW : Nasal pressure support ventilation plus oxygen compared with oxygen therapy alone in hypercapnic COPD. Am J Respir Crit Care Med 152 : 538, 1995
25) Gay PC, Hubmayr RD, Stroetz RW : Efficacy of nocturnal nasal ventilation in stable,

severe chronic obstructive pulmonary disease during a 3-month controlled trial. Mayo Clin Proc 71：533, 1996
26) Lin CC：Comparison between nocturnal nasal positive pressure ventilation combined with oxygen therapy and oxygen monotherapy in patients with severe COPD. Am J Respir Crit Care Med 154：353, 1996
27) Brochard L：Noninvasive ventilation in acute respiratory failure. Respir Care 41：456, 1996
28) 繁田正毅, 鈴川正之：各種NPPV用ベンチレーター. 呼吸 18：826, 1999

（鈴川　正之）

特殊患者の呼吸管理 10

I. はじめに

　　人工呼吸器と呼吸管理の進歩により，各種の肺疾患患者や呼吸機能の低下した術後患者の死亡率や合併症の発生は減少してきた。慢性閉塞性肺疾患（chronic obstructive pulmonary disease：COPD）患者に対する人工呼吸療法や重症肺気腫患者に対する肺容量減少手術（lung volume reduction surgery：VRS）の呼吸管理は，圧損傷を避けることを主眼としなければならない[1)~3)]。成人型呼吸窮迫症候群（adult respiratory distress syndrom：ARDS）においても，肺の保護に重点を置いた人工呼吸管理戦略の試みが行われている[4)5)]。これらの病態に対する人工呼吸の共通点は，最大の目的を肺の保護において換気条件設定を意図的に制限し，その結果としての高炭酸症を容認する（permissive hypercapnia）人工呼吸管理戦略を選択していることである。肺移植においても機械的換気による肺障害から移植肺を保護する人工呼吸管理は重要である。この章では，ARDS，COPD，肺気腫，肺移植に関し肺保護戦略を中心とした呼吸管理を述べる。

II. 肺の保護と permissive hypercapnia

1．人工呼吸の欠点

　　現在の人工呼吸管理は，血液の酸素化と二酸化炭素の排出という本来の目的に加え，できるかぎり肺を保護することが求められる。従来の人工呼吸法では機械的換気より新たな肺損傷が生じ（ventilator induced lung injury：VILI），呼吸不全患者の病態や予後が悪化する危険性がある。病的肺では病変は不均一に存在し，人工呼吸により正常肺胞は過膨張を来し圧損傷を生じやすい。過膨張により換気血流比の不均等はさらに増悪し，肺胞内外圧差 30 cmH$_2$O 以上では肺胞上皮や毛細血管の障害が発生する。過膨張による肺損傷が全身感染を引き起こす可能性も報告されている[6)]。

2. permissive hypercapnia

　機械的換気に起因する肺損傷を最小限にする試みとして，1984年Darioliら[7]は適正な換気の維持よりも気道内圧を低くすることを優先し，換気量を必要最小限にとどめるmechanical controlled hypoventilationを喘息患者に施行して合併症と死亡率を低下させたことを報告した。1990年Hicklingら[8]は，ARDS患者に対し1回換気量を小さくして最高気道内圧（peak inspiratory pressure：PIP）を低く保ち高炭酸症を許容する呼吸戦略（permissive hypercapnia）を用いて死亡率を減少させたことを報告し，注目を集めた。以後，肺の保護を目的とした換気条件の設定が検討されている[4)5)]（後述「III. ARDSにおける呼吸管理」参照）。

3. permissive hypercapniaの問題点と許容範囲

　血中二酸化炭素分圧（Pa_{CO_2}）の上昇は，呼吸性アシドーシスを来すだけでなく心血管系や中枢神経系に影響を及ぼす。Pa_{CO_2}の増加により細胞内pHは低下し，Ca^{2+}の細胞内移動やトロポニン蛋白との結合が抑制される。Caサイクルが障害されることにより心筋収縮力は抑制され，β遮断薬投与時や胸部硬膜外麻酔による交感神経遮断状態では心拍出量と血圧が低下する。しかし in vivo では交感神経を介する作用で修飾され，軽度の高炭酸症は心拍数，心拍出量を増加させる。アシドーシスは血管を収縮させ肺動脈圧を上昇させる。高炭酸症は中枢神経系に対し麻酔効果をもち，脳細小動脈を拡張させ，Pa_{CO_2} 1 mmHgにつき脳血流は6％増加する。主に脳血流の増加により頭蓋内圧は上昇するため，脳浮腫，脳圧亢進患者では危険である。その他，エピネフリン，ノルエピネフリン，副腎皮質刺激ホルモン，コルチゾール，アルドステロン，抗利尿ホルモンの分泌を増加し，腎血管を収縮させる作用を有する。

　高炭酸症の許容範囲は，低酸素症の有無，Pa_{CO_2}の上昇速度，pH低下の程度により異なる。高炭酸症は可逆性であり，慢性呼吸不全患者では75～140 mmHgでも無症状の場合もある。300 mmHgを超え回復した症例報告も散在するが，80 mmHg以上で意識障害や不整脈の発生率が増加することから，Pa_{CO_2} 80 mmHg以下が安全域と考える。permissive hypercapnia実施時の注意点は，Pa_{CO_2}はpHの代償が可能なようにゆっくり上昇させ，ウイニング時にも時間をかけて低下させ急激な代謝性アルカローシスの発生を防ぐことである。pHの補正を目的としたsodium bicarbonateやtris hydroxy methyl aminomethan（THAM）の投与は通常行わない。呼吸性アシドーシスに対する重炭酸イオンの投与は浸透圧の上昇や一時的なPa_{CO_2}の上昇による細胞内アシドーシスの進行をすすめる危険性をもつ。

III. ARDSにおける呼吸管理

1. 病態と人工呼吸

　　ARDSの急性期は，血管透過性の亢進により圧迫無気肺と呼ばれる広範囲の肺虚脱が生じ，換気される肺胞数が減少しシャント血流の増加により酸素化能は悪化する。このため通常の換気条件では，局所的に肺胞が過膨張し気道内圧が著しく上昇する。VILIの主たる原因は，気道内圧の高さではなく，大きな換気量による肺の過伸展であることは広く知られている[9]。VILIの別の原因として，肺胞と末梢気道が虚脱と再開通を繰り返す際に発生する"ずり応力"の存在も明らかになっている[9]。

2. lung protective ventilatory strategy（LPVS）

　　VILIを軽減しARDSの予後改善を図ろうとする呼吸管理戦略（LPVS）の有力なものとしては，現在2つ考えられている。ひとつは前述のpermissive hypercapniaであり，肺の過伸展を避けるため低い換気圧を用いて1回換気量を制限する[6)8)]。もうひとつは"ずり応力"による肺損傷を予防するopen lung approachである。open lung approachは，十分な終末呼気陽圧（positive end-expiratory pressure：PEEP）を用いて，肺胞や末梢気道を開存した状態に保ち，VILIを予防するとともに酸素化能を改善させる呼吸管理である[10]。

3. 人工呼吸条件の設定

　　近年，LPVSの目的で静肺圧容量曲線を描き，人工呼吸の諸条件を設定することが薦められている。急性期のARDSの静肺圧容量曲線はS字状を示し，低肺容量で認められる屈曲点をlower inflection point（LIP），高肺容量で認められる屈曲点をupper inflection point（UIP）と呼ぶ[11]（図1）。VILIを予防するためには，LIPとUIPとの間で肺を換気する必要がある。均一ではない病的肺をひとつの曲線だけで解析すること

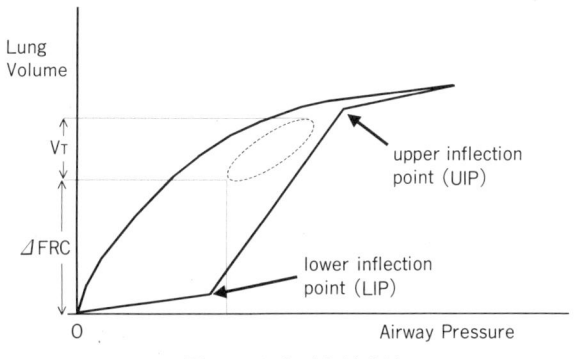

図1　静肺圧容量曲線

は困難であるが，LPVS の観点から静肺圧容量曲線は大きな情報を提供してくれる。ベッドサイドでは，PEEP を 0 cmH$_2$O とし PIP を 5 cmH$_2$O ずつ増加させて 1 回換気量を測定し Y 軸にプロットする方法で求められる。静肺圧容量曲線は換気条件や病態によって変化するため，適宜測定しなければならない。

open lung approach の考えでは，肺容量を確保するために PEEP は LIP より高くすることが推奨される[12]。しかし，測定した LIP より低い PEEP の適用により LIP が消失する症例，すなわち静肺圧容量曲線が直線化する場合が認められる。吸気時に一度開いた肺胞は呼気時に同じ圧に復帰しても再虚脱しにくく，肺容量を維持する PEEP は LIP より低い圧でよいと推定される。open lung approach を達成するための至適 PEEP に関しては，さらなる検討が必要であろう。

圧制御換気の際の PIP は，UIP 以下に設定されるべきである。PIP は 35〜40 mmHg 以下が推奨されるが，肺の過伸展を予防する観点からはできるだけ低い圧設定を行う方が安全である。open lung approach では PEEP は比較的高く設定されるため，1 回換気量は必然的に小さく（一般に 7 ml/kg 以下）設定せざるをえない。permissive hypercapnia の考え方に基づき，あえて Pa$_{CO_2}$ を正常化する努力は行わないようにする。前述したごとく Pa$_{CO_2}$ の安全域は 80 mmHg 以下と考えられ，1 回換気量は Pa$_{CO_2}$ の値を指標にして決定すべきである。

急性期の ARDS 患者に対し人工呼吸器で pressure support ventilation (PSV) などの補助呼吸を施行した際に，しばしば頻呼吸と大きな 1 回換気量の自発呼吸が観察される。VILI 予防のためには 1 回換気量と呼吸数を減少させる必要があり，鎮静薬と麻薬を使用する場合が多い。

4. LPVS の有効性の検討

Hickling ら[6][8]は，acute physiology and chronic health evaluation (APACHE) II スコアによる予測死亡率と実際の死亡率を比較し，permissive hypercapnia は予後を改善する効果があると判定した。しかし，有効性の証明には，より客観的な評価が必要である。最近，New England Journal of Medicine 誌上で 2 編の無作為臨床試験研究が報告され，LPVS の有効性に関し相異なる結果が呈示された[4][5]。

Amato ら[4]は，53 名の ARDS 患者を対象として permissive hypercapnia と open lung approach を組み合わせた LPVS の有効性を比較検討した。LPVS 群は，PEEP レベルを LIP+2 cmH$_2$O（LIP が不明の場合は 16 cmH$_2$O）とし，PIP を 40 cmH$_2$O 以下，プラトー圧と PEEP との差を 20 cmH$_2$O 以下，1 回換気量を 6 ml/kg 以下に制限した。対照群は，吸入酸素濃度（F$_{IO_2}$）0.6 以下で Pa$_{O_2}$ を 80 mmHg 以上に保つ PEEP を用い，1 回換気量は 12 ml/kg とし Pa$_{CO_2}$ を 35〜38 mmHg に保った。28 日後，LPVS 群の生存率とウイニング率は対照群に比し有意に高く（62 vs 29%，66 vs 29%），圧損傷の発生率は対照群で有意に高かった（7 vs 42%）。

一方，Stewartら[5]は，多施設にわたる120名のARDS患者を対照としてPIPを30 cmH_2O，1回換気量を8 ml/kgに設定したLPVS群と，PIPを50 cmH_2O，1回換気量を10～15 ml/kgに設定した対照群とを比較した。両群とも，PEEPはF_{IO_2} 0.5以下で動脈血酸素飽和度89～93%を保つように設定し，Pa_{CO_2}は35～45 mmHgを目標とし上記の換気量設定で高炭酸症となっても許容した。結果は，LPVS群と対照群の両群間に死亡率，圧損傷発生率とも有為差を認めなかった（50 vs 53%，10 vs 7%）。

2つの無作為臨床試験が相異なる結果を導き出した理由として，まずARDS症例は多彩な病態を呈し原疾患も死因も異なっており，その死亡率でLPVSの有効性を評価することは困難であることが挙げられる。さらに，両研究の人工呼吸設定には，3つの大きな差が認められる。第1に，Amatoらの報告では，対照群の平均プラトー圧が当初より35 cmH_2O以上と高値であり，またLPVS群より最大で約15 cmH_2O高い。Stewartらの報告では，平均プラトー圧は対照群の方が高いものの終始30 cmH_2O以下で，LPVS群との差も10 cmH_2O以下であった。第2に，Amatoらの研究ではLPVS群の初期に平均16.3 cmH_2OのPEEPを付加した。これは，対照群の平均6.9 cmH_2O，StewartらのLPVS群の平均8.6 cmH_2O，同対照群の平均7.2 cmH_2Oに比し明らかに高いレベルである。第3に，Amatoらの対照群ではPa_{CO_2}がほぼ35 mmHgに維持され，LPVS群と約15 mmHg以上の著明な差がついているのに対し，Stewartらの対照群のPa_{CO_2}は平均で45 mmHgを超え，LPVS群との差は10 mmHg以下であった。以上の点から，Amatoらは，LPVS群には十分なpermissive hypercapniaとopen lung approachによる治療を施行し，逆に，対照群は過膨張による肺損傷を発生させるモデルともいえるものであり，2群間の差が大きいためLPVSの有効性が証明できたのである。一方，Stewartらの研究では，対照群とLPVS群との差が小さく，どちらもある程度のLPVSが適応されていたために差が認められなかったものと考えられる。この2つの研究結果は，permissive hypercapniaとopen lung approachの2つの肺保護戦略は有用であることを示しており，ARDS患者の予後を改善する戦略として期待される。

IV．COPDにおける呼吸管理

1．病態の特徴

COPDは，慢性気管支炎，びまん性汎細気管支炎，肺気腫症などの閉塞性換気障害をもつ疾患群の総称であり，それぞれ発生機序や病変部位，経過も異なる。しかし，共通する大きな特徴として，気管支の慢性炎症による気道の狭小化と気腫化による肺弾性収縮力の低下の2つを原因とする呼気の気流制限（airflow limitation）が認められる。このため，1回の換気量は完全に呼出されずにエアトラッピングを来し，呼気終末の肺容量は健常時の機能的残気量（functional residual capacity：FRC）を超えて増加し肺

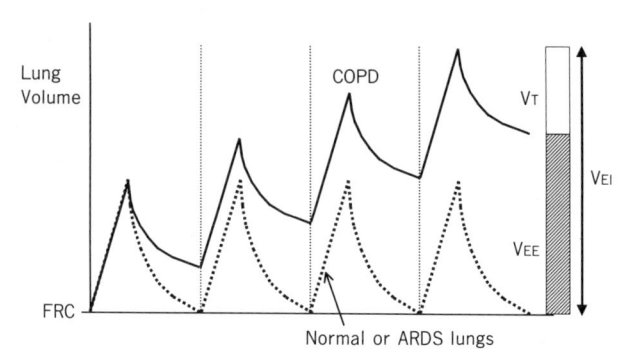

図 2 COPD における Dynamic hyperinflation
VT：tidal volume, FRC：functional residual capacity, VEE：lung volume at end-expiration, VEI：lung volume at end-inspiration
（Tuxen DV：Permissive hypercapneic ventilation. Am J Respir Crit Care Med 150：870, 1994 より改変引用）

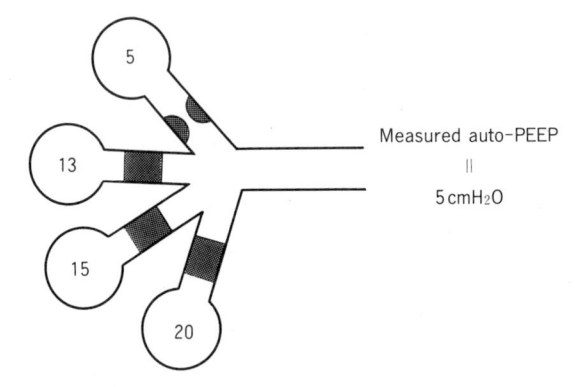

図 3 auto-PEEP の実測値と呼気終末の肺胞内圧との違い
（Leatherman JW, Ravenscraft SA：Low measured intrinsic positive end-expiratory pressure in mechanically ventilated patients with severe asthma：Hidden auto-PEEP. Crit Care Med 24：541, 1996 より改変引用）

が進行性に過膨脹してしまう（図2)[13]。エアトラッピングは，気道の抵抗をさらに増悪させ，肺のコンプライアンスを上昇させ，換気効率を低下させる。この airflow limitation による肺の進行性の過膨脹は，dynamic hyperinflation と呼ばれ，COPD が他の肺疾患と換気力学的に大きく異なる点である。呼気時の気道閉塞により呼気終末の静肺弾性圧は上昇し肺胞内が陽圧となる。これを auto-PEEP または intrinsic PEEP と呼ぶ。auto-PEEP の測定は dynamic hyperinflation の程度を評価しモニターするうえで有用である。auto-PEEP は，呼気終末に呼吸器の口側を閉塞させて測定する方法が一般的であるが，図3[14]に示すごとく気道の一部が完全閉塞していれば，測定されたauto-PEEP 値は肺胞内圧を過少評価することになる。

2. 人工呼吸の影響

人工呼吸によりdynamic hyperinflationはさらに増悪し，呼気量との新たな平衡点に達するまで肺容量は進行性に増加する（図2)[13]。周囲の肺胞の膨張により気道は虚脱し，気管内挿管による刺激や粘膜の炎症により気管平滑筋が収縮するなどの悪循環を生じ，さらに過膨脹を来しやすくなる。COPDのなかでも特に肺気腫患者ではもともと肺弾性圧が低いためdynamic hyperinflationが加速しやすい。重症例では肺の過膨脹により気胸や血圧低下が発生し，生命に危険を及ぼすことになる。COPD患者に対して緊急的に人工呼吸を行った場合，血圧低下が25％の症例に生じ，特に高炭酸症を伴う患者では高率に発生しやすかったと報告されている[15]。血圧低下は，人工呼吸による肺の過膨脹，鎮静，循環血液量減少に加え，$Paco_2$の急速な減少による交感神経の緊張低下，アルカローシス，緊張性気胸などにより発生する。

dynamic hyperinflationに影響を与える人工呼吸の因子として最も重要なものは，分時換気量である[16]。同じ分時換気量でも換気回数を下げて1回換気量を上げた場合は，終末吸気肺容量は増大し吸気時に過膨脹を起こす。通常，1回換気量8～10 ml/kg，換気回数12～14回/minが推奨されているが，血液ガス分析値を参考にして肺の保護に努めなければならない。dynamic hyperinflationを軽減するためには，吸気流速（$\dot{V}_I$）を増加させて吸気時間を短縮し呼気時間を十分に確保することが必要である。重要なのは吸気：呼気比ではなく実際の呼気時間の長さである。$\dot{V}_I$を増加すると，換気不均等分布が悪化してガス交換能が低下することも懸念されるが，逆に，$\dot{V}_I$の増加により死腔率と酸素化が改善することが報告されている[17]。

COPD患者の人工呼吸管理においても，肺保護戦略としてのpermissive hypercapniaは重要であるが，open lung approachの適用は慎重でなければならない。auto-PEEPに対して外からPEEPを付加すれば（external PEEP)，気道を常に開存した状態に保ち肺の過膨脹や呼吸仕事量の増加を抑えることができると考え，現在の呼吸管理ではPEEPを付加する場合が多い。理論的にはauto-PEEPに等しいかわずかに高いexternal PEEPを付加すれば，dynamic hyperinflationは増悪しないと予想される（図4)[18]。しかし，auto-PEEPを超えるexternal PEEPだけでなく，auto-PEEPより低いexternal PEEPを適用する場合でも，肺容量は増加し過膨脹を来す危険性が指摘されている[19]。これは，肺は均一ではなく肺内には正常肺区域と異常（気腫性変化の強い）肺区域が混在しているためである。

3. 呼吸管理とウイニング

COPD患者における人工呼吸は，急性増悪時に肺酸素化と肺胞低換気を改善する目的で施行されることが多い。呼吸管理の開始と同時に，急性増悪を来す誘因となった病態に対する治療を速やかに開始すべきである。上記のごとく人工呼吸には弊害も多いため，permissive hypercapniaを基本戦略とした人工呼吸管理を行い，できるだけ早期

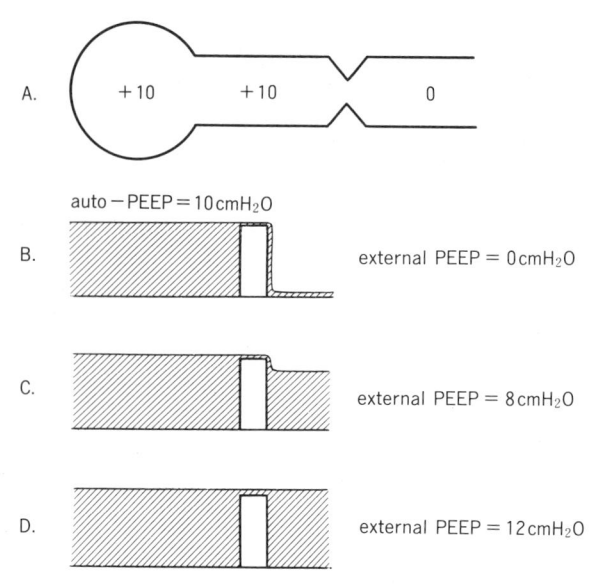

図 4 auto-PEEP に対する external PEEP の効果を示す模式図
(auto-PEEP は滝の高さに，口側の気道内圧は下流の水位にたとえられる。)
(Tobin MJ, Lodato RF：PEEP, auto-PEEP, and waterfalls. Chest 96：449, 1989 より改変引用)

に人工呼吸から離脱できるように計画しなければならない。非侵襲的人工呼吸や気管内ガス吹送法（tracheal gas insufflation：TGI）[20]なども有効に利用する。

　人工呼吸器が必要になったCOPD患者は，人工呼吸に依存しウイニング困難に陥る可能性が高い。人工呼吸が長期になればなるほどウイニングは困難となり，感染などの合併症を発生する危険性が高くなる。呼吸筋疲労はウイニング困難症の大きな原因のひとつである。ウイニングの基準は各種発表されているが，すべてを完全に満たすまで，いたずらに時間を費やすのは得策ではない。"permissive"な考えにたち，COPDの病態と各種の療法の長所を十分に理解し，人工呼吸から離脱させるタイミングを逸さないことが大切である。ウイニング後の集中的な呼吸管理により乗り切れることが多い。人工呼吸器から離脱するためのいくつかの戦略を表 1[21]に挙げる。

V. 肺気腫に対する volume reduction surgery（VRS）の周術期管理

1. 肺の volume reduction surgery（VRS）とは

　肺気腫患者ではCOPDに共通する呼気の気流制限に加え，肺実質の崩壊に伴う肺容積の増大と横隔膜の平坦化が認められる。労作時の呼吸困難が著明で，低酸素症と高炭酸症を来す。従来，びまん性肺気腫患者に対する外科的治療法はないとされていたが，1995年 Cooper ら[23]は横隔膜・肋間筋の換気メカニクスの改善を目的とし，手術により

表1 ウイニング時の呼吸管理戦略

1. COPDの増悪を来した原疾患の治療を優先する。ときに，数日間の完全鎮静下でのcontrolled full ventilationが必要となる。
2. 感染対策，有効な気管拡張薬の使用，気管内の喀痰除去などをウイニング中も継続する。
3. ステロイドの使用や，筋弛緩薬の使用は最小限とする。睡眠障害や精神症状，電解質異常，筋力低下を来しやすい。
4. 循環系，輸液，電解質，栄養，精神状態への注意が不可欠である。咳による肋骨骨折，呼吸筋疲労，胃拡張，便秘などが，不快感や不穏状態の原因となる。
5. 呼吸筋疲労を来すストレスをかけないようにする。呼吸リズムの変調，明らかに呼吸補助筋を使った呼吸，呼吸数/1回換気量比の増加，奇異呼吸，発汗などを避ける。
6. 適切な睡眠を確保する。夜間のみ人工呼吸器による補助を強める（PSVレベルの増加，間欠的強制換気回数の増加など）ことも必要である。鎮静薬や催眠薬の減量が有効な症例もある。
7. 気管内チューブや呼吸器回路による気道抵抗は，適切なPSVレベルにより代償させる。
8. COPD患者，心機能や呼吸筋力が低下した患者では，急速なウイニングには耐えられないことが多い。ウイニング中は，患者の呼吸状態を頻回に評価することが大切である。夜間に分時換気量が減少するなど急変することがあり，十分な観察を必要とする。
9. 呼気終末肺気量を保つ。浅呼吸が続く場合には無気肺を防ぐために"sigh"を加える。PSV時に，やや大きめの従量式1回換気量（10〜12 ml/kg）を間欠的に加えることは，肺気量を保つ点で有効である。
10. COPD患者のウイニングに際しても，体位変換は有効である。半坐位や坐位，側臥位により呼吸筋が有効に使われ，換気の効率を上げることができる。
11. ウイニングは個々の症例に応じて行う。換気条件を変更した際は，ベッドサイドで患者を観察しウイニングの成否を評価する。心拍数や尿量，不快感や不穏状態などの臨床症状が評価に有効である。客観的なウイニングの指標として有効なのは，一回換気量（V_T），呼吸回数（f），f/V_Tなどである[22]。
12. 抜管後に上気道抵抗が上昇する症例も多く，抜管時期は慎重に判断する。抜管後は，気道内分泌物の除去，十分な酸素化，循環系の補助，睡眠などが重要である。十分なカロリーは必要ではあるが，経口栄養は誤嚥の恐れがある。非侵襲的人工呼吸法は抜管後の呼吸困難に有効である。

(Marrini JJ：Ventilatory management in severe airflow obstruction, Acute respiratory failure in chronic obstructive pulmonary disease. Edited by Derenne JP, et al. New York, Marcel Dekker, 1996, p 770 より改変引用)

肺容量を減少させ良好な結果を報告した。しかしVRSは肺自体への侵襲が大きく，術後急性期は呼吸機能がさらに低下し呼吸不全に陥ることが危惧される。VRSの周術期は，圧損傷の発生，人工呼吸による気腫の増悪，術中の換気不全や循環不全，術後の呼吸不全，術後早期の理学療法と疼痛対策など多くの問題点を抱えている[24)25]。周術期の人工呼吸管理は術後呼吸不全の発生を避けることを主眼とし，permissive hypercapniaを中心とした肺の保護に努めなければならない。われわれは2年間に約60例のVRS症例を経験したので，その呼吸・循環管理について概説する。

2. patient profile

VRSが施行される肺気腫症例は，次の適応基準を満たし，十分なインフォームドコンセントが得られたものである。① 適切な内科的治療にもかかわらず安静時あるいは労作時呼吸困難がある（Hugh-JonesスコアⅢ以上）。② 肺の過膨脹が著明である。③ びまん性かつ不均等な肺気腫病変である。④ 原則的に75歳以下。⑤ 呼吸リハビリテーションに参加できる。⑥ 3カ月以上完全禁煙ができている。

次に，VRSの適応から除外すべき条件を示す。① 肺高血圧症（収縮期肺動脈圧＞45 mmHg or 平均肺動脈圧＞30 mmHg）。② 調節困難な気管支喘息の合併。③ 気管支拡張症，肺炎の合併。④ 喫煙者。⑤ 開胸手術後（気胸の手術後は相対的禁忌）。⑥ 著明な胸膜癒着。⑦ 高炭酸症（Pa_{CO_2}＞60 mmHg）。⑧ 肺以外の臓器不全の合併。

表2に胸骨縦切開による両肺VRSを施行した34症例の術前値を示す。

3. 周術期の病態

VRSの適応となる症例では，1秒率と1秒量の低下が著明である。特に絶対値としての1秒量は，手術適応のみならず術後呼吸不全の発生を予測する指標として重要である。1秒量の低下は気道内分泌物の喀出力の低下も意味する。患者が自力で気道内分泌物を喀出するには10 ml/kg以上の1秒量が必要であるが，VRSの患者はいずれも瘦身であるため術前はこの値をかろうじて満たすことが多い。しかし，開胸手術により1秒量は約半分に減少すると報告されており[26)~28)]，VRS後は1秒量が10 ml/kgを大きく下回り自力での気道内分泌物の喀出が困難となるものと予想される。したがって，術後の肺理学療法は不可欠である。

VRSの周術期麻酔管理において特に考慮しなければならないのは，人工呼吸による影響である。びまん性の肺気腫とはいえ肺内には正常肺区域と異常（気腫性変化の強い）肺区域が混在していて，異常区域は，コンプライアンスが高くエアトラッピングを来しやすいため，通常の換気圧や換気量ではこの異常肺区域がより早く大きく膨張（過膨脹）する。過膨脹は気腫を悪化し換気効率を下げエアリークの危険性を増大させ，肺微小血管内皮細胞の損傷などの肺障害を引き起こす。周術期の不用意な人工呼吸は，気

表2 VRS術前の呼吸機能

● Age	54~75歳	（中央値65歳）
● Hugh-Jones分類	Ⅲ度以上	
● 全肺気量（％）	101~146％	（平均124％）
● 残気量（％）	132~231％	（平均188％）
● 1秒量	380~1,180 ml	（平均710 ml）
● 1秒率	23.1~44.5％	（平均32.0％）
● ％肺活量	45.6~119％	（平均74.0％）
● Pa_{O_2}	46~89 mmHg	（平均71 mmHg）
● Pa_{CO_2}	35~63 mmHg	（平均44 mmHg）

腫を増悪させVRSの目的に逆行する。エアリークは術後しばしば遭遇し，予後に大きく関わっている。肺の縫合部からの漏れではなく切除により周辺の組織の張力が高くなり裂ける場合が多く，リークの原因の一部は陽圧呼吸や咳嗽による圧損傷と推察される。人工呼吸や抜管などの術中術後の呼吸管理は，手術操作に劣らず合併症の発生に関わっている。この手術法では呼吸管理が直接手術の成否に影響する。

陽圧呼吸は呼吸仕事量を肩代わりするかわりに長期化による廃用性筋萎縮を来すおそれがある。COPD患者に長期人工呼吸を施行した場合，ウイニングに成功したのは50％と報告されており[29]，可能な限り術後早期に人工呼吸よりウイニングし自発呼吸とすることが望ましい。

肺気腫患者の肺は極度の過膨張を来しており，陽圧呼吸はいわゆる"pulmonary tamponade"を増悪し，静脈還流量を低下させ心拍出量と体血圧の低下を生じるおそれがある。また，硬膜外麻酔やプロポフォールの使用の際には低血圧を生じやすい。肺高血圧患者はVRSの手術適応より除外されているが，極端な高炭酸症や低酸素症により，潜在的な肺高血圧が顕性化して心不全を生じる危険性も考慮すべきである。

4. モニタリング

心電図，経皮的酸素飽和度，観血的動脈圧，中心静脈圧，肺動脈圧，連続的動脈血液ガス，吸気呼気ガス，気道内圧，換気量をモニターする。肺気腫患者においては，中心静脈圧だけで前負荷を評価することは困難である。潜在的な肺高血圧症や心疾患が合併していることが疑われる場合には，連続心拍出量モニターのできる肺動脈カテーテルや経食道心エコーを使用する。連続的動脈血液ガスモニターは非常に有用であり，手術操作の中断や両肺換気のタイミング，抜管時期などを的確に判断できる。

呼気ガスモニターによる終末呼気二酸化炭素分圧は，肺気腫患者ではPa_{CO_2}との解離が大きくPa_{CO_2}のモニターとしては不適切である。

5. 術前および術中の人工呼吸

麻酔はフェンタニル，プロポフォール，ベクロニウムを使用し，胸部硬膜外麻酔を併用する。通常，左気管支用ダブルルーメンチューブを使用し，一側肺換気を可能にする。亜酸化窒素は投与せず吸入酸素濃度は60〜100％と適時変更する。

末期のCOPD患者に対する両側の肺切除と交互の片肺換気が，大きなリスクを伴うことは容易に想像できよう。人工呼吸管理の方針としてはCOPD患者管理をふまえ，陽圧呼吸による肺気腫の拡大増悪や圧損傷の発生，肺胞低換気による低酸素症を避けることに主眼をおく。低酸素症を防ぎpermissive hypercapniaを基本戦略として，術中はcontrolled hypoventilationにより圧損傷と過膨張を避ける。目標値として一回換気量を両肺換気時は6〜7 ml/kg，片肺時は3〜4 ml/kgに保つ。高濃度酸素吸入と低換気により正常肺胞は早期に虚脱し，術者は気腫性変化の強い部位を容易に確認できる。

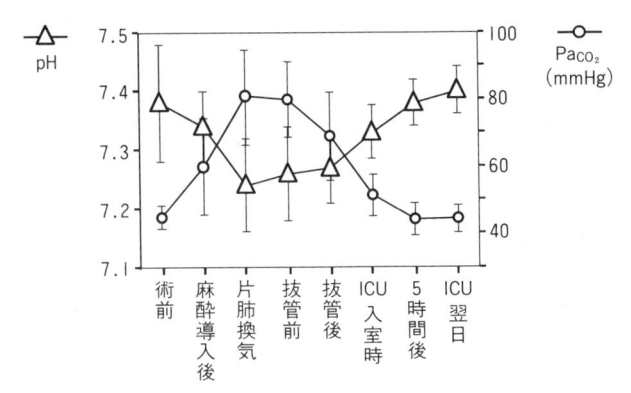

図 5 VRS 周術期の pH と Pa_{CO_2} の変動

換気回数は 12～25 回/min の範囲で調節する。I：E 比は 1：3 前後とする。PEEP は通常付加しない。随時，術野の肺の拡張，虚脱状態を注意深く観察しながら用手換気を行う。肺の再拡張の際は通常より十分に時間をかけて拡張する。短時間の片肺換気を繰り返し，過度の高炭酸症と低酸素症を回避するために術者との連携が非常に重要である。

controlled hypoventilation は高炭酸症と呼吸性アシドーシスを引き起こすため対策を必要とする。図5に周術期の pH と Pa_{CO_2} の変動を示す。Pa_{CO_2} はゆっくり上昇させるほどアシドーシスは代償され，術中の一側肺換気の時間を短くし両肺換気に頻回に戻すことにより，pH の低下は軽度となる。Pa_{CO_2} 80 mmHg までは不整脈は生じにくいと考えられるが，高炭酸症は交感神経緊張を高め刺激伝導系に作用し，1 症例で心室性期外収縮の多発を認めた。過度の高炭酸症・呼吸性アシドーシスに対しては換気量を増加させることが唯一の対処法である。しかし，換気量の増加は肺の過膨張とエアリークを起こしやすくし，ひとたびエアリークが起これば肺胞換気を保つためさらに換気量を上げなければならない。逆に，長時間の低換気はアシドーシスと無気肺を進行させる。これらの悪循環を避けるため，手術および麻酔時間はできるだけ短くなければならない。

肺気腫患者はクロージングキャパシティーが大きく，術中より無気肺を生じやすい。また，麻酔や高濃度の酸素吸入および長時間の仰臥位はいずれも背側の無気肺を生じる。片肺換気や手術操作による肺の圧迫も機能的残気量の低下と無気肺を来す。さらに controlled hypoventilation による肺胞低換気も加わる。これらの原因により VRS の術中術後は Pa_{O_2} が低下しやすく留意すべきである。

肺気腫患者においては，auto-PEEP を増悪させないように人工呼吸を施行する必要がある。さらに片肺換気に必要なダブルルーメンチューブは気道抵抗が高いため auto-PEEP が上昇しやすい。auto-PEEP の上昇は気腫の増大を来す。一部の肺の過膨張は換気血流比を増大させ，死腔様効果により Pa_{CO_2} が上昇することもある。高炭酸症を是正するために一回換気量と最高気道内圧を上げても Pa_{CO_2} が低下せず，抜管後に改善した症例も認められた。auto-PEEP の上昇は心拍出量を低下させ，前負荷の過大評

価をまねきやすいなど，循環系にも大きな影響をもつ．auto-PEEPを低下させる方法は，分時換気量を減少させ，呼気時間を延長し，大きな内径の気管内チューブを用い，早期に自発呼吸を再開させることである．

肺気腫患者は術前から循環血液量低下状態であることが多く，プロポフォールと硬膜外麻酔の併用や手術操作により血圧低下を来しやすい．通常であれば輸液の負荷が望まれるが，VRSでは広範に肺の切除が行われるため肺水腫を引き起こしやすく，術中術後とも晶質液の輸液は必要最小限にとどめるべきである．必要に応じてアルブミン液，エフェドリン，ドパミンなどを用いて循環の管理を行う．

6. 早期抜管

人工呼吸による肺損傷から肺を保護するための最善の策は，人工呼吸器を使用しないことである．肺気腫患者では自発呼吸の再開による肺機能の改善も期待でき，早期抜管を目標とする．

できるだけ早期に人工呼吸からウイニングできるように，術中より準備する．筋弛緩薬，鎮静薬の使用に際しては不必要に残存しないように注意し，覚醒前に硬膜外麻酔により除痛を十分に行っておく．術中および抜管前には頻回に気管支ファイバーで喀痰を吸引しておく．喀痰が粘稠で多量の場合には深麻酔下でシングルルーメンチューブに入れ替え，径の太い気管支ファイバーを用いて十分に気道内を吸引する．加温加湿器やネブライザーを使用して気道内の乾燥を避け，喘息の合併例や術前より気管支拡張療法に依存していた症例では，麻酔終了前よりアミノフィリンの静注やサルブタモール，プロカテロールの吸入など，術前に有効であった薬物を使用する．誤嚥を防止するため抜管前に胃内容を除去する．

覚醒時は咳嗽により圧損傷やエアリークを生じやすいため，自発呼吸の再開後，Pa_{CO_2}が高値（80～90 mmHg）でも覚醒前に抜管する．以後マスクで気道を確保し，Pa_{CO_2}の低下を待つ．当施設では，術直後に再手術を施行した1例を除き全例手術室で抜管できた．抜管後Pa_{CO_2}は早期に低下した（図6）．

周術期の麻薬に関しては躊躇せず必要量を使用する．重度肺気腫患者では横隔膜発生圧が小さく，呼吸仕事量が増大し容易に呼吸筋疲労をまねく．麻薬の鎮痛鎮静効果によりCO_2産生量が減少し，さらにCO_2に対する換気量増加応答が抑えられることにより，患者の呼吸仕事量が減少する．このためVRS術直後の患者は，高炭酸症にもかかわらず呼吸困難感が軽減し安静な状態が維持できる．プロポフォール使用により速やかで質の高い覚醒が得られ，吸入麻酔薬使用時にみられる覚醒時の興奮や錯乱，悪心・嘔吐を避けることができる．麻薬と硬膜外麻酔による鎮痛の継続と，プロポフォールによる鎮静によって覚醒時の呼吸仕事量の増大を避け，呼吸筋疲労や呼吸不全の発生を抑えることができる．

VRS術後患者に対する人工呼吸には利点として，ガス交換の改善，呼吸仕事量の軽

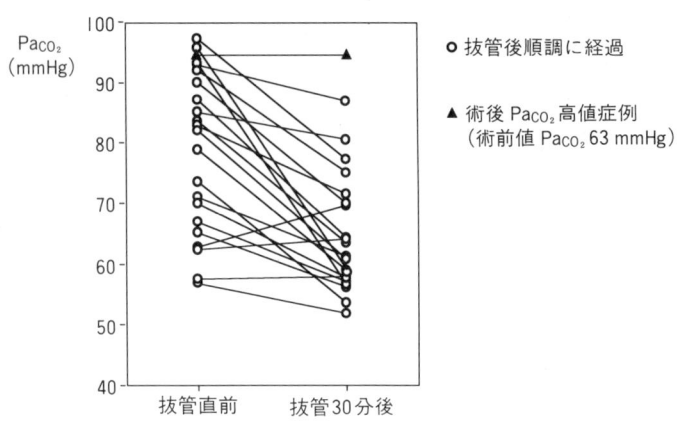

図 6　VRS 患者の抜管前後の Pa_{CO_2} の変化

減，陽圧による肺含気量の増加と間質浮腫の防止などがある。一方，欠点として，圧損傷の発生，肺の部分的過膨張や気腫増悪，換気血流のミスマッチング，ウイニング困難，気道感染，心拍出量低下などが挙げられる。特に人工呼吸による肺の過膨張，気腫増悪や長期人工呼吸は VRS の目的に逆行するものであり，早期のウイニングはきわめて重要である。

7. 術後疼痛管理

術後は除痛が不可欠である。痛みで換気不足となり急速にチアノーゼを生じる場合も認められる。特に体動時や理学療法時に胸腔ドレーン挿入部の痛みが強く，硬膜外麻酔を主体にして疼痛管理を行う。硬膜外へは 0.125% ブピバカインを 3～5 ml/h 持続注入し，理学療法前や患者の訴えにより適宜追加投与または麻薬を併用する。

8. 術後呼吸管理

抜管後の呼吸管理の主体は積極的な肺理学療法の施行であり，術後 3 時間より開始する。VRS が施行された患者は自力で気道内分泌物を喀出することが困難で，喀痰排出を目的とした術後早期の理学療法は不可欠である。

VRS 後，一時的に呼吸機能が低下することは避けられず，人工呼吸器を必要とする重篤な急性呼吸不全の発生も危惧される。術後は，無気肺，肺胞低換気，機能的残気量の低下，シャント増加，局所の気道狭窄や気道内分泌物による呼吸抵抗の増加，コンプライアンスの低下，酸素需要の増加，心拍出量の低下，代謝性アシドーシス，呼吸仕事量の増大など，呼吸不全を発生させる要因が多い。これらにエアリークや喀痰排泄困難が加われば，患者は容易に呼吸不全を来し人工呼吸が必要となる。呼吸不全や仕事量の増大は心臓への負担が増大し肺高血圧や心不全へと移行しやすい。

Cooper 法も胸腔鏡を用いた場合も肺自体への侵襲は大きく，術後は酸素化能の低下

が認めらる.麻酔の影響や肺胞低換気,換気血流不均等やシャントの増大など術後早期の酸素化障害に加えて,無気肺やクロージングキャパシティーの増加,局所の気道閉塞などの術後進行性酸素化障害が生じる.通常は,高濃度酸素投与により対処可能である.

呼吸不全を呈し人工呼吸管理が長期に渡ると判断した場合は,早期に気管切開を行う.呼吸不全が重度の際は患者を鎮静させて調節呼吸とし,換気量を監視する.ウイニングを開始する場合は同調性に優れた PSV が第 1 選択となる.食道内圧測定により患者の呼吸仕事量を測定し最適な PSV レベルを決定する.ウイニングが困難で高炭酸症が長期化した症例では,気管内ガス吹送法(tracheal gas insufflation)を換気補助手段として応用している[20].

9. 術前呼吸機能評価と術後呼吸不全の発生

術前の呼吸機能検査値は術後肺合併症を予測する指標として重要視されてきた[30)31)].特に 1 秒量が 1,000 ml 以下の症例では,開胸手術や上腹部開腹手術は禁忌とされていた.その根拠として,開胸手術を施行された COPD 患者では術後急性期に 1 秒量が 40〜50% 低下すること,術後は横隔膜機能も障害されることなどが挙げられている[32)33)].しかし,VRS を施行した症例では,術前の 1 秒量の最低値が 380 ml,1 秒率 $FEV_{1.0}\%$ の最低値は 23% と著明な低値を示していたにもかかわらず,ほぼ全例手術室での気管内チューブ抜去が可能であり手術関連死もみられなかった.従来の評価法では VRS の好成績を予想できず,肺気腫患者の術前評価は症例や術式に応じて再検討が必要である.

われわれは,術前の評価項目として $FEV_{1.0}\%$ のみならず肺活量(%VC)にも注目し,VRS 開始当初からの 30 例について術前呼吸機能と術後呼吸不全の発生に関し検討を行った.術後に短時間であれ人工呼吸を必要としたり,呼吸困難感を強く訴えた症例を呼吸不全発生とみなした.術前の $FEV_{1.0}\%$ が 20% でも %VC が正常域内の症例は術後良好に回復したが,術前値が $FEV_{1.0}\% < 35\%$ かつ $\%VC < 60\%$ を満たす症例では呼吸不全が高率に発生した(図 7).%VC は心肺機能の予備力の良き指標であるだけでなく,%VC の低下は正常な肺胞構造の破壊と残気量の増加,すなわち肺気腫の進行を表すものといえる.VRS の適応条件の評価項目として,術前の 1 秒量,6 分間歩行距離,Pa_{CO_2} などに加えて肺活量も入れるべきである.

10. VRS による呼吸機能改善の機序

VRS の有効性は数多く報告されているが,改善の機序が解明されていないため否定的意見もみられる.なぜ術後呼吸不全が回避できるのか不明であり,どこまで呼吸機能の低下した患者が手術可能なのか判断が困難である.術後の呼吸機能低下を代償する改善の機序としては,横隔膜の機能回復,1 秒量の増加,肺気量と残気量の減少などが報

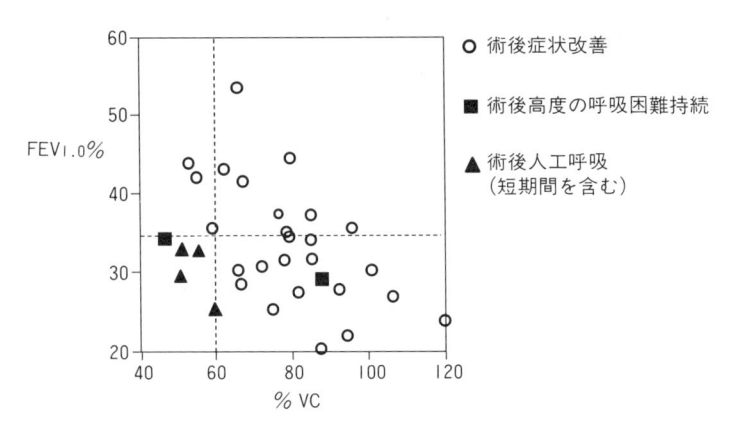

図7 VRS症例の術前呼吸機能と術後呼吸不全の発生

告されている。しかし、肺自体または換気メカニクスの変化に関する研究は少ない。われわれは、換気の不均等性の改善と呼吸仕事量の軽減の2点に注目している。

1) 換気の不均等性の改善

われわれはVRSの全身麻酔下で閉胸直後より肺の換気不均等が改善することを報告した[34]。VRS後、静肺コンプライアンスは有意に低下したが、肺気道抵抗は変化しなかった。多呼吸窒素洗い出し曲線（半対数グラフ）の解析では、VRS前（開胸前）は洗い出しが遅延し多コンパートメントモデルを示した。多くの症例においてVRS直後（閉胸後）は洗い出しの減衰が直線化し、これらの患者は手術1カ月後に著明な臨床症状の改善を示した（図8）。従来は横隔膜などの呼吸筋機能の回復がVRSによる改善の主な理由とされていたが、本研究は全身麻酔および筋弛緩状態でVRSによって換気の不均等性が改善すること、すなわち肺自体が改善することを示している。また、この検査が予後の判定に有用であることが示唆される。

2) 呼吸筋仕事量の低下

術直後からの換気不均等の改善が呼吸筋機能に及ぼす影響を検討するため、手術前後の呼吸仕事量（work of breathing：WOB）、呼吸筋酸素消費量の指標となるpressure-time product（PTP）を測定した[35]。手術前日は分時換気量（$\dot{V}_E$）とPTPは異常高値を示していたが、術後1日目に$\dot{V}_E$, WOB, PTPは有意に減少した（図9）。

以上2つの研究により、VRSによる改善の機序として、肺自体の換気不均等が改善すること、そのため換気効率が改善し術後早期に分時換気量が低下すること、分時換気量の減少により呼吸仕事量および呼吸筋酸素消費量が減少し呼吸困難が緩和することが推察される。

VI. 肺移植患者の周術期呼吸管理

片肺移植は1983年より実施されていたが、原発性肺高血圧症や化膿性肺疾患に対す

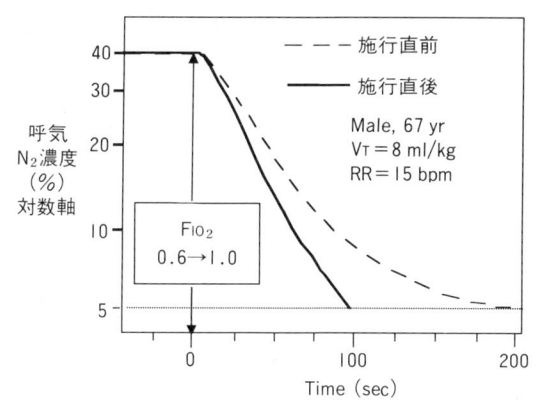

図8 全身麻酔（筋弛緩）中のVRSによるmulti-breath N_2 washout curveの変化

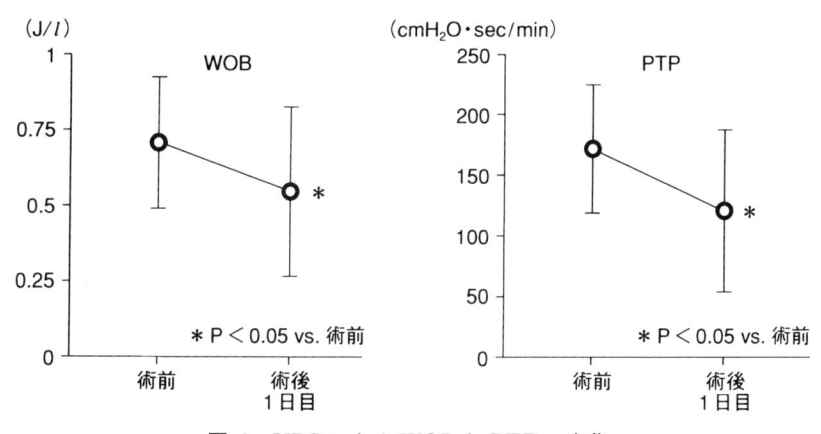

図9 VRSによるWOBとPTPの変化

る両肺移植は1990年Pattersonら[36)]やMetrasら[37)]によるbilateral single lung transplantationにより安全に施行できるようになった。これらの肺移植においては術前と術後の病態はまったく異なり，また術式や人工心肺の使用の有無により術後管理が大きく変化するため，症例に応じた集中治療を選択する必要がある。

1. 病態

移植肺の特徴として，① 迷走神経遮断による，Pa_{CO_2}上昇に対する反応性低下，気管支拡張，咳嗽反射の低下，喀痰排出能力の低下，② リンパ管系の破綻による肺内への水分貯留（肺水腫），③ 気管吻合部の虚血による狭窄や壊死の危険性，などが挙げられる。移植肺には再灌流障害が発生する危険性が高く術後早期に肺水腫と肺高血圧症が合併しやすい。再灌流障害を防止するには周術期の輸液輸血管理を綿密に施行し，肺動脈圧をできるだけ低く保ち，カテコラミン投与により心拍出量を不必要に増加させないことである。

2. NO 吸入と体外膜型肺（extracorporeal membrane oxygenation：ECMO）の使用

術後急性期に最も問題となるのは，移植肺の機能不全と肺水腫の発生である。一過性の機能不全は，肺高血圧や肺血管の異常反応により移植直後に生じる。プロスタグランジンE_1やニトログリセリンの投与により改善するが，重篤な場合は nitric oxide (NO) の吸入を必要とする。NO 吸入により肺血管抵抗の減少と酸素化能の改善が期待される[38]。われわれの施設で実施された生体部分肺移植でも，移植直後より肺高血圧が続き肺水腫が進行したため術後2日目にNO吸入を開始し，酸素化能と肺高血圧症の改善が認められた。NO吸入が無効の重篤な肺水腫・呼吸不全に対しては，ECMOを使用せざるをえない。

3. 術後呼吸管理

再灌流障害による肺水腫の発生を最小限に抑えるために，肺移植後2日間以上PEEPを用いた人工呼吸を継続することが推奨されている。人工呼吸中は過膨張を生じないよう肺の保護に努める。片肺移植では左右の肺の換気と血流が極度に不均衡を起こす場合がある。この場合には分離肺換気にて対処する。

移植後は自力での喀痰排出は困難となり，特に気管支末梢部からの排出は神経遮断のため不可能である。術後数日間は1日2〜3回以上の気管支鏡を用いた吸痰と吻合部の観察が必要となる。術後は肺水腫，移植肺の拒絶反応，肺炎を起こす可能性が高い。胸部X線写真では診断が困難な場合が多く，積極的にコンピュータ断層法（CT）を活用する。拒絶反応の確定診断のためには肺生検が必要であり，気管支肺胞洗浄も同時に施行されることが多いが，一過性に呼吸状態が悪化しやすく気胸の危険性がある。

4. 免疫抑制剤の影響

移植手術後は拒絶反応と感染症のコントロールが不可欠であることは言うまでもない。肺移植では術直後よりサイクロスポリンが使用されることが多い。多くの薬物と相互作用をもち，特にイトコナゾールにより血中濃度が急激に上昇し腎障害を発生させる。血中濃度を測定し投与量を調節する。サイクロスポリンは腎血管を収縮させ急速な腎機能低下を引き起こす。特に血中濃度上昇の速さが強く影響し，経口投与のほうが腎機能が低下しにくい。経口投与では日内サイクルで乏尿が生じる。免疫抑制剤による腎機能低下は術後肺水腫の誘因となる。

VII. おわりに

以上，いくつかの特殊な疾患の呼吸管理につき概説した。肺の保護を主眼とした呼吸戦略により，患者の短期的，長期的な予後が改善することが期待される。

【参考文献】

1) Tuxen DV, Williams TJ, Scheinkestel CD, et al : Use of a measurement of pulmonary hyperinflation to control the level of mechanical ventilation in patients with acute severe asthma. Am Rev Respir Dis 146 : 1136, 1992
2) Cooper JD, Trulock EP, Trientafillou AN, et al : Bilateral pneumonectomy (volume reduction) for chronic obstructive pulmonary disease. J Thorac Cardiovasc Surg 109 : 106, 1995
3) 五藤恵次, 平川方久 : 肺気腫に対する Volume Reduction Surgery の麻酔. 臨床麻酔 21 : 785, 1997
4) Amato MB, Barbas CS, Medeiros DM, et al : Effect of a protective-ventilation strategy on mortality in the acute respiratory distress syndrome. N Engl J Med 338 : 347, 1998
5) Stewart TE, Meade MO, Cook DJ, et al : Evaluation of a ventilation strategy to prevent barotrauma in patients at high risk for acute respiratory distress syndrome. N Engl J Med 338 : 355, 1998
6) Hickling KG, Walsh J, Henderson S, et al : Low mortality rate in adult respiratory distress syndrome using low-volume, pressure-limited ventilation with permissive hypercapnia : a prospective study. Crit Care Med 22 : 1568, 1994
7) Darioli R, Perret C : Mechanical controlled hypoventilation in status asthmatics. Am Rev Respir Dis 129 : 385, 1984
8) Hickling KG, Henderson SJ, Jackson R : Low mortality associated with low volume pressure limited ventilation with permissive hypercapnia in severe adult respiratory distress syndrome. Intensive Care Medicine 16 : 372, 1990
9) Dreyfuss D, Saumon G : Ventilator-induced lung injury. Lessons from experimental studies. Am J Respir Crit Care Med 157 : 294, 1998
10) Amato MB, Barbas CS, Medeiros DM, et al : Beneficial effects of the "Open lung approach" with low distending pressure in acute respiratory distress syndrome. Am J respir Crit Care Med 152 : 1835, 1995
11) Matamis D, Lamaire E, Harf A, et al : Total respiratory pressure-volume curves in the adult respiratory distress syndrome. Chest 86 : 58, 1984
12) Muscedere JG, Mullen JB, Gan K, et al : Tidal ventilation at low airway pressure can augment lung injury. Am J Respir Crit Care Med 149 : 1327, 1994
13) Tuxen DV : Permissive hypercapneic ventilation. Am J Respir Crit Care Med 150 : 870, 1994
14) Leatherman JW, Ravenscraft SA : Low measured intrinsic positive end-expiratory pressure in mechanically ventilated patients with severe asthma : Hidden auto-PEEP. Crit Care Med 24 : 541, 1996
15) Franklin C, Samuel J, Hu T : Life-threatening hypotension associated with emergency intubation and the initiation of mechanical ventilation. Am J Emerg Med 12 : 425, 1994
16) Tuxen DV, Lane S : The effects of ventilation pattern on hyperinflation, airway pressures, and circulation in mechanical ventilation of patients with severe airflow obstruction. Am Rev Respir Dis 136 : 872, 1987
17) Connors AF, McCaffee RD, Gray BA : Effect of inspiratory flow rate on gas exchange during mechanical ventilation. Am Rev Respir Dis 124 : 537, 1981
18) Tobin MJ, Lodato RF : PEEP, auto-PEEP, and waterfalls. Chest 96 : 449, 1989
19) Ranieri VM, Giuliani R, Cinnella G, et al : Physiologic effects of positive end-expiratory pressure in COPD patients during acute ventilatory failure and controlled mechanical

ventilation. Am Rev Respir Dis 147：5, 1993
20) 長野　修，五藤恵次，時岡宏明：Tracheal Gas Insufflation. ICU と CCU 20：559, 1996
21) Marrini JJ：Ventilatory management in severe airflow obstruction, Acute respiratory failure in chronic obstructive pulmonary disease. Edited by Derenne JP, et al. New York, Marcel Dekker, 1996, p 770
22) Nikman J, Chandra A, Adams AB, et al：Predictors of tolerance to an intended change of partial ventilatory support. Am J Respir Crit Care Med 149：A 291, 1994
23) Cooper JD, Trulock EP, Triantafillou AN, et al：Bilateral pneumectomy (volume reduction) for chronic obstructive pulmonary disease. Thorac Cardiovasc Surg 109：106, 1995
24) 伊達洋至，五藤恵次，多田慎也ほか：ブラを伴わないびまん性肺気腫に対する Volume Reduction Surgery. 呼吸 15：1184, 1996
25) 和仁洋治，五藤恵次，溝淵知司ほか：重症肺気腫に対する両肺 Volume Reduction 手術の麻酔3症例. 日本臨床麻酔学会誌 17：45, 1997
26) Gass GD, Olsen GN：Preoperative pulmonary function testing to predict postoperative morbidity and mortality. Chest 89：127, 1986
27) Ali ML, Mountain CF, Ewer MS, et al：Predicting loss of pulmonary function after pulmonary resection for bronchogenic carcinoma. Chest 77：337, 1980
28) Boysen PG：Pulmonary resection and postoperative pulmonary function. Chest 77：718, 1980
29) Menzies R, Gibbons W, Goldberg P：Determinants of weaning and survival among patients with COPD who require mechanical ventilation for acute respiratory failure. Chest 95：398, 1989
30) Nunn JF, Milledge JS, Chen D, et al：Respiratory criteria of fitness for surgery and anaesthesia. Importance of predicted pulmonary function. Anaesthesia 43：543, 1988
31) Kearney DJ, Lee TH, Reilly JJ, et al：Assessment of operative risk in patients undergoing lung resection. Chest 105：753, 1994
32) Weintraub WS, Jones EL, Craver J, et al：Determinations of prolonged length of hospital stay after coronary bypass surgery. Circulation 80：276, 1989
33) Ford GT, Whitelaw WA, Rosenal TW, et al：Diaphragm function after upper abdominal surgery in humans. Am Rev Respir Dis 128：431, 1983
34) Goto K, Oku S, Mizobuchi S, et al：Intraoperative pulmonary mechanics and rapid improvement of gas mixing after lung volume reduction surgery. Anesth Analg 84：s 585, 1997
35) Goto K, Oku S, Mizobuchi S, et al：Rapid changes in minute ventilation, work of breathing and pressure-time product following lung volume reduction surgery. Anesth Analg 86：s 540, 1998
36) Patterson GA, Tood TR, Cooper JD, et al：Airway complications after double lung transplantation. J Thorac Cardiovasc Surg 99：14, 1990
37) Metras D, Noirclerc M, Vaillant A, et al：Double-lung transplant：the role of bilateral bronchial suture. Transplant Proc 22：1477, 1990
38) Adatia I, Lillehei C, Arnord JH, et al：Inhaled nitric oxide in the treatment of postoperative graft function after lung transplantation. Ann Thorac Surg 57：1311, 1994

（五藤　恵次）

腎不全合併呼吸不全の治療 持続的血液濾過透析（CHDF）の有効性

I. はじめに

　　敗血症，外傷，熱傷，重症急性膵炎などの各種侵襲後に，多臓器不全（multiple organ failure：MOF）の一分症として発症する呼吸不全〔急性呼吸窮迫症候群（acute respiratory distress syndrome：ARDS）〕は，腎不全と合併する頻度が高く[1]，しばしばその治療に難渋する。これら2臓器不全合併例の治療を困難にしている大きな原因は，水分管理上相反する対応を迫られるからである。つまり呼吸管理に目を向ければdry sideに傾けた水分管理を行ない肺の酸素化能を少しでも良好に保とうと努力することになるが，低下した腎機能の改善を目指せば尿量を少しでも多く保つために十分なfluid resuscitationが必要となるからである。

　　一方，われわれは多臓器不全の一分症として発生した急性腎不全症例の管理に持続的血液濾過透析（continuous hemodiafiltration：CHDF）が極めて有用であることを報告してきた[2,3]。そしてこの血液浄化法の利点としてサイトカインをはじめとするmediatorの除去が可能であることと，持続的に緩徐に施行するため血液のみならず組織に広く分布した水分・溶質の管理に有効であることが挙げられる[4]。今回，CHDFのこれらの特徴を生かした腎不全合併急性呼吸不全症例の管理における有効性について述べる。

II. 急性呼吸窮迫症候群（acute respiratory distress syndrome：ARDS）の病態生理

　　ARDSにおける肺酸素化能低下の病態は，図1のごとく考えられている。種々の侵襲により単球やマクロファージなどの免疫担当細胞から産生されたサイトカインは，過剰になると炎症の局所から血流に乗り全身を巡り好中球などの炎症細胞を活性化する。さらに肺へ集積したこれらの細胞は，活性酸素やelastaseを放出して肺胞上皮細胞や肺の毛細血管内皮細胞を障害する。また活性化された肺胞マクロファージも，各種

```
        侵 襲
(感染症, 外傷, 熱傷, 重症急性膵炎)
           ↓
各種humoral mediatorの過剰産生・放出
           ↓
   炎症細胞の活性化 | 炎症細胞の肺への集積
           ↓
  肺毛細血管内皮細胞障害 | 肺胞上皮細胞障害
           ↓
    肺毛細血管の透過性の亢進
           ↓
       肺間質の浮腫
           ↓
 肺コンプライアンスの低下 | 肺胞洪水 | 換気血流比不均衡
           ↓
      肺酸素化能の低下
           ↓
        呼吸不全
```

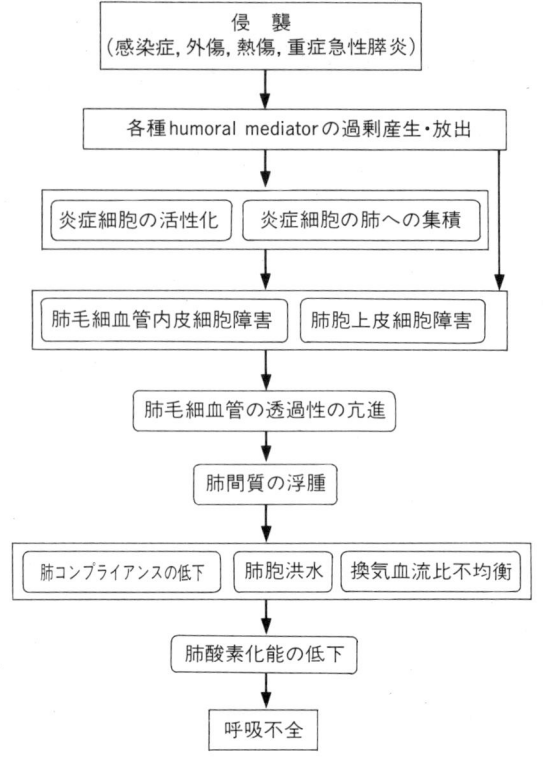

図1 ARDSの発生機序

mediatorを産生し周囲の細胞を障害する。その結果，毛細血管の透過性が亢進し，肺の間質へ水分が漏出し浮腫が生じる[5)〜8)]。その結果，肺のコンプライアンスの低下，肺胞洪水，換気血流比不均衡などが生じガス交換が障害される。つまりARDSの病態は，高mediator血症とそれにより惹起された肺毛細血管の透過性の亢進による肺間質の浮腫といえる。

III. ARDS症例におけるhumoral mediator血中濃度

ARDS症例における治療開始時のサイトカイン濃度と肺酸素化能の指標であるRI（respiratory index）の関係を検討した（図2）。TNF，IL-6，IL-8ともにRIと有意の相関を示しており，この結果はARDSの発症および重症化にこれらのサイトカインが関与していることを示唆している。つまりこれらのサイトカインの高値が肺毛細血管の透過性の亢進を惹起し，肺間質の浮腫，ひいては肺酸素化能の低下をもたらしていると考えられる。

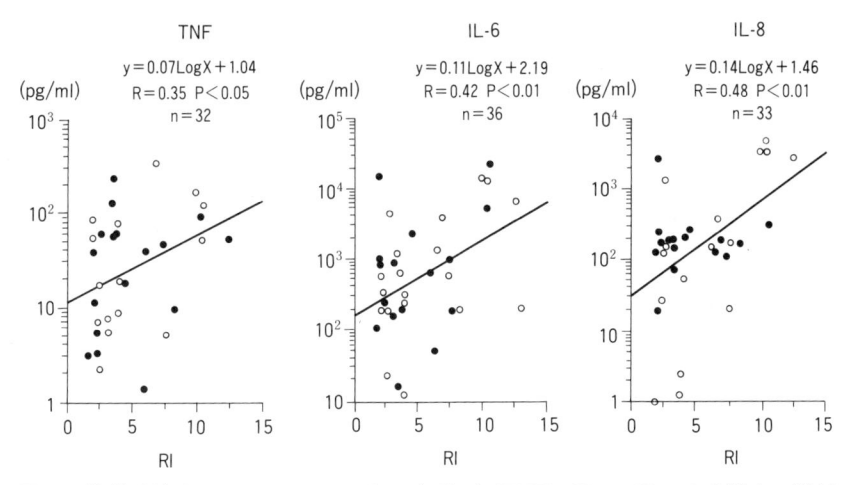

図2 治療開始時のrespiratory index (RI) とTNF，IL-6，IL-8血中濃度の関係

IV. ARDS症例における血漿膠質浸透圧 (colloid osmotic pressure : COP)

　肺間質に浮腫が生じる一因として血漿膠質浸透圧 (COP) の低下がある。COPとは血漿中に多く含まれるアルブミンやグロブリンなどの蛋白質 (膠質) が形成する血管内に水分を保持する力 (浸透圧) である。毛細血管内では血管外に向かって15〜40 mmHgの静水圧がかかっているが，水分がすべて血管外へ漏出しないのは，このCOP

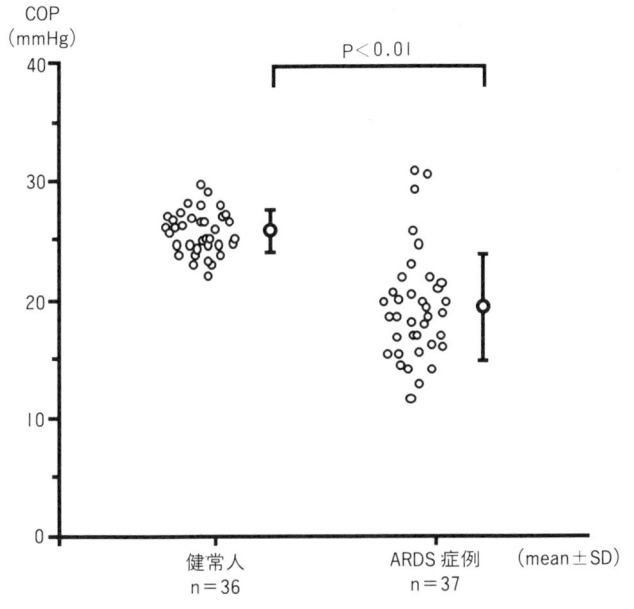

図3　ARDS症例の治療開始時の血漿膠質浸透圧 (COP) と健常人のCOPの比較

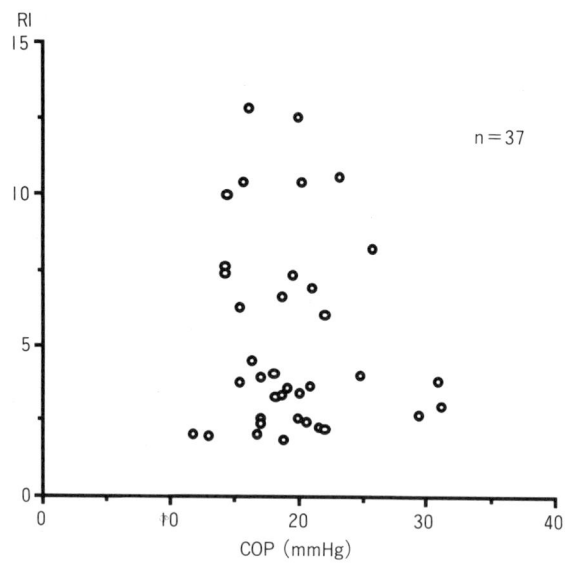

図 4　ARDS 症例の治療開始時の血漿膠質浸透圧（COP）
と respiratory index（RI）

によって血管内に保持されているからである．しかし，血管の透過性が亢進している状態ではCOPの低下は間質の浮腫をさらに悪化させる．ARDS症例では，血管内皮細胞が障害され血管の透過性が亢進しており膠質の血管外への漏出が起こり，その結果，間質の膠質浸透圧が上昇し，血管内からさらに間質へ向かって急激な水分の移動が起こる[9)10)]．そこでARDS症例の治療前のCOPを検討した（図3）．ARDS症例は健常人群に比し有意に低値であった．しかし，COPとRIの間には相関は認められず，単にCOPの低下のみでARDS症例の呼吸不全の程度は把握できないことが判明した（図4）．

V．CHDF を用いた ARDS 治療戦略

　ARDS患者管理において，肺の酸素化能を改善する方策は，ベンチレータを用いた適切な人工呼吸管理と肺間質の浮腫の軽減である．無尿を呈する腎不全合併呼吸不全症例における肺間質の浮腫の軽減には，血液浄化法を用いた除水が必要である．しかし，血液浄化法を用いた急激な除水は，循環血漿量の減少を招き血圧の低下や不整脈を引き起こす危険性がある．以前の検討では，腎不全合併呼吸不全症例のうち救命例と死亡例では3日間の総除水量に差があった．循環動態の安定を保ちながら除水した場合，救命例では3日間で2,945 ml除水できたが，死亡例では1,756 mlのみの除水しかできなかった[1)]．十分な除水が可能で肺の酸素化能が改善した症例は救命できたが，循環動態が不安定で除水が不十分な症例は救命困難であったと解釈された．そこで循環血漿量を保ちつつ間質の浮腫を除く方法としてCOPに目を向けた管理を行った．アルブミン製

剤や新鮮凍結血漿（fresh frozen plasma：FFP）などの oncotic agent を投与し COP を上昇させ，間質より血管内へ水分を移動させつつ CHDF を用いて持続的に緩徐に除水するという方法である[11]。

一方，血管の透過性が亢進している患者では投与された oncotic agent も血管外に漏出し COP を上昇させないばかりか，かえって間質の浮腫を憎悪させてしまう危険性があることが指摘されている[12]。やはり亢進している血管の透過性を是正する方策を採る必要がある。そのひとつに血管内皮細胞機能を障害している各種 humoral mediator を CHDF により血中から除去する方法がある[13]~[15]。

以上より ARDS 治療の原則をまとめると，まず原因となった侵襲の除去があり，それに続き適切な人工呼吸管理による低酸素血症の改善と肺間質の浮腫の軽減，さらには mediator 対策ということになる。CHDF は，肺間質の浮腫の軽減と mediator の除去の 2 点を目的として施行され，障害された肺の酸素化能の改善のみならず ARDS の病態そのものに対する有効性をも期待される。

VI. ARDS に対する CHDF の適応と施行方法

1. ARDS に対する CHDF の適応

現在われわれの ARDS に対する CHDF の適応疾患または適応病態は以下の 3 群である。

① 腎不全合併 ARDS
② MOF の一分症としての ARDS
③ 従来の人工呼吸管理に反応しない ARDS

2. ARDS に対する CHDF の施行条件

当科における CHDF のフローダイアグラムを図 5 に示す。blood access としては原則として 10~12 Fr の flexible double lumen catheter（FDL）または flexible triple lumen catheter（FTL）を大腿静脈に留置し，静脈-静脈（V-V）で施行する。血流量は通常 1 ml/kg/min で施行する。hemofilter は polymethylmethacrylate（PMMA）膜を用いた膜面積 0.3~1.2 m² のものを使用している。現在のところ mediator 除去には PMMA 膜が最も優れている[13][15]。bedside console は，各種圧モニターを備えた CHDF 用 bedside console JUN 500®（宇部メディカル社製）を用いる。抗凝固薬としては，メシル酸ナファモスタットを第 1 選択とし，動脈血の活性凝固時間（activated coagulation time：ACT）を hemochron で測定し 150 秒となるよう投与量をコントロールする。除水量（濾液量）は濾液ポンプでコントロールし，静脈側に患者の病態に応じた補充液を投与する。この補充液の質および量を調整することにより患者の水分，電解質，酸塩基平衡，COP などの管理が容易に行える[11]。透析液として重炭酸滅菌透

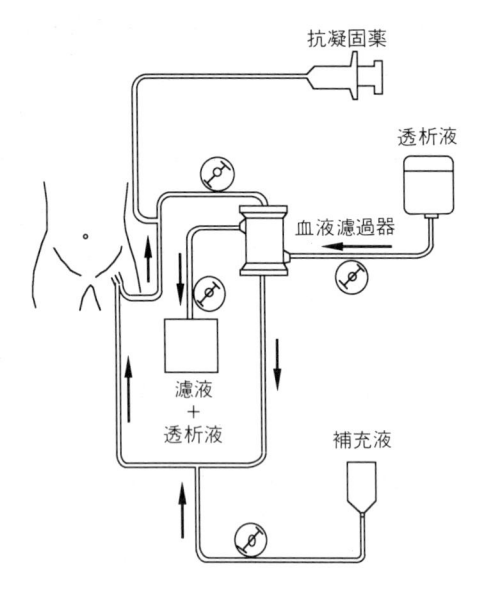

ブラッドアクセス	FDL catheter (V-V)(BW＞25 kg) A-V (BW＜25 kg)
血液濾過器	CHF/CHDF 用 hemofilter PMMA 膜
ベッドサイド コンソール	CHDF 専用ベッドサイドコンソール JUN 500®
抗凝固薬	メシル酸ナファモスタット (低分子ヘパリン)
補充液の種類および投与方法	電解質液，後希釈法
施行中のモニタリング	BP, HR, CVP, ACT, TMP 濾液量，透析液量，補充液量
透析液	重炭酸透析液 (滅菌)
血流量	1 ml/kg/min
濾過流量	200～500 ml/hr
透析液流量	500～1,000 ml/hr

図 5 CHDF のフローダイアグラム

析液を用い，hemofilter のカラム内のファイバーの外側を 500 ないし 1,000 ml/hr で灌流する。

3. ARDS に対する CHDF の施行方法

通常の施行方法と異なる点は，補充液として oncotic agent を用いる点と，total の水分バランスを負とする点である。

1) oncotic agent として何を用いるか

患者の病態および全身状態を把握し，凝固因子の補充またはオプソニン蛋白の補充が必要と判断された場合には FFP を使用する。この際の投与量の目標はヘパプラスチンテスト (HPT) で 70% である。HPT が 70% 以上の症例に対しては 5% または 25% アルブミン製剤を投与する。

2) oncotic agent の投与量

COP をモニターしつつ COP を上昇させるように投与する。通常，目標は 25 mmHg である。この際，以下の膠質浸透圧値を参考にしている。COP は正常人 25～30 mmHg であり，5% アルブミン製剤は約 17 mmHg，FFP は平均 20 mmHg，25% アルブミンのそれは COP 測定器 (WESCOR 社 4420 COLLOID OSMOMETER) で実測できないほど高値である。よって，FFP または 5% アルブミン製剤を投与したのみでは 20 mmHg 以上への COP の上昇は望めず，これらの製剤を投与しつつ CHDF で除水を行う必要がある。この際中心静脈圧 (central venous pressure：CVP) または肺動脈楔入圧 (pulmonary capillary wedge pressure：PCWP) をモニターすべきである。循環動態の安定を保ちつつ急速に除水したい場合には 25% アルブミン製剤を投与

し，COPの急速上昇とそれに伴う間質からの水分の血管内への移動を期待する。

VII. ARDS症例に対するCHDFの効果

1. mediator除去能

　　PMMA膜hemofilterを用いたCHDFによる血中のTNF, IL-6, IL-8のクリアランスは，図6に示すごとくであり，いずれのサイトカインにおいても血中濃度が高値であるほどクリアランスも有意に高値を示した。クリアランスとは，ある血液浄化法が目的とする物質を血中からどの程度除去できるかを最も正確に数量的に示す方法であり，通常操作条件が一定であれば血中濃度に依存しないとされている。しかしながらこの結果からは，PMMA膜hemofilterによるサイトカインの除去原理には拡散と濾過の原理だけではなく吸着の原理も関与していることを示唆していると考えられた[13]〜[15]。ARDS症例におけるCHDF 3日間施行による各種サイトカインの血中濃度の変化につ

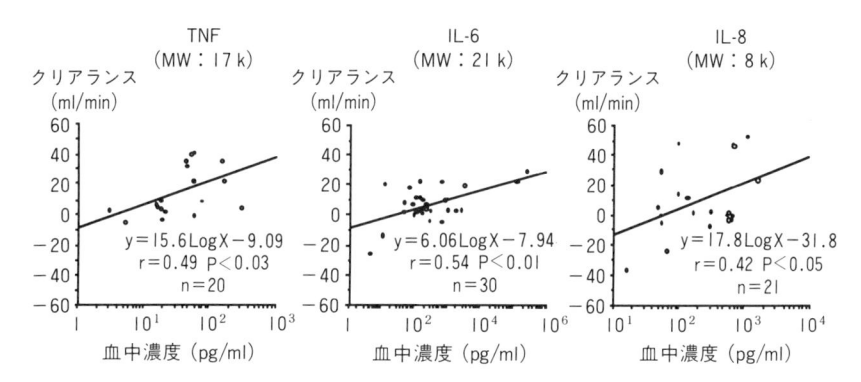

操作条件：
hemofilter：PMMA膜 1.0 m^2, QB=60 ml/min, QD=500 ml/hr, QF=300 ml/hr

図6　CHDFにおけるサイトカイン血中濃度とクリアランス

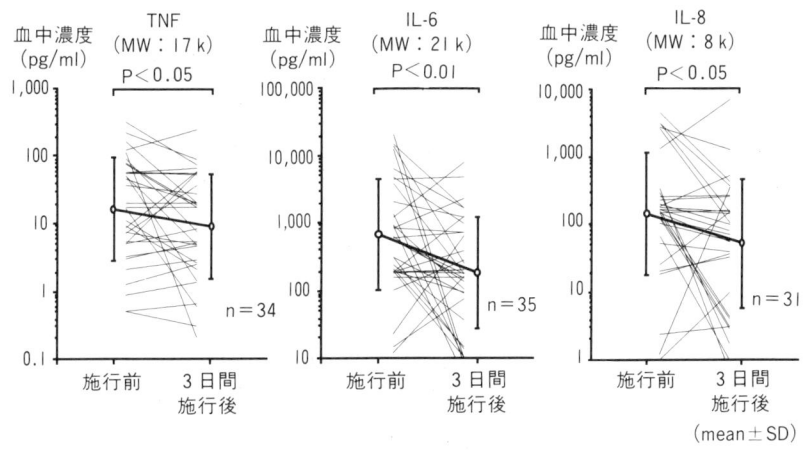

(mean±SD)

図7　ARDS症例におけるCHDF 3日間施行によるTNF, IL-6, IL-8血中濃度の変化

いて検討した（図7）。TNF，IL-6，IL-8の血中濃度は，3者ともに有意差をもって低下していた。

2. mediator除去による肺酸素化能に与える影響

ARDS症例においてCHDF 3日間施行によるmediator血中濃度の変化とRIの変化について検討した（図8）。TNF，IL-6の変化とRIの変化の間に有意の相関が認められた。これはサイトカイン血中濃度が減少すれば肺酸素化能が改善することを示しており，ARDS症例におけるCHDFの有用性を示す結果である。この結果はまた，腎不全を合併しないARDS症例に対するCHDFの有用性をも示唆するものと考えられた。

3. CHDF施行による血漿膠質浸透圧（COP）の変化とRI

oncotic agentを投与しつつCHDFにより除水した場合のCOPの変化と肺酸素化能

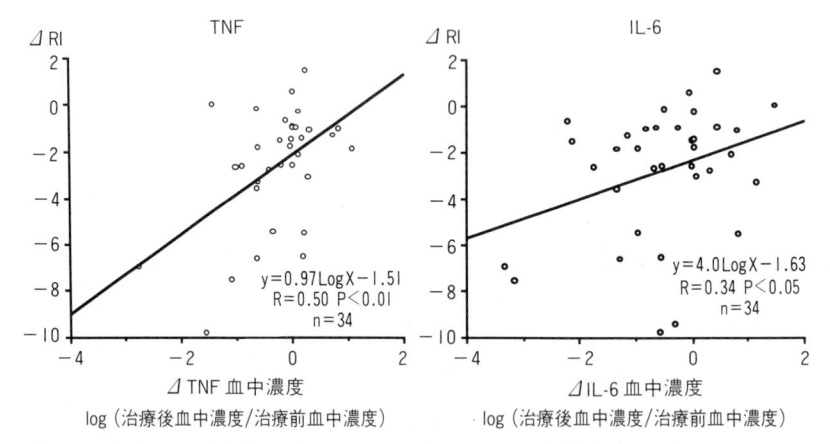

図8 CHDF 3日間施行によるTNFおよびIL-6血中濃度の変化とrespiratory index（RI）の変化

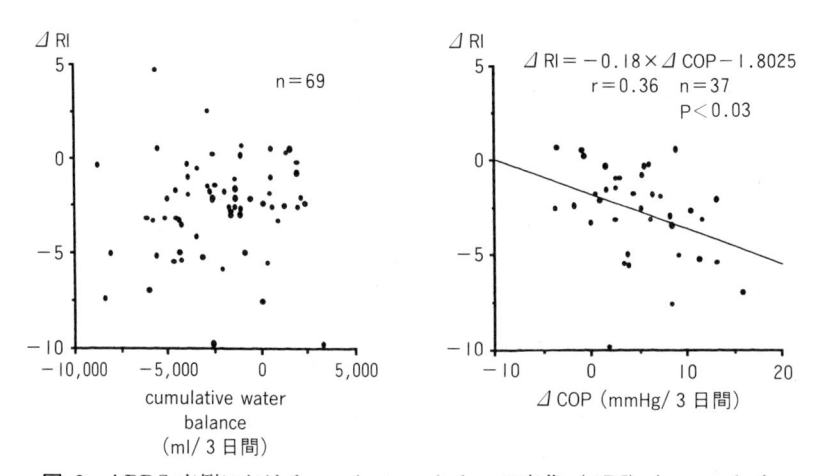

図9 ARDS症例におけるrespiratory indexの変化（ΔRI）とcumulative water balanceおよび血漿膠質浸透圧の変化（ΔCOP）の関係

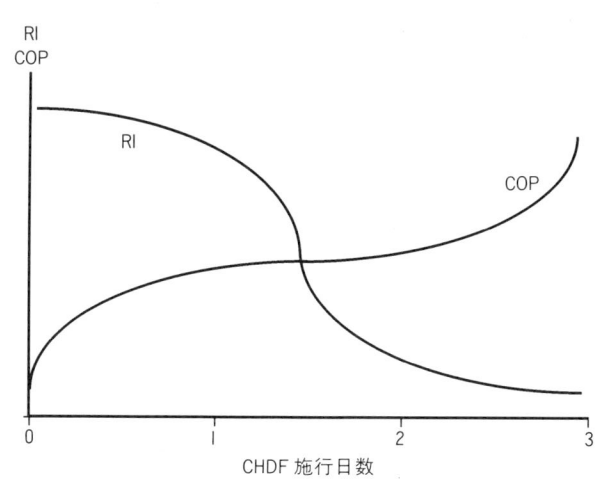

図 10　respiratory index（RI）と血漿膠質浸透圧（COP）の相関関係概念図

の変化について検討した（図9）。3日間の総除水量とRIの間には相関を認めなかったが，COPの上昇とRIの低下には有意の相関関係が認められた。この結果は，ARDS症例においては単純に除水を行うだけでは肺酸素化能は改善せず，COPを上昇させえるまで除水してはじめて肺間質の浮腫の改善が行いえることを示している。図10にその概念図を示す。間質に浮腫の存在する症例に対し oncotic agent を投与していくとCOPが徐々に上昇していくはずであるが，同時に間質から血管内へ水分の移動がはじまるためCHDFで少々除水を行っても実測COP値はほとんど変わらない時期がある。さらに oncotic agent の投与を続けながらCHDFで除水を続けるとようやく実測COP値の上昇が認められるようになる。この時期まで除水できた症例でようやくRIの改善が認められるのである[17]。一方，血管の透過性が極めて亢進している症例では投与した oncotic agent が血管内に保たれず間質へ漏出してしまう[12]。このような症例ではCOPは上昇せず，またいかにCHDFで除水を行おうとしても間質の浮腫は軽減せず結果としてRIは改善しない。

4. ARDS症例に対しCHDF施行による3日間の cumulative water balance と COP，CVPおよびRIの変化

ARDS 37例に対して肺間質の浮腫の軽減および mediator の除去を目的としてCHDFを3日間施行した結果を示す（図11）。3日間で約2,000 ml の総除水量を得，その間COPは19から25 mmHgまで上昇せしめたが，CVPを変化させることはなかった。つまり循環血漿量を変化させることなく2,000 mlを間質から除水したこととなる。その結果，終末呼気陽圧（positive end-expiratory pressure：PEEP）を上げることなく肺の酸素化能を改善することができた。

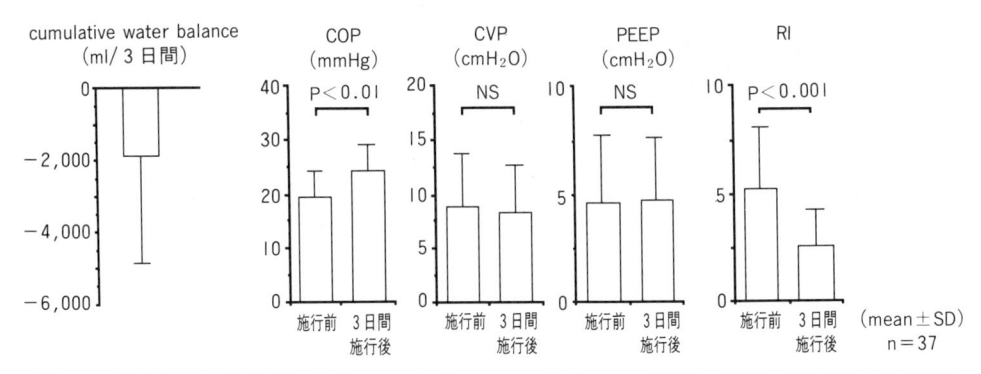

図 11 CHDF 3 日間施行による cumulative water balance, COP, CVP, PEEP および RI の変化

VIII. おわりに

　腎不全合併急性呼吸不全に対するCHDFによる治療法の理論と実際について述べた。CHDFは，肺間質の浮腫の改善および肺毛細血管の透過性亢進の原因となっているmediator除去を目的に施行され，その有用性が認められた。今後は，腎不全を合併しないARDSに対しても積極的に利用されるべき治療法であると考える。

【参考文献】

1) 中西加寿也，平澤博之，菅井桂雄ほか：腎不全，呼吸不全合併症例に対する持続的血液濾過，持続的血液濾過透析の有効性に関する検討．日集中医誌 4：187, 1995
2) 菅井桂雄，平澤博之，大竹善雄ほか：多臓器不全患者の血液浄化法―CHDFの有用性について―．臨床外科 50：1285, 1995
3) 菅井桂雄，平澤博之，森口武史ほか：CHDFの理論と実際―急性腎不全―．集中治療 10：95, 1998
4) 平澤博之，菅井桂雄，織田成人ほか：CHDFの理論と実際．なぜ持続的血液浄化法なのか，なぜCHDFなのか．集中治療 8：1213, 1996
5) Groeneveld ABJ, Raijmakers PGHM, Hack CE, et al : Interleukin 8-related neutrophil elastase and the severity of the adult respiratory distress syndrome. Cytokine 7：746, 1995
6) Moss M, Gillesple MK, Ackerson L, et al : Endothelial cell activity varies in patients at risk for the adult respiratory distress syndrome. Crit Care Med 24：1782, 1996
7) Monton C, Torres A : Lung inflammatory response in pneumonia. Monaldi Arch Chest Dis 53：56, 1998
8) Striter RM, Kunkel SL : Acute lung injury : The role of cytokines in the elicitation of neutrophils. J Invest Med 42：640, 1994
9) Chuster DP : Pulmonary edema : etiologies and pathogenesis. Intensive Care Medicine 3rd ed. Edited by Rippe JM, et al. Boston, Little, Brown and Company, p 587, 1996
10) Temmesfeld-Wollbreuck B, Walmrath D, Grimmlnger F, et al : Prevention and therapy of the adult respiratory distress syndrome. Lung 173：139, 1995

11) 菅井桂雄, 平澤博之, 北村伸哉ほか：CHDF を用いた水分・電解質管理. 集中治療 11：83, 1999
12) Camu F, Lvens D, Christiaens F：Human albumin and colloid fluid replacement：their use in general surgery. Acta Anaesthesiol Belg 46：3, 1995
13) 平澤博之, 菅井桂雄, 織田成人ほか：CHDF による humoral mediator の除去は有効である. 集中治療 9：786, 1997
14) 松田兼一, 平澤博之, 菅井桂雄ほか：腹部救急における mediator とその対策. 侵襲と免疫 6：29, 1998
15) 松田兼一, 平澤博之, 菅井桂雄ほか：高サイトカイン血症に対する持続的血液濾過透析 (CHDF) の有用性. 集中治療 10（別冊）：S 25, 1998
16) Pascual M, Tolkoff-Rrubin N, Schifferli JA：Is adsorption an important characteristic of dialysis membrane? Kidney Int 49：309, 1996
17) 松田兼一, 平澤博之, 森口武史ほか：ARDS. 集中治療 10：219, 1998

(菅井　桂雄, 平澤　博之, 松田　兼一, 中西加寿也)

在宅人工呼吸療法　12

I. はじめに

　長期にわたる人工呼吸（換気）依存以外には必ずしも入院治療を必要とせず，むしろ病院外での最大限の自己実現を図る療養スタイルを希望する療養者・患者に社会的・医療的にどのような応えがありえるか。在宅人工呼吸療法（home mechanical ventilation：HMV）は，まさにそのような切実な要請に対応すべき「在宅」呼吸ケアメニューとして浮上してきた。

　わが国の在宅人工呼吸療法は，1994年以後患者数規模の急増傾向が続いている。社会保険点数が現実の経費にやや近づき，一方で長期入院が医療機関に不利となる制度的現実や，非侵襲換気補助法の普及などの技術的変遷，長期人工換気依存療養者の自己実現機会を最大限に図ろうとする社会的インセンティブなどがその背景にある。一方で，全国的に合意されたガイドラインや支援体制・介護資源の開発，法制・倫理上の整理など喫緊の作業目標がある。

　日本呼吸療法医学会その他の関連学会会員の諸職種を中心に，集中治療・救命救急部門など病院のいわば奥座敷で専門的に構築されてきた呼吸管理の技術とシステムを応用して，施設外の諸職種と療養者・介護者にゆだねる在宅人工呼吸療法は，技術・教育・倫理・法制など多岐にわたる諸問題を包含して挑戦に値する呼吸ケアの課題である。

　本稿では1985年3月の社会保険適用開始以来，予想を超える患者数増（prevalence rate：PR 人口10万対50超）のもとに定着普及している在宅酸素療法（home oxygen therapy：HOT）と同じ文脈に深くつながるHMVの意義・適応基準・方法および現状と作業課題を述べる。

II. 在宅人工呼吸療法（home mechanical ventilation：HMV）の定義と意義

1. 定義私案

末次[1]その他のすぐれた定義があるが，著者はHMV形成を押し進めるダイナミズムを込めたく，あらためての定義を敢えて提唱してきた[2]。すなわちHMVとは，① 各種の呼吸障害に対する物理的方法による介入（人工呼吸・換気補助）を，② 病院外の療養者・患者の自己実現機会を最大限図れる場（在宅）で，③ 長期安定して継続することである。

このように定義するならば，HMVには多様な人工呼吸・換気法を包含して，例えばそれぞれに妥当な社会保険診療報酬を設定すべきであり，現に1998年度の診療報酬改定は，明らかにそのような「仕分け」を基調として行われるようになった。

また「在宅」は必ずしも「自宅」に限定せず，多様な選択肢を準備したい。現在わが国のHMVは圧倒的に療養者の自宅で，しかも大部分家族介護者の多大の介護負担に任せて行われており，「居宅」の選択肢は極めて窮屈である。また，「人工呼吸器を杖とする独立した個人」（ventilator assisted individual：VAI）の潜在能力や自己実現を展開する機会は，限定されている。例えば，HMV小児の就学，HMV療養者の被雇用再就業，外出，旅行の困難などまだまだ大きい現状がある。

さらに安定長期継続のためには，さまざまな社会的支援体制・ガイドライン・技術などの開発と整備・制度・法制・倫理上の課題などの挑戦課題が展かれる。

著者のHMV定義私案には，このような現状を解決してゆく諸作業への要請を込めた。

2. 意義と目的

表1に，著者の念願を込めたHMV形成の意義[3]をまとめた。

表1中の1はまさに本療法の目的そのものであり，また必要条件でもある。さらにHMVのような困難で危険を伴いかねない高度医療技術依存型在宅医療の，健全な定着普及に向かって行われる社会的努力は，高齢社会の地域・在宅医療全般の基盤整備に大きく貢献するであろう。

表 1 在宅人工呼吸療法形成の意義

1. 長期人工呼吸依存患者の自己実現選択肢を広げる
2. 牽引性のある在宅ケアモデル
3. 呼吸ケアテクノロジーの完成度を計る指標
4. 社会の豊かさと成熟度を計る指標
5. 「障害と疾病」を背負う人生の意味への問いかけ

病院内の奥座敷-集中治療現場で培われてきた呼吸管理技術を病院外での療養者 (VAI)・介護者・地域支援職種にゆだねるためには，高い技術的完成度達成が求められる。例えばシンプルでかつ安全係数の極めて高い安価なベンチレータの開発がさらに進められるべきである。また，疾患，病態，VAI など個別の特性にそれぞれ最も良く適合した換気補助・人工呼吸モードの開発と啓発が動機付けられる。

　人工呼吸依存患者が病院外で生活し，障害と慢性難治性疾患を背負って生き抜くことは，表 1 中 4，5 にかかわる奥深い社会的・歴史的・実存的な問いかけを喚起する。

　ちなみに，米国胸部医協会（American College of Chest Physicians：ACCP）HMV に関する合意カンファランス委員会の報告（1986 年）[4] は，HMV の目標を以下のようにまとめている。

　① 生命予後の改善
　② quality of life (QOL) の改善
　③ 各療養者それぞれの潜在能力の向上
　④ 合併症の予防
　⑤ 身体的・生理学的機能の改善
　⑥ 費用効果

III. わが国の HMV の歴史と現状

1. 歴史

　欧米における HMV 先進国では，1940～50 年代のポリオ大流行に際し気管内陽圧人工呼吸を主流とする近代呼吸管理技術の開発とともに，多数のポリオ後遺症呼吸筋麻痺患者の長期生存が社会的な HMV 形成の動機となった。その後，社会福祉理念としてのノーマライゼーション，障害者自立生活運動，成熟社会共通の医療費高騰抑制政策，各種の非侵襲換気補助法の開発などによって，例えばフランス，アメリカ，イギリスなどでは HMV 療養者の PR がそれぞれ人口 10 万対 14，7，6 などとなっている。

　ひるがえってわが国の HMV 実践は 1975 年頃から神経難病看護の領域で，さまざまな困難な未整備状況にぶつかりながら散発的に開始された[5]。厚生省特定疾患呼吸不全調査研究班で長期在宅人工呼吸療法の実態を 1987～95 年度にわたって継続調査した末次らの報告[6][7]では，初年度 18 例，最終年度 198 例の HMV 実施症例が把握された。さらに増加が著しい院内長期（3 カ月以上）人工呼吸依存患者中，終始約 25％ は，「条件」が整備されれば HMV への移行が可能であることが分かり，条件整備課題が綿密に分析・提唱された。

　阪井・宮坂ら[8]による小児領域での HMV 全国実態調査も緩やかに増加する患児数規模と条件整備の諸課題を明らかにした。同時期神経内科医の領域でも，呼吸不全の段階に進行した神経難病諸疾患への人工呼吸導入そのものについてさえ賛否の議論が長かっ

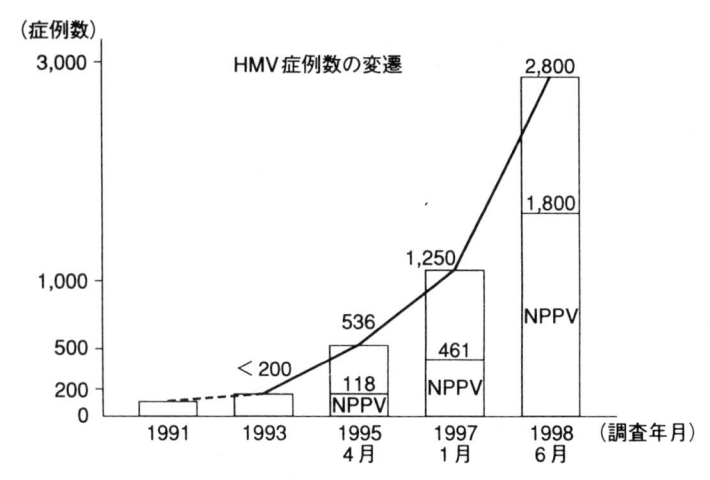

図1 わが国のHMV患者数の加速度的増加傾向
(石原英樹,木村謙太郎,大井元晴ほか:在宅人工呼吸療法および非侵襲人工換気療法の現状—平成10年度全国アンケート調査報告.厚生省特定疾患呼吸不全調査研究班平成10年度研究報告書.1999,p 87 より引用)

たが,諸条件の緩徐な整備過程の中で予後・QOLの実態の解明と相まって積極的なHMV実践が広がっている[9]。

数々の提言と実践報告が蓄積される中で,1990年4月に最初のHMV社会保険適用が開始された。しかし,適用は神経筋疾患に限られ,施設認定を必要とするばかりか,設定された診療報酬点数は胸郭外陰圧式(キュラス)人工呼吸を想定した不十分なレベルであった。その後2年ごとの改訂を経て,対象疾患限定廃止や施設認定手続きの撤廃,さらに1994～98年にわたって現実の経費にかなり近づく診療報酬点数に整理設定される成りゆきとなった。

2.現状

社会保険改訂とともにわが国のHMV患者数は1995年以後急増傾向に転じ,現在もその趨勢は変わらない。著者らが日本呼吸療法医学会,日本在宅人工呼吸療法研究会,日本医用機器工業会と共同で行った患者数規模実態把握を主たる目的とする全国アンケート調査[10]によると,1995年4月,1997年1月にそれぞれ536例,1,250例の実施患者が把握され,さらに著者らと大井および橋本[11]が厚生省特定疾患呼吸不全調査研究班で行った,全国無作為抽出約3,500施設を対象とする1998年6月30日現在の実態調査では,非侵襲人工換気法(noninvasive positive pressure ventilation:NPPV) 1,800例,気管切開下人工換気法(tracheostomy intermittent positive pressure ventilation:TPPV) 1,000例,併せて2,800例のHMV療養者の存在を推定した(図1)。この期間におけるHMV患者数規模の加速度的増加傾向は確実である。

ちなみにこの調査での長期(3カ月以上)入院人工呼吸患者数は,NPPV 800,TPPV 2,600併せて3,400例と推定した。

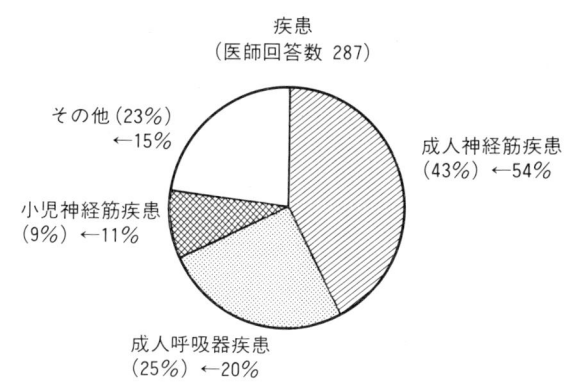

図2 HMV対象基礎疾患の分布と変遷（1995年調査と1997年調査の比較）
（ ）内の数字が1997年，矢印は1995年調査からの変化を示す
（石原英樹，木村謙太郎，渡辺 敏ほか：本邦の在宅人工呼吸療法の現状と課題（第二報）．厚生省特定疾患呼吸不全調査研究班，栗山喬之班長，平成9年度研究報告書．1998，p 93 より引用）

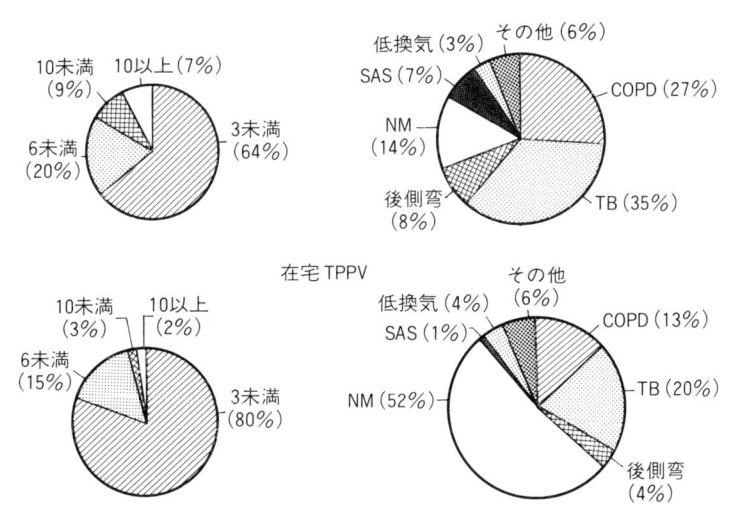

図3 NPPV，TPPV別にみたHMV療養者の基礎疾患（1998年調査）
（石原英樹，木村謙太郎，大井元晴ほか：在宅人工呼吸療法および非侵襲人工換気療法の現状―平成10年度全国アンケート調査報告．厚生省特定疾患呼吸不全調査研究班平成10年度研究報告書．1999，p 87 より引用）

　調査の精度に若干の問題が残されているが，その後1年を経過した現時点ではわが国のHMV療養者は約3,500名，最大推定PRは，人口10万対3.5に近づいていると考えられる．
　第2に，この3回の調査でTPPVは64％，53％，36％と相対的に減り，逆にNPPVが29％，47％，64％と急増していることも注目すべき変化である．気管内挿管をしない鼻または顔面マスクをインターフェイスとするいわゆる非侵襲人工換気法

(NPPV)が普及し，このことがわが国のHMV患者数規模の急増傾向に拍車をかけている一因と考えられる。ちなみに，世界で最もHMV療養者の多いフランスでも，1995年頃にはNPPVが従来主流を占めてきたTPPVを凌駕したという。

第3にHMV患者の基礎疾患構成比率にも緩やかな相対的変遷が認められた。すなわち初回調査で65%を占めた神経筋疾患は1997年には52%へと減少し，逆に呼吸器疾患が20%から25%へと増加していた（図2）。現在詳細な解析を急いでいる1998年調査ではさらにこの傾向が増幅する印象である（図3）。保険適用基準の改訂，自己管理が容易でしかも病状の比較的軽い段階での早期導入に適したNPPVの普及（各呼吸ケアチームの慣れと機器開発・レンタル制度導入）などの要因が推定される。

3. 支援体制

以上のような患者数規模の増加と内容の変遷に較べて，安定したHMV継続を保障する社会的支援体制の構築はなお低迷状態にある。1995年調査時点で，責任病院からの往診，訪問看護はそれぞれ49%，44%で，患者回答によると介護力不足48%の回答が寄せられた。この傾向は1997年調査でもほとんど変わらず深刻な諸問題が推定された。また第1回調査で業者によるベンチレータなど機器の保守点検は，業者回答では87%が「実施している」のに対して，患者・介護者回答では「実施されている」53%と両者間の認識に差が大きく，やはり問題の整理が必要と考えられた。

川村・小倉は[12]，サービス方法が確立していない課題として，① 人工呼吸器・附属器具の管理と安全な療養環境整備，② 安全な日常生活支援の開発，特に旅行や外出など生活活動の拡大によっても「人工呼吸システム」にエラーを生じない看護方法と機器管理法を挙げ，さらに家族介護者の健康問題を調査して，③ 夜間滞在サービス・レスパイト・ケア（家族介護者の休息のための代替ケア体制）の早急の整備の必要に言及している。

1998年調査は，主として非侵襲人工換気法の位置づけに重点を置くデザインで，支援体制の実態には踏み込めなかったが，保健所法から地域保健法への転換（1994年），新ゴールドプランの策定（1994年），訪問看護ステーションや在宅介護支援センターさらには企業活動の参入，公的介護保険制度の行方，在宅医療への情報ネットワーク導入などの目まぐるしい状況変化[13]の中で「今後」を探り，現場からの提言と実践を積み重ねたい。

IV. 適応と前提条件

表2に1989年当時，数例のHMV症例の5年以上にわたる実践経験から著者ら[14]が提案した適応と前提条件の私案を再掲する。

表 2 在宅人工呼吸療法の適応基準私案

A. 適応病態
1. 病状経過の安定が，試験外泊を含めて十分確認されていること。
2. ベンチレータ依存があっても，F_{IO_2}（吸入気酸素濃度）0.40以下で維持できる肺胞低換気優位のII型慢性呼吸不全であること。
3. 何らかの気道疎通性維持が万全であること。
4. バッグ・バルブ用手人工呼吸でも代替できる状態であること。
5. 感情・意思の明確な表明が可能な意識レベルであること。

B. 前提条件
1. 患者本人と家族に，本療法の意義と方法に関する十分な理解と自発的意欲が確認できること。
2. 用手人工呼吸，気道内分泌物除去などの技術を習得した複数の在宅介護者が確保されていること。
3. 適切な電動式ベンチレータが，メンテナンス体制を含めて確保されていること。
4. 往診，近医との連携など通常の医療体制が維持でき，緊急時の応需体制が万全であること。
5. 在宅療養者にかかわる地域の福祉資源が最大限活用されること。

(木村謙太郎，川幡誠一，佐藤光晴ほか：在宅人工呼吸（換気）療法の必然性と適応実施基準私案．厚生省特定疾患呼吸不全調査研究班，吉良枝郎班長．昭和63年度研究報告書．1989, p 165より引用)

1. 適応病態

人工呼吸が間欠的にしろ1日24時間持続的にしろ欠かせない以外は，入院治療を必ずしも必要としない病状の安定が前提である。しかも，病院外で供給の可能なF_{IO_2} 0.40以下程度で維持できる，呼吸筋麻痺や肺胞低換気を対象とする。肺胞低換気の何らかの換気補助による是正は，このような病態では低酸素血症の改善をもたらす。逆に高二酸化炭素血症を伴うII型慢性呼吸不全ひとしなみに，在宅酸素療法を含む長期酸素療法で終始対処することには問題があろう。気道内分泌物の処理がカフマシン，用手排痰法なども含めて可能でなければならない。また，バッグ・バルブ・システムなどによる用手人工換気で不時の停電やベンチレータトラブルに対処できる病態でありたい。また，長期人工換気の欠かせない遷延性昏睡や植物状態の患者を，病院側の一方的な都合でHMVという「姥捨て山」に追放するようなことは，本療法の意義・目標に鑑みて避けるべきであろう。

2. 前提条件

何よりも適切な了解と選択（「インフォームド・コンセント」について著者の理解する内容）に基づくVAIと家族介護者の自発的な意欲と理解が大前提であり，また必要なトレーニング達成が確認できる複数の介護者の確保が欠かせない。どのような人工換気法を選択するにしても，ポータブルで安全かつ操作の簡便な電動式ベンチレータが準備でき，また特に気管切開の必要な療養者にとっては，電動式吸引式器にあわせて足踏

み式などの代替吸引装置が必要である．ベンチレータの代替器常備の必要性についてはなお議論が残されているが，吸引器にはメンテナンス体制も含めて万全を期したい．責任病院とかかりつけ医による通常の医療の継続と病状変化時の緊急応需体制が不可欠で，レスパイト・ケア，ショート・ステイ，24時間訪問看護など地域支援体制の整備が課題でもある．

3. 小括

以上のHMV実施基準私案は，1989年当時までのわが国の困難な現状を考慮した相対的な，そして暫定的なものではあるが，後述するわが国のHMV実態の変遷にもかかわらず，現在もなお大きな改訂を必要としない骨子を提示できているものと考える．また，これらの病態適応と前提条件のどのひとつでもゆるがせにするならば，そのHMVはむしろ悲惨な在宅医療と評価される可能性が高い．

ただし，背景疾患や病態によるきめ細かな開始基準の解明，慢性の高二酸化炭素血症の病態の解析を元にした長期換気補助の根拠，主流となってきたNPPVと従来型のTPPVとの位置づけの明確化，また前者の方法の普及定着に伴う介護者規定の緩和などがガイドラインに順次組み込まれる必要があろう．

V. 方法のポイント

1. 準備

適応の見極めがつけば，VAIと家族・VAIのアドバンス・ディレクティブ（事前指示）委任者と十分な話し合いをしながら，実施導入の準備にとりかかる．適応の決定と前提条件適合可否の判断は，諸職種の協力のもとあくまで適応決定担当医師の責任で行う．

表3 準備とトレーニングのポイント

準備・指導・訓練のチェックリスト	
〈準備〉	〈指導・訓練〉
1. 中心病院の決定	1. 人工呼吸器の取扱い
2. 定期検診体制づくり	2. 用手人工呼吸法（アンビューバッグ）
3. 救急応需体制	3. 気管内吸引法
4. 支援体制づくり	4. カニューレ挿入
訪問看護	5. 人工呼吸器回路交換
理学療法	6. チューブトラブルへの対応
デイケア施設	7. 介護方法
ホームヘルパーなど	8. 緊急時の対応
5. 必需物品整備	9. communication aid の練習
6. 介護者の確保	10. 試験外泊
7. 身体障害（肢体機能・呼吸器機能）や特定疾患認定の手続き	

在宅人工呼吸療法の基本診療体制

```
        ┌─────────────┐
        │  適応の決定  │
        └──────┬──────┘
               ▼
        ┌─────────────┐
        │ 準備・指導・訓練 │
        └──────┬──────┘
               ▼
        ┌─────────────┐
        │   在宅開始   │
        └──┬──────┬───┘
           ▼      ▼
    ┌──────────┐ ┌──────────┐
    │ 定期検診  │ │ 訪問看護  │
    └──────────┘ └──────────┘
```

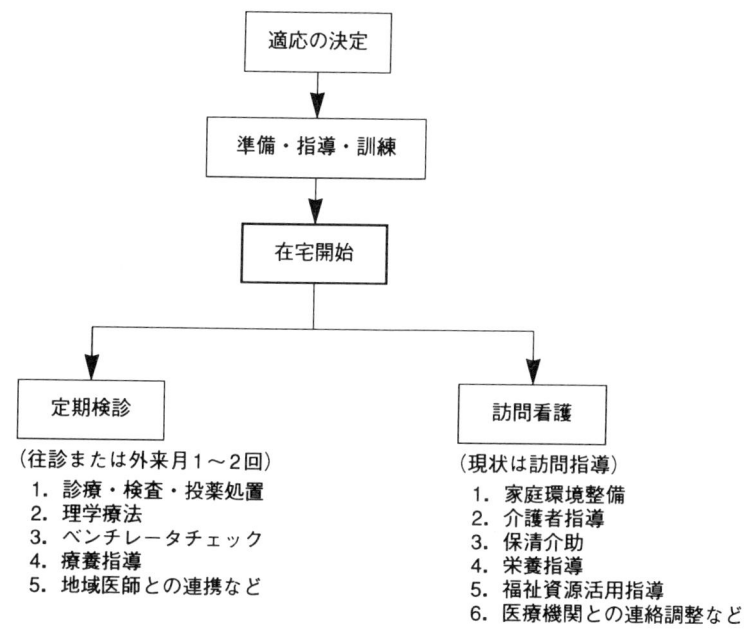

（往診または外来月1〜2回）　　　　（現状は訪問指導）
1. 診療・検査・投薬処置　　　　　1. 家庭環境整備
2. 理学療法　　　　　　　　　　　2. 介護者指導
3. ベンチレータチェック　　　　　3. 保清介助
4. 療養指導　　　　　　　　　　　4. 栄養指導
5. 地域医師との連携など　　　　　5. 福祉資源活用指導
　　　　　　　　　　　　　　　　　6. 医療機関との連絡調整など

図4　HMV導入，準備，実施の標準手順

　実際のイメージがはっきり把握できないために，家族介護者その他の関係者の導入意思決定にためらいがあるようならば，責任医師は，関係者を往診時の同行などによって，成功裡にHMV実施中の療養者・家族介護者に引き合わせるなどの支援を行うのも大いに有用である。

　表3に，この段階で行うべき諸準備と介護者トレーニングおよびチェックリストの概要を示す。トレーニングと達成度のチェックは，導入前の準備段階だけではなく導入在宅移行後も，折りにふれて繰り返し行う必要がある。

　また，導入準備の段階からVAIごとに必要な地域支援ネットワークの立ち上げに取り組む。かかりつけ医，在宅介護支援センター，訪問看護ステーション，保健所，市町村保健センター，社会福祉協議会などとの連携作り，場合によっては救急本部や電力会社への事前連絡などである。

　このような準備の初段階に万全を期すことが，適応・前提の見極めと並ぶHMV成功の鍵である。そして，図4に示すHMV導入と継続の通常体制の流れができあがる。

2. 換気補助法

　NPPVを第1選択とする。この方法の子細については，第9章で別に解説されているので詳述を避けるが，何よりも病態が決定的に進行する以前の比較的早期に「とりあえず試してみる」ことができ，発声会話や食事摂取などに制約が少ない。しかも神経筋疾患や胸郭疾患さらに肺結核後遺症，睡眠呼吸障害などでは明らかに良好な長期予後と

QOL の改善効果が報告されている[16]。気道内分泌物処理の困難さが限界に近づき，誤嚥性肺炎，空気嚥下による不快感，マスク不適応などが大きな問題となるならば，TPPV の導入・移行を検討する。

NPPV までは許容できても，TPPV への移行を拒否する療養者に遭遇することがまれではない。過度にグロテスクな TPPV イメージをもたない判断であることが確認できる場合には，著者は本人の意思を尊重する方針を少なくとも現在のところ選んでいる。

逆に，古典的人工換気の時代から，唯一の方法として長年 TPPV に甘んじてきた療養者の中に，NPPV への移行に成功する人々が存在することを Bach ら[15]は報告している。

3．教育とトレーニング

本人・同居介護者，かかわる関連諸職種すなわち医師，看護職，保健職，ホームヘルパーなどの福祉職，理学療法士，臨床工学技士，三学会合同認定呼吸療法士，器機業者，関係行政担当者などが少なくとも HMV についての共通認識を共有する必要がある。さらに，それぞれの立場・職域ごとに具体的な実践基準をもち，連携し合う。専門職の資格取得前の教育カリキュラムに，そのような連携を可能にする準備教育が導入されるべきである。著者が呼吸ケアレベルの全般的向上と呼ぶ努力を関連諸学会・諸団体が社会的責務として果たさなければならない。

一方，VAI を病院外に移行させる責任病院は，その実情に応じた院内ガイドラインをそれぞれ作成し，平時・緊急時の対応に齟齬の生じないよう準備を整えたい。また責任病院は，病状急変時や家族介護者の疲労回復のための再・一時入院の準備を病病連携によってでもしておく必要がある。責任病院からの定期往診に，かかりつけ医が立ち会う機会を提供したい。教育とトレーニング，社会啓発は HMV 成功の第3の，先の2要件とならぶ大切な鍵である。

VI．HMV 形成に向けての諸活動と作業課題

1．諸活動

VAI の十分な「了解と選択」に基づく，一例ごとの周到な HMV 実践こそが諸活動の根源である。HMV の必然性は，そのような実践を持ち寄り，医学的に実証されるのみならず社会的・歴史的検証にも耐えられるならば，はじめて確立できたといえよう。

例えば，1995～98 年まで8回継続実施された(財)医療機器センターへの厚生省委託「在宅医療機器に関する指導者養成講習会」事業，1996 年から諸職種・諸団体横断的にゆるやかに組織されている日本在宅人工呼吸療法研究会の啓発・研究・ガイドライン形成作業，道府県単位に組み立てられた貴重なローカルな諸活動，関連諸学会プログラム

表 4 在宅人工呼吸療法形成の作業課題

1. 全国レベルで合意される実施基準（ガイドライン）の作成
   （日本在宅人工呼吸療法研究会が準備を開始中）
2. outcome，QOL，対費用効果などの客観的評価
3. 呼吸ケアの全般的レベル向上と普及への社会的努力
4. 社会資源としての介護力の整備と開発
5. 関連諸職種の連携を促進する教育と法制整備
6. 倫理的諸課題への配慮

やセミナーへの組込みなどが，そのような営みとして意義づけられる。また，例えば日本筋萎縮性側索硬化症協会（JALSA）およびその所属地方ブロックなど，さまざまな患者団体の積極的な姿勢がHMVによってでも生き抜こうとする人々を励ましている。

2. 作業課題

表4に，著者がここ数年来喫緊の作業目標と考えている課題を示す。

何よりも，社会保険適用に先駆けて日本胸部疾患学会（現在の日本呼吸器学会）が1984年に作成した在宅酸素療法ガイドラインに匹敵する全国的な合意に基づくHMVガイドラインの具体的作成が必要で，そのための機運は十分に熟している。各施設，自治体，諸チームによって実行されているガイドラインの最大公約数を抽出して現時点でのゴールデン・スタンダードを早急にまとめる必要がある。

第2に，outcome[16)~18)]，QOL，そしてこれらを指標にした対費用効果の実証的解明の努力を続けなければ，現場の実践を真に生かすことが困難であろう。

第3に呼吸ケアレベルを社会的に広く高め，一握りの専門職への過度の集中から良き分散に転じる営みが必要である。人工呼吸療法技術を救命救急センターや集中治療部門に閉じこめず，関連諸職種の教育課程に適切に組み込み，共有できるものとして作り上げたい。

第4に家族介護者を手厚く支援する社会的介護資源を開発・確保する必要がある。上述のレスパイト・ケアや，自宅に替わる長期・短期のHMV療養者の「居場所」の開発も含めて。

第5に関連諸職種の連携を促進する方向での十分な教育を前提として，現在各職種をしばっている諸法制の整合性の検討と見直しが必要であろう。例えば，医学部学生は多職種によって形成されるチームの一員として将来臨床活動に携わるマナーを果たしてよく教育されているだろうか。臨床工学技士が機器操作中に，痰を詰まらせた患者の気管内吸引をできない建て前の合理的な根拠があるのだろうか。

第6に，医療とは何かを問い，人が生きることの意味を根源から問うメッセージがHMVにはある。丁寧な倫理的配慮[19)20)]が求められる。よし絶対の答えはないとしても。

VII. 結語

このような多様な課題と作業目標，問いかけを包含して，HMV形成は取り組み甲斐のあるモデルのひとつであり，サイエンス，テクノロジー，エコノミー，フィロソフィー，ポリシーを総動員して「真の進歩」に結ぶべき，人工呼吸療法の新たな挑戦領域と考える．諸外国の歩み[21)〜23)]を参考にしながら，わが国の在宅人工呼吸療法を作成したい．

【参考文献】

1) 末次　勧：在宅人工呼吸（換気不全対策），呼吸不全―診断と治療のためのガイドライン．厚生省特定疾患調査研究班（編）．東京，メディカルレビュー社，1996, p 84
2) 木村謙太郎：在宅人工呼吸療法の現状と課題．日本医師会雑誌 117：719, 1997
3) 木村謙太郎：日本における在宅人工呼吸療法―意義・現状と作業目標．日本呼吸管理学会誌 6：187, 1997
4) O'Donohue WJ, Giovanni RM, Goldberg A, et al：Guidelines for management in the home and at alternate community sites. Chest 90 (Suppl)：1, 1986
5) 川村佐和子：難病と取り組む女性たち―在宅ケアの創造．東京，勁草書房，1979
6) 末次　勧，佐賀　努：長期人工呼吸療法に関する全国アンケート調査結果について．厚生省特定疾患呼吸不全調査研究班，吉良枝郎班長，昭和62年度研究報告書．1988, p 171
7) 佐藤元彦，浅井保行，末次　勧ほか：長期人工呼吸療法ならびに在宅人工呼吸療法に関する平成7年度全国実態調査．厚生省特定疾患呼吸不全調査研究班，川上義和班長，平成7年度研究報告書．1996, p 106
8) 阪井裕一，小林啓子，宮坂勝之ほか：我国の小児在宅人工呼吸の現状．日胸疾会誌 30：1274, 1992
9) 石原傳幸：筋萎縮性疾患と人工呼吸療法．呼吸 11：1232, 1992
10) 石原英樹，木村謙太郎，渡辺　敏ほか：本邦の在宅人工呼吸療法の現状と課題（第二報）．厚生省特定疾患呼吸不全調査研究班，栗山喬之班長，平成9年度研究報告書．1998, p 93
11) 石原英樹，木村謙太郎，大井元晴ほか：在宅人工呼吸療法および非侵襲人工換気療法の現状―平成10年度全国アンケート調査報告．厚生省特定疾患呼吸不全調査研究班平成10年度研究報告書1999, p 87
12) 川村佐和子，小倉朗子：在宅人工呼吸療法の支援体制と看護．HOME CARE TODAY 2：36, 1998
13) 木村謙太郎：わが国における在宅酸素療法―歴史・現状と将来，在宅酸素療法　包括呼吸ケアをめざして．木村謙太郎ほか編．東京，医学書院，1997
14) 木村謙太郎，川幡誠一，佐藤光晴ほか：在宅人工呼吸（換気）療法の必然性と適応実施基準私案．厚生省特定疾患呼吸不全調査研究班，吉良枝郎班長，昭和63年度研究報告書，1989, p 165
15) Bach JR, Saporito LR：Indications and criteria for decannulation and transition from invasive to noninvasive long-term ventilatory support. Respir Care 39：515, 1994
16) Leger P, Bedicam JM, Cornette A, et al：Nasal intermittent positive pressure ventilation：Long-term follow-up in patients with severe chronic respiratory insufficiency. Chest 105：100, 1994

17) Simonds AK, Elliot NW：Outcome of domiciliary nasal intermittent positive pressure ventilation in restrictive and obstructive disorders. Thorax 50：604, 1995
18) 坪井知正，大井元晴，陳　和夫ほか：鼻マスク陽圧換気法を長期人工呼吸療法として導入した慢性呼吸不全41症例の検討．日胸疾会誌 36：959, 1996
19) 木村謙太郎：在宅人工呼吸療法のインフォームド・コンセント．The lung perpective 6：23, 1998
20) American Thoracic Society：Withholding and withdrawing life—sustaining therapy. Am Rev Respir Dis 144：726, 1991
21) Pierson DJ：Home respiratory care in different countries. Eur Respir J (Suppl)：630, 1989
22) Plummer AL, O'Donohue WJ, Petty TL, et al：Consensus conference report on the problems of home mechanical ventilation. Am Rev Respir Dis 140：555, 1989
23) Pierson DJ：Controversies in home respiratory care；Conference summary. Respir Care 39：3・294・308, 1994

（木村謙太郎）

13 人工呼吸中の感染の予防と治療

I. 院内感染症としての肺炎 (nosocomial pneumonia)

　院内感染症 (nosocomial infection) はいくぶん，現実的に定義される．理想的には，入院時に存在しないと確定できる感染症が入院患者に発症した場合を，院内感染症として扱うべきである[1]．しかし，入院時に，多くのサンプルを採取して感染症の存在を否定することは現実的でないので，入院後3日以降に採取したサンプルで病原菌が検出された場合を院内感染症と定義するのが一般的である[2]．

　肺炎は尿路感染症の次に多い院内感染症である[3]．最近の調査では院内感染症の15〜18%を占めることが明らかになっている[3〜5]．米国では，院内感染症としての肺炎に年間250,000人が罹患している[6〜8]．しかも，医師が診察する肺炎の4分の1は，院内感染による肺炎である[6]．

　院内感染による肺炎は致死的でもある．23,000人が院内感染による肺炎で死亡している[3]．死亡率は28〜37%と推定されている．死亡率は後述するようにICU入室患者 (33〜70%) や骨髄移植患者 (約75%) ではさらに高くなる．死亡率が高くなる原因のひとつとして，基礎疾患の関与を考えなくてはならないかもしれない．この疑問に答える研究結果を表1にまとめた．これらの研究は，院内感染による肺炎と診断された患者の年齢，性別，基礎疾患に合致した (肺炎を起こさなかった) 対照群を設定している[9〜11]．そのうえで，肺炎群と対照群の死亡率の差を計算することにより，肺炎に帰する死亡率を求めている．Leuら[9]は，一般入院患者について調査し，全死亡率の3分の

表1　院内感染による肺炎が原因となった死亡率

対象患者	全死亡率 (%)	肺炎による死亡率 (%)	全死亡に占める肺炎による死亡の割合(%)	文献 報告者：雑誌名　巻：頁，年
入院患者全般	20	7	33	Leu HS, et al : Am J Epidemiol 129 : 1258, 1989
ICU入室患者	55	27	50	Fagon JY, et al : Am J Med 94 : 281, 1993
骨髄移植患者	75	62	83	Pannuti C, et al : Cancer 69 : 2653, 1992

1は肺炎によるものと結論している。Fagonら[10]は，気管内挿管されているICU入室患者について調査し，肺炎に帰すべき死亡率は27％としており，ICU死亡の半数が肺炎が原因ということになる。Pannutiら[11]は，骨髄移植患者の62％が肺炎で死亡し，これは全死亡率の83％にも及ぶことを明らかにしている。これらの結果から分かるように，肺炎による死亡率は，患者の重症度や疾患の死亡率が増大するにつれ，増加する傾向にあり，院内感染による肺炎は，重症患者の予後を決定する重要な因子となっている。

院内感染症としての肺炎は，医療経済学的にも重要な問題となる。一般に，肺炎を発症すると，在院日数は約1週間は延び，医療費は5,700ドル増加するといわれている[3]。Boyceら[5]は，1患者が肺炎を併発すると，5,800ドルの余分な医療費が投資されることになると試算している。

II. 集中治療における院内感染症

ICU入室患者における院内感染症の頻度は，他の入院患者のそれに比し，2〜5倍高くなるといわれている[1]。確かに敗血症とそれに続発した多臓器不全がICU入室患者の主たる死因であるが，このような重症患者に装着される人工呼吸器をはじめとした各種生命維持装置の使用は，院内感染症の機会を増大させていることにもなる。事実，侵襲的生命・臓器機能維持装置の使用と感染症の頻度および患者予後は密接に関連している[12]。また，かかる装置の使用による呼吸・循環・代謝の維持は，感染症のさまざまな臨床兆候を隠蔽し，感染症の診断を遅らせることもある。ICUにおける主たる院内感染症は，呼吸器感染症および血管内留置カテーテルに関連した感染症であり，一般病棟の入院患者と異なり，尿路感染症の頻度は少ない。ICUでは抗生物質が汎用されるため，日常的血液培養や喀痰培養は診断的価値が低い。過去においては，ICUにおける感染症の主たる起因菌はグラム陰性菌であったが，最近では，メチシリン耐性黄色ブドウ球菌（methicillin-resistant staphylococcus aureus：MRSA）をはじめとしたグラム陽性菌が起因となることも多い。また，少なくとも20％の院内感染症は混合感染であるが，ICUではこの傾向が顕著となる[13]。しかも，創部，気道，尿，血管カテーテルなど，それぞれのサンプルから，2種以上の菌が検出されることもまれではない。ICUにおいては，培養結果の陽性が臨床的意義をもった感染症を反映しているか不明のことも多い。すなわち，ある種の細菌の"コロニー化"が，ある種の細菌による"感染"と誤認されている可能性がある。

III. 人工呼吸管理中の肺炎

Meduri[14]によると，院内感染症としての肺炎は，人工呼吸管理下の患者の9〜21％

に発症する。この調査では気炎菌はグラム陰性菌が 75～90% と多く，重症患者の死亡率に重要な影響を及ぼしている。気管内挿管後 48 時間を超えると，上気道にはグラム陰性菌のコロニー化が起こるとされている。Shire ら[15]は，重症患者の 10～25% に院内感染による"真の"肺炎が発症すると推量している。"真の"肺炎の発生率は，急性呼吸不全や胸部外傷患者では高くなる。グラム陰性菌による肺炎による死亡率は 33～70% と報告されている[16]。

IV. 院内感染による肺炎の病態生理

他の院内感染症同様，肺炎はコロニー化した病原微生物とその宿主の防御機構のバランスが病原体に有利に傾いたときに発症する。分子生物学的手法を用いた最近の研究により，肺炎患者から分離された菌種は，その患者に最初にコロニー化した菌種と同一であることが明らかになっている[17]。入院後早期に病院由来の細菌は，胃分泌物，咽頭，気管内チューブに出現する[18]。肺炎が成立するためには，かかる細菌は身体的ならびに免疫学的バリアを破らなければならない。医療機器は身体的バリアの破壊に関与している可能性がある。経鼻胃管と仰臥位は，細菌を含んだ分泌物の気管内チューブへの逆流を起こす可能性がある[18]。気管内挿管自体は，咳反射と粘液線毛クリアランス (mucociliary clearance) を抑制する可能性がある[19]。また，粘膜組織を損傷し，細菌の侵入を促すかもしれない。さらに，カフの上に貯留した細菌が含まれた分泌物の誤嚥を誘発することもある[20]。かかるコロニー化した細菌は，人工呼吸器ではなく患者自身に由来すると考えられている。

もし，身体的バリアを細菌が通過し下気道に達しても，通常は免疫学的バリアにより肺炎は発症しない。肺胞マクロファージや好中球，補体，特異抗体などが細菌の破壊に

表 2 院内感染による肺炎の起因菌

グラム陰性菌	48%
pseudomonas	16%
Enterobacter	11%
Klebsiella	7%
E. coli	4%
その他	10%
グラム陽性菌	48%
S. aureus	20%
その他	5%
その他	8%
ウイルス	1%

The Center of Disease Control and Prevention (CDC) の National Nosocomial Infection Survey of hospitals (NNIS) の調査結果 (1991 年)

関与する。しかし，重症患者においては，全身性の炎症反応と肺障害が炎症性サイトカインにより生じ，その免疫学的バリア機構は破綻しており，肺炎が発症しやすい[21]。

院内感染による肺炎の起因菌はさまざまである[3]。表2に1990年代に行われた米国 National Nosocomial Infection Survey (NNIS) の調査結果を示す。抗生物質耐性菌の台頭を反映し，MRSAや緑膿菌感染が多くなっている。感染制御に関する研究者は，かかる調査の問題点として通常の培養同定検査により検出しにくい病原菌による肺炎の存在を挙げている。例えば，嫌気性菌による肺炎が33%にも及ぶという報告もある。レジオネラ[22]やRSウィルス (respiratory syncytial virus)[23] による肺炎も問題となっており，AspergillusやPneumocystis同様，日和見感染症の原因菌となる。

V. 院内感染による肺炎の診断

肺炎の診断は，どのような職種の人間が行うか，どのような患者を対象にするのか，どのような目的で行うのかにより異なっている。表3に院内感染による肺炎の従来の一般的診断基準をまとめた[24]。この診断基準は入院前に健康であった患者や一般病棟の患者の肺炎の診断には適切かもしれない。しかし，ICUでの人工呼吸を要する患者の肺炎の診断には不適切である。例えば，発熱は無気肺に由来するかもしれない。膿性喀痰は，肺炎にない気管内挿管患者にもよくみられる。胸部X線写真の変化は，無気肺，肺水腫，術後変化を反映しているかもしれない。最近の調査は，ICUでの気管内挿管患者において診断された肺炎の38%は誤診であり，不適切な抗生物質の使用は，肺炎と診断された患者の3分の2に及び，16%の患者には不必要な抗生物質が投与されていることを明らかにしている[25]。また，ICU入室患者における胸部X線写真の肺炎に対する正の予測値は35%にすぎないとされている[26]。胸部X線写真における気管支透亮像 (air bronchogram) の存在はICU患者における肺炎の存在と相関するが，急性呼吸窮迫症候群 (acute respiratory distress syndrome：ARDS) が存在する場合，胸部X線写真の肺炎に対する診断的意義はまったくないともいわれている[27]。

1992年に米国 Critical Care Physician の Consensus Conference が開催され，ICU患者の肺炎の診断基準の欠落の問題が話し合われた。参加者は，少なくとも調査研究のためには，臨床兆候ではなく，直接的証拠により人工呼吸器装着患者の肺炎を診断する

表3 院内感染による肺炎の一般的(古典的)診断基準

1) 入院前に健康であること
2) 発熱
3) 白血球増多
4) 膿性の気道分泌物
5) 胸部X線写真上に新たな浸潤影の出現

表 4　院内感染による肺炎の新しい診断法（末梢気道分泌物の採取法）

採取法	感受性	特異性	正の予測値(50%罹患率)	文献　報告者：雑誌名　巻：頁，年
気管内吸引	52~100%	29~100%	45~100%	Salata RS, et al：Am Rev Respir Dis 138：117, 1988 Torres A, et al：Am Rev Respir Dis 138：117, 1988 Torres A, et al：Am Rev Respir Dis 147：952, 1993
PCA	61~100%	64~100%	63~100%	Torres A, et al：Am Rev Respir Dis 138：117, 1988 Torres A, et al：Am Rev Respir Dis 140：306, 1989 Pham LH, et al：Am Rev Respir Dis 143：1055, 1991 Jorda' R, et al：Intensive Care Med 19：377, 1993
PSB	65~100%	60~100%	62~100%	Torres A, et al：Am Rev Respir Dis 147：952, 1993 Pham LH, et al：Am Rev Respir Dis 143：1055, 1991 Chastre J, et al：Am Rev Respir Dis 130：924, 1984 Chastre J, et al：Am J Med 85：499, 1988 Fagon JY, et al：Am Rev Respir Dis 138：110, 1988 Sole'-Viola'n, et al：Chest 106：889, 1994
BAL	80~100%	75~100%	76~100%	Torres A, et al：Am Rev Respir Dis 147：952, 1993 Fagon JY, et al：Am Rev Respir Dis 138：110, 1988 Sole'-Viola'n, et al：Chest 106：889, 1994 Gaussorgues P, et al：Intensive Care Med 15：94, 1989

PCA：protected catheter aspirate, PSB：protected specimen brush, BAL：気管支肺胞洗浄検査（bronchoalveolar lavage）

よう推奨した．すなわち，現実的ではないが肺生検組織の組織病理学的検査を第1に，もし肺生検が不可能なときには末梢気道からの分泌物の汚染を避けた採取と染色・培養を第2に推奨した．コロニー化した細菌と真の病原因との鑑別には，サンプルに含まれる個々の細菌数が重要であることも認識されている[28]．

末梢気道からサンプルを採取する方法には，単純な気管内吸引からより侵襲的な気管支鏡を用いた手技までさまざまである．表4にこれまで報告された各サンプル採取法の肺炎診断に関する感受性（sensitivity），特異性（specificity），感受性と特異性から算出される疾患の蔓延度50%に対する正の予測値をまとめた．この表4からは，気管支肺胞洗浄検査（bronchoalveolar lavage：BAL）がICUにおける肺炎に対する最も正確な診断法ということになる．しかし，表4の根拠となっている研究報告の数や対象は少なく，最良の診断法の決定には今後の検討が必要である[29]．

VI. 院内感染としての肺炎の危険因子

肺炎の危険因子を知ることは，院内感染の制御・防止に有益な情報を与える．危険因子の高い患者を選び出し，調査の対象とすることも可能になる．いくつかの大規模研究が実施されており，その結果を表5にまとめた．注意すべきことは，これらの研究では表3に示した"古典的"診断基準が用いられており，肺炎の診断的正確度が低く，真の肺炎の危険因子を正確に表現していない可能性がある．

表5に挙げた因子のほかに，健康状態の急性変化も重要である．かかる急性変化は，

表 5 院内感染による肺炎の危険因子

危険因子	倍率	文献 報告者：雑誌 巻：頁，年
年齢	2.1〜4.6	National Center for Health Statistics：Vital Health Stat 13：7, 1993 Hanson LC, et al：Am J Med 92：161, 1992
慢性閉塞性肺疾患	1.9〜3.7	National Center for Health Statistics：Vital Health Stat 13：7, 1993 Torres A, et al：Am Rev Respir Dis 142：523, 1990 Jime'nez P, et al：Crit Care Med 17：882, 1989
意識障害	1.9〜5.8	National Center for Health Statistics：Vital Health Stat 13：7, 1993 Chevret S, et al：Intensive Care Med 19：256, 1993
気管内挿管	3.0〜12.9	National Center for Health Statistics：Vital Health Stat 13：7, 1993 Torres A, et al：Am Rev Respir Dis 142：523, 1990 Chevret S, et al：Intensive Care Med 19：256, 1993 Hanson LC, et al：Am J Med 92：161, 1992 Croce MA, et al：J Trauma 35：303, 1993
神経筋疾患	3.9〜18.0	National Center for Health Statistics：Vital Health Stat 13：7, 1993 Hanson LC, et al：Am J Med 92：161, 1992
胸部・上腹部手術	4.3〜6.0	National Center for Health Statistics：Vital Health Stat 13：7, 1993 Garibaldi RA, et al：Am J Med 70：677, 1981 Joshi N, et al：Am J Med 93：135, 1992
外傷	2.6〜3.0	Rodriguez JL, et al：J Trauma 31：907, 1991 Chevret S, et al：Intensive Care Med 19：256, 1993

acute physiology and chronic health evaluation (APACHE) II, American Anesthesiology Association (ASA) 分類，injury severity score (ISS) によりある程度定量化することが可能であり，当然，それぞれの急性変化の重症度と肺炎の発病率はよく相関する[30)〜32)]。特に，APACHE II や ISS は ICU での肺炎の発症の危険度を知るうえでも重要である。

VII. 感染制御のための方略

院内感染としての肺炎の疫学的調査ができれば，院内感染制御の担当者はその発生率を減じ予後を改善するための方略を企画することが可能である。米国 the Centers of Disease Control and Prevention (CDC) の下部組織である the Hospital Infection Control Practices Advisory Committee (HICPAC) は 1994 年に院内感染による肺炎に関するガイドラインを発表している[33)]。最新の CDC の活動は，インターネットで http://www.cdc.gov にアクセスすれば，簡単に得られる。このガイドラインは，院内医療従事者の教育が効果的な院内感染制御プログラムの基礎となることを強調している。医療従事者に対する教育は，肺炎の防止に関しては特に重要である。院内感染による肺炎の背景因子・病因は複雑であり，医療従事者のすべてが危険因子を認識し，誘発因子の除去に協調的に動くことが重要である。いくつかのセンターでは持続的な質的向上法 (continuous quality improvement：CQI) を実施し，劇的な効果を得ている。例えば，Kelleghan ら[34)]は，手洗いの徹底と肺炎の発生を医療従事者にフィードバックす

ることにより，57%もの肺炎発生率の減少を達成している。

肺炎防止プログラムには，さまざまな方法が用いられる。ときによっては，最も簡単な手法，例えば体位管理が劇的な効果をもたらすこともある。以下に，効果の検証が何らかの形でなされた手法を紹介する。

1. 体位

患者を半坐位にすると，口腔咽頭部の分泌物の誤嚥が減少する。気管内挿管患者において，45度の角度まで頭部挙上し，半坐位とすると，誤嚥は10分の1に減少することが明らかになっている[35]。体位管理は，費用のかからない優れた肺炎防止法である。

2. 人工呼吸

気管内チューブの改良により，カフの上部（口側）に貯留した分泌物を吸引できるようにすると，誤嚥を減少させることができる。無作為法による検討では，この手法は肺炎の発生率を半減することが明らかになっている[36]。

まれには，人工呼吸器そのものが気炎菌の源となることがある。古典的ガイドラインは24時間ごとの回路交換を推奨していた[37]。HICPACは，48時間ごとの交換を推奨している[33]。しかし，もっと最近の報告は7日ごとの交換が十分もしくはより優れた効果をもたらすことを明らかにしている[38]。われわれの施設でも7日ごとの交換を実施している。人工呼吸器回路交換の時期の変化は，効果/費用を最大にしようとする医療改革の流れを象徴するものである。

3. ストレス潰瘍予防

重症患者においては，胃内pHの増加した胃の中に細菌がコロニー化している可能性がある。すなわち，胃が細菌の貯留庫となっている可能性がある。H_2受容体拮抗薬や制酸剤の使用は，この現象を助長する。最近，胃内pHを上昇させない潰瘍予防薬sucralfateと従来の制酸剤との間で肺炎発生率が比較されたが，その結果はまちまちである[39~41]。多くの報告を統合したmeta-analysisの結果は，sucralfateの方が肺炎発生率が低くなると結論している[42]。この結果，HICPACはストレス潰瘍予防のためには，胃内pHを上昇させない薬物の使用を推奨している[33]。

4. selective digestive decontamination (SDD)

非吸収性の抗生物質の口腔内・胃腸内投与により，口咽頭ならびに胃内における細菌のコロニー化を防止しようとする肺炎防止方略である。ほとんどの研究がポリミキシンBかアムホテリシンBを用いている。前向き試験は細菌のコロニー化と人工呼吸患者における肺炎発生率の減少を報告している[43,44]。しかし，その後の二重盲検試験の結果は一様でなく[45~47]，副作用としてグラム陽性菌のコロニー化が指摘されている[48]。

HICPAC は，この方略の使用を推奨していない。

VIII. 医療の効率と質

現在，世界的に健康変革の潮流が広がっており，医療供給システムの効率と医療の質が求められている。わが国における医療制度改革もその潮流の中にあることは確かである[49]。このような視点から，ICU の意義が再評価され，感染制御のための方略の選択がなされる時代が目前にある。個々の病院が，また，集中治療・人工呼吸法に関わる学会・研究会が，人工呼吸中の肺炎の防止方略の"質と投入資源の分析"を行う必要がある。

【参考文献】

1) Gardner P, Arrow PM : Hospital-acquired infections. 11th ed. Edited by Braun-wald E, et al. New York, Harrison's Principles of Internal Medicine, 1988, p 470
2) Klastersky J : Nosocomial infections due to gram-negative bacilli in compromised hosts : Consideration for prevention and therapy. Rev Infect Dis 7(Suppl 4) : 552, 1985
3) Emori TG, Graynes RP : An overview of nosocomial infections, including the role of the microbiology laboratory. Clin Microbiol Rev 6 : 428, 1993
4) Broderick A, Mori M, Nettleman MD, et al : Nosocomial infections : validation of surveillance and computer modeling to identify patients at risk. Am J Epidemiol 131 : 734, 1990
5) Boyce JM, Potter-Bynoe G, Dziobek L, et al : Nosocomial pneumonia in medicare patients. Hospital costs and reimbursement patterns under the prospective payment system. Arch Intern Med 151 : 1109, 1991
6) Haley RW, Culver DH, White JW, et al : The efficacy of infection surveillance and control programs in preventing nosocomial infections in U.S. hospitals. Am J Epidemiol 121 : 182, 1985
7) Wenzel RP : Hospital-acquired pneumonia : overview of the current state of the art for prevention and control. Eur J Clin Microbiol Infect Dis 8 : 56, 1989
8) National Center for Health Statistics : National hospital discharge survey ; annual summary, 1991. Vital Health Stat 13 : 7, 1993
9) Leu HS, Kaiser DL, Mori M, et al : Hospital-acquired pneumonia : attributable mortality. Am J Epidemiol 129 : 1258, 1989
10) Fagon JY, Chastre J, Hance AJ, et al : Nosocominal pneumonia in ventilated patients : a cohort study evaluating attributable mortality and hospital stay. Am J Med 94 : 281, 1993
11) Pannuti C, Gingrich R, Pfaller MA, et al : Nosocomial pneumonia in patients having bone marrow transplant : attributable mortality and risk factors. Cancer 69 : 2653, 1992
12) Craven DE, Kunches LM, Lichtenberg DA, et al : Nosocomial infection and fatality in medical surgical intensive care patients. Arch Intern Med 148 : 161, 1988
13) Kiani D, Quinn EL, Burch KH, et al : The increasing importance of polymicrobial bacteremia. JAMA 242 : 1044, 1979
14) Meduri GU : Ventilator-associated pneumonia in patients with respiratory failure. Chest

97 : 1208, 1990

15) Shire GT, Dineen P : Sepsis following burns, trauma, and intraabdominal infections. Arch Intern Med 12 : 191, 1984
16) Tobin MJ, Grenvik A : Nosocomial lung infection and its diagnosis. Crit Care Med 12 : 191, 1984
17) Prod'hom G, Leuenberger P, Koerfer J, et al : Nosocomial pneumonia in mechanically ventilated patients receiving antacid, ranitidine, or sucralfate as prophylaxis for stress ulcer. A randomized controlled trial. Ann Int Med 120 : 653, 1994
18) Torres A, el-Ebiary M, Gonza'lez J, et al : Gastric and pharyngeal flora in nosocomial pneumonia acquired during mechanical ventilation. Am Rev Respir Dis 148 : 352, 1993
19) Holozapfel L, Chevret S, Madinier G, et al : Influence of long-term oro- or nasotracheal intubation on nosocomial maxillary sinusitis and pneumonia : results of a prospective, randomized, clinical trial. Crit Care Med 21 : 1132, 1991
20) Levine SA, Niederman MS : The impact of tracheal intubation on host defenses and risks for nosocomial pneumonia. Clin Chest Med 12 : 523, 1991
21) Rodriguez JL : Hospital-acquired Gram-negative pneumonia in critically ill, injured patients. Am J Surg 165 : 34 S, 1993
22) Helms CM, Massanari RM, Wenzel RP, et al : Legionnaires' disease associated with a hospital water system : a 5 year progress report on continuous hyperchlorination. JAMA 259 : 2423, 1988
23) Harrington RD, Hooton TM, Hackman RC, et al : An outbreak of respiratory syncytial virus in a bone marrow transplant center. J Infect Dis 165 : 987, 1992
24) Garner JS, Jarvis WM, Emori TG : CDC definitions for nosocomial infections. Ann J Infect Control 16 : 128, 1988
25) Fagon JY, Chastre J, Hance AJ, et al : Evaluation of clinical judgment in the identification and treatment of nosocomial pneumonia in ventilated patients. Chest 103 : 547, 1993
26) Lefcoe MS, Fox GA, Leasa DJ, et al : Accuracy of portable chest radiography in the critical care setting. Diagnosis of pneumonia based on quantitative cultures obtained from protected brush catheter. Chest 105 : 885, 1994
27) Wunderink RG, Woldenberg LS, Zeiss J, et al : The radiologic diagnosis of autopsy-proven ventilator-associated pneumonia. Chest 101 : 458, 1992
28) Baselski VS, el-Torky M, Coalson JJ, et al : The standardization of criteria for processing and interpreting laboratory specimens in patients with suspected ventilator-associated pneumonia. Chest 102 : 571 S, 1992
29) Cook DJ, Brun-Buisson C, Guyatt GH, et al : Evaluation of new technologies : bronchoalveolar lavage and the diagnosis of ventilator-associated pneumonia. Cri Care Ed 22 : 1314, 1994
30) Rely J, Quintal E, Austin V, et al : Incidence, etiology, and outcome of nosocomial pneumonia in mechanically ventilated patients. Chest 100 : 439, 1991
31) Cheater S, Hemmed M, Caret J, et al : Incidence and risk factors of pneumonia acquired in intensive care units. Results from a muticenter prospective study on 996 patients. European Cooperative Group on Nosocomial Pneumonia. Intensive Care Med 19 : 256, 1993
32) Fagon JY, Chastre J, Domart Y, et al : Nosocomial pneumonia in patients receiving continuous mechanical ventilation : prospective analysis of 52 episodes with use of a protected specimen brush and quantitative culture techniques. Am Rev Respir Dis 139 : 877, 1989

33) Tablan OC, Anderson LJ, Arden NH, et al : Guideline for prevention of nosocomial pneumonia. Infect Control Hosp Epidemiol 15 : 587, 1994
34) Kelleghan SI, Salemi C, Padilla S, et al : An effective continuous quality improvement approach to the prevention of ventilator-associated pneumonia. Am J Infect Control 21 : 322, 1993
35) Torres A, Serra-Bartles J, Ros E, et al : Pulmonary aspiration of gastric contents in patients receiving mechanical ventilation : the effect of body position. Ann Int Med 116 : 540, 1992
36) Valle's J, Artigas A, Rello J, et al : Continuous aspiration of subglottic secretions in preventing ventilator-associated pneumonia. Ann Int Med 122 : 179, 1995
37) Simmons BP, Wong ES : Guidelines for the prevention of nosocomial pneumonia. Am J Infect Control 11 : 230, 1982
38) Hess D, Burns E, Romagnoli D, et al : Weekly ventilator circuit changes. A strategy to reduce costs without affecting pneumonia rates. Anesthesiology 82 : 903, 1995
39) Driks MR, Craven DE, Celli BR, et al : Nosocomial pneumonia in intubated patients given sucralfate as compared with antacids or histamine type 2 blockers : the role of gastric colonization. N Engl J Med 317 : 1376, 1987
40) Eddleston JM, Vohra A, Scott P, et al : A comparison of the frequency of stress ulceration and secondary pneumonia in sucralfate or ranitidine-treated intensive care unit patients. Cri Care Med 19 : 1491, 1991
41) Ben-Menachem T, Fogel R, Patel RV, et al : Prophylaxis for stress-related gastric hemorrhage in the medical intensive care unit. A randomized, controlled, single-blind study. Ann Int Med 121 : 568, 1994
42) Tryba M : Sucralfate versus antacids or H_2-antagonists for stress ulcer prophylaxis : a meta-analysis on efficacy and pneumonia rate. Crit Care Med 19 : 942, 1991
43) Aerdts SJA, van Dalen R, Clasener HAL, et al : Antibiotic prophylaxis of respiratory tract infection in mechanically ventilated patients : a prospective, blinded, randomized trial of the effect of a novel regimen. Chest 100 : 783, 1991
44) Ulrich C, Harinck-de Weerd JE, Bakker NC, et al : Selective decontamination of the digestive tract with norfloxacin in the prevention of ICU-acquired infections : a prospective randomized study. Intensive Care Med 15 : 424, 1989
45) Ferrer M, Torres A, Gonza'lez J, et al : Utility of selective digestive decontamination in mechanically ventilated patients. Ann Int Med 120 : 389, 1994
46) Pungin J, Auckenthaler R, Lew DP, et al : Oropharyngeal decontamination decreases incidence of ventilator-associated pneumonia. A randomized, placebo-controlled, double-blind clinical trial. JAMA 265 : 2704, 1991
47) Gastinne H, Wolff M, Delatour F, et al : A controlled trial in intensive care units of selective decontamination of the digestive tract with nonabsorbable antibiotics. The French Study Group on Selective Decontamination of the Digestive Tract. N Engl J Med 326 : 594, 1992
48) Brun-Buisson C, Legrand P, Rauss A, et al : Intestinal decontamination for control of nosocomial multiresistant Gram-negative bacilli : study of an outbreak in an intensive care unit. Ann Int Med 110 : 873, 1989
49) 長谷川敏彦：健康改革の世界的潮流の下，医療の効率と質が求められている"集中治療の質と投入資源の分析"．日本集中治療医学会雑誌 5：81, 1998

（稲葉　英夫）

和文索引

〔あ〕

圧支持換気　21,28
圧制御換気　166
圧損傷　15,163
圧一容量曲線　116

〔い〕

移植肺　179
1秒率　172
1秒量　172,177
一回換気量　124
一酸化窒素　9,99,125
一側肺換気　173
陰圧式人工呼吸器　144
陰圧人工呼吸　2
インジゴカルミン　42
インダクタンスプレチスモグラフィー　52
インドシアニングリーン　42
インピーダンスニューモグラフィー　52
インフォームド・コンセント　111,201

〔う〕

ウイニング　169
右心不全　107
運動方程式　17,33

〔え〕

エアトラッピング　167
エアリーク　172
液体換気療法　8,115

〔か〕

介護者トレーニングおよびチェックリスト　203
外傷　151
開心術後の一過性肺高血圧症　104
開心術後の肺高血圧症　107
化学発光法　108
下側肺傷害　61
片肺換気　174
活性凝固時間　187
カプノグラム　45
カプノメータ　42
カプノメトリ　42
過膨張　163
カルボキシヘモグロビン　41,53
換気・血流比　99
換気/血流ミスマッチ　119
換気の不均等性　178
換気不均等　178
換気力学　16,35
間欠的強制換気　25
――法　4
間欠的陽圧換気　2,23,24
還元ヘモグロビン　53
慣性　17

〔き〕

機械的モデル　17
気管支喘息　150
気管支透亮像　212
気管支肺胞洗浄　180
――検査　213
気管切開下人工換気法　198
気管内ガス吹送法　170
気管内挿管操作　144
気胸　169
気道開口部圧　19
気道（解剖学的）死腔　48
気道抵抗　49
気道内圧　15,19,48,155
気道内分泌物　120
機能的残気量　17,21
吸気時間　101
吸気終末ポーズ　48
吸気制御関数　19
吸気相同期方式　102
吸気側回路　101
吸気流量　101
急性呼吸窮迫症候群　104,115,183,212
急性呼吸不全　147
急性左心不全　145
急性増悪　147

教育　157
仰臥位　6
強制（mandatory）換気　21
強制分時換気　26
拒絶反応　180
「居宅」の選択肢　196
気流制限　167

〔く〕

空気配管　101
グラフィックモニター　51
クリティカルケア人工呼吸器　159
グレン手術　107

〔け〕

経口摂取　145
血管拡張作用　99
血管内皮細胞　99
血管平滑筋　99
血漿膠質浸透圧　185
血小板凝集抑制　109

〔こ〕

抗炎症作用　119
膠質浸透圧値　188
高炭酸症　164
高二酸化炭素血症　106
高頻度換気　4
高頻度ジェット換気　5,35
高頻度人工換気　21
高頻度人工呼吸　17,33
高頻度振動換気　5,35,124
高頻度陽圧換気　5
硬膜外麻酔　136,173
高mediator血症　184
誤嚥　155
呼気時間　102
呼気終末二酸化炭素分圧　43
呼気終末陽圧　106
呼吸位相変数　19
呼吸機能検査　177
呼吸窮迫症候群　115
呼吸筋　17
――酸素消費量　178

──仕事量　178
──疲労　170
呼吸仕事量モニター　55
呼収性アシドーシス　164
コミュニケーション　145
コロニー化　211
混合静脈血酸素飽和度モニター　54
コンソリデーション　61
コンプライアンス　17,48

〔さ〕

差圧型のフロートランスジューサ　50
再灌流障害　179
サイクル　20
サイクロスポリン　180
最高気道内圧　48
在宅酸素療法　195
在宅人工呼吸療法　195
サイドストリーム型　43
左心不全　109
左心補助循環装着　107
サーファクタント　10,115,119
──補充療法　125
酸化ヘモグロビン　53
酸素化障害　4
酸素供給量　55
酸素飽和度　53
酸素溶解度　117

〔し〕

支援体制　200
持続気道陽圧　4,21,29
持続強制換気　23
持続注入方式　101
持続鎮静法　129
持続的血液濾過透析　183
持続的陽圧換気　3
持続動脈内血液ガスモニター　53
持続陽圧換気　23,24
湿度モニター　56
至適PEEP　3
至適換気条件　122
自発（spontaneous）換気　21
シャント　100
従圧式レスピレータ　3
終末呼気陽圧　3,23,165,191
従量式レスピレータ　3

重力方式TLV　120,121
術後呼吸不全　177
術後疼痛　176
昇圧薬　106
消化管の出血　155
上気道閉塞　29
小児用人工呼吸器　100
静肺圧容量曲線　165
初期設定　156
食道内圧　55
食道の開口圧　155
ショート・ステイ　202
神経筋疾患　152
人工呼吸器回路交換　215
腎障害　180
浸水方式TLV　120,121
新生児遷延性肺高血圧症　104,107,125

〔す〕

睡眠時無呼吸　29
──症候群　7
ストレス潰瘍　215
ずり応力　165

〔せ〕

成人型呼吸窮迫症候群　5,15,149,163
成人用の呼吸器　101
静的コンプライアンス　115
接触時間　101
先天性横隔膜ヘルニア　125
先天性心疾患　107

〔そ〕

早期抜管　175
ソレノイド弁　104

〔た〕

体位　215
──交換　124
──変換療法　59
体外式肺補助　80,81
体外膜肺　8,107,126,180
代謝モニター　56
対費用効果　205
胎便吸引症候群　125
多呼吸窒素洗い出し曲線　178
多臓器不全　183
弾性　16,17,20

〔ち〕

中心静脈圧　188
超音波流量計　50
長期予後　203

〔て〕

抵抗　16,17,20
低酸素血症　104
低酸素性肺血管攣縮　9
定常流　100
適応　154
適応と前提条件　200
電気化学法　108

〔と〕

同期型間欠的強制換気　21
動粘度　117
動肺コンプライアンス　49
トリガー　19

〔な〕

内部リザーバ　109
ナフィオン®チューブ　47

〔に〕

II型呼吸不全　154
II型慢性呼吸不全　201
二酸化窒素　99
二次条件変数　21
24時間訪問看護　202

〔ね〕

熱線流量計　50
ネブライザー　104
粘液線毛クリアランス　211

〔は〕

肺移植　163,178
肺炎　150
肺活量　177
肺気腫　163,170
肺血管拡張療法　99
肺血管抵抗　125
肺高血圧　173
──crisis　107
──症　104,179
──発作　107
肺水腫　149,179
肺生検　180

肺損傷　163
肺動脈楔入圧　188
肺表面活性物質　115
肺胞死腔　48
肺胞内圧　119
肺容量減少手術　163
肺理学療法　176
パテントブルー　42
パルスオキシメータ　39
パルスオキシメトリ　39
搬送用システム　101
反応時間　108

〔ひ〕

非侵襲人工換気法　198
非侵襲的人工呼吸　15,29
非侵襲的陽圧換気法　7,143
表面張力　115

〔ふ〕

フォンタン手術　107
腹臥位　6,106
──呼吸管理　59
腹部膨満　155
プレッシャーコントロール換気　101
プレッシャーサポート換気　104
プレミキシング方式　101
ブレンダー　101

フロースルー型　43
プロポフォール　137,175
分時換気量　169,178
分離肺換気　54,180

〔へ〕

ベースライン　21
ヘパプラスチンテスト　188
ヘパリン結合人工肺　81,92,94
ヘパリン結合肺　92
ヘモグロビン　99
──酸素解離曲線　41
ヘリウムガス　10

〔ほ〕

補助調節換気　21,24
ボリュームコントロール換気　101

〔ま〕

麻酔　173
マスクの装着　156
マスクを付けるコツ　154
麻薬　175
慢性呼吸不全　152
慢性閉塞性肺疾患　109,147,163

〔み〕

ミダゾラム-ケタミン　133

〔む〕

無気肺　61,174

〔め〕

迷走神経遮断　179
メインストリーム型　43
メチレンブルー　42
メトヘモグロビン　41,53
──血症　109

〔や〕

夜間滞在サービス　200

〔よ〕

容量支持換気　29
容量損傷　15
余剰ガス　110

〔り〕

リーク　147,159
離脱　124
リバウンド現象　109
リミット　19
倫理委員会　111
倫理的配慮　205

〔れ〕

レスパイト・ケア　200,202
連続的動脈血液ガス　173

欧文索引

〔A〕

A-aD_{O_2}　53
ACT　187
activated coagulation time　187
acute respiratory distress syndrome　104,183,212
ACV　21,24,31
ADL　146
adult respiratory distress syndrome　15
a-ETD_{CO_2}分圧　43
air bronchogram　212

airflow limitation　167
airway opening pressure　19
airway pressure　19
airway pressure release ventilation　31
ALI　60
APRV　31,35
ARDS　15,59,104,115,146,149,163,165,183,212
assist control ventilation　21,24
auto-PEEP　51,168

〔B〕

BAL　213
barotrauma　5,15
BiPAP　30,31,35
biphasic or bilevel positive airway pressure　30
body immersion 方式 TLV　120
bronchoalveolar lavage　213

〔C〕

CDC　214
central venous pressure　188

CHDF 183
chemiluminescence 108
chronic obstructive pulmonary disease 109
CMV 23
Co オキシメータ 53
CO_2 溶解度 117
COHb 41,53
conditional variables 21
continuous hemodiafiltration 183
continuous mandatory ventilation 23
continuous positive airway pressure 21,29
continuous positive pressure ventilation 23
continuous quality improvement 214
control functions 19
COP 185
COPD 109,147,153,163,167
CPAP 21,29
CPPV 23,24
CQI 214
CVP 188
cyclic GMP 99

〔D〕

debris 120
demand regulated TLV 120, 122
dependent 120
DLV 54
$\dot{D}o_2$ 55
dynamic compliance 49
dynamic hyperinflation 168

〔E〕

$ECCO_2R$ 16
ECLA 80,81,82,83,84,85, 87,90,92,93,94,95
ECMO 8,16,107,126,180
EIP 48
electrochemical 108
EMMV 26
end-inspiratory pause 48
end-tidal CO_2 分圧 43
extended MMV 26
external PEEP 169

extracorporeal CO_2 removal 16
extracorporeal membrane oxygenation 16,107,126, 180

〔F〕

fractional saturation 53
FRC 17,123
functional residual capacity 17,123
functional saturation 53

〔G〕

guanylate cyclase 99

〔H〕

Hb 53
HbO_2 53
HFJV 35
HFO 35,124
HFV 33
HICPAC 214
high-frequency jet ventilation 35
high-frequency oscillation 35,124
high-frequency ventilation 33
HMV 195
——ガイドライン 205
——形成の意義 196
——社会保険適用 198
——定義私案 196
——の目標 197
home mechanical ventilation 195
home oxygen therapy 195
HOT 195
HPT 188

〔I〕

IABG 53
IMV 25
intermittent mandatory ventilation 25
intermittent positive pressure ventilation 23
intra-arterial blood gas 53
intrinsic PEEP 168

inverse ratio ventilation 27
IPPV 23,24
IRV 27

〔L〕

Laplace の式 115
liquid ventilation 115
liquid ventilator 122
LiquiVent® 117
LIS 60
lower inflection point 165
lung protective ventilatory strategy 165
LV 115

〔M〕

mandatory minute ventilation 26
meniscus 法 123
MetHb 41,53
MMV 26
MOF 183
mucociliary clearance 211
multiple organ failure 183

〔N〕

nasal CPAP 7
National Nosocomial Infection Survey 212
NIPPV 143
nitric oxide 99,125,180
NNIS 212
NO 9,99,125,180
NO 吸入システム 100
NO タンク 100
NO 濃度 101
NO_2 99
non dependent 120
noninvasive positive pressure ventilation 198
nosocomial pneumonia 209
NPPV 143,198
NPPV 専用機 158

〔O〕

O_2 delivery 55
open lung approach 15,165
outcome 205

[P]

partial liquid ventilation 119,120,123
PAV 5,31,33,35
PCV 101
PCWP 188
peak inspiratory pressure 48
PEEP 3,23,35,106,123,165,191
PEEP 増強効果 119,120
perflubron 117
perfluorocarbon 116
permissive hypercapnia 5,15,106,163,165
persistent pulmonary hypertension of newborn 107
P/F 比 53
PFC 116
phase variables 19
PIP 48
PLV 119,120,123
PMMA 187
polymethylmethacrylate 187
positive end-expiratory pressure 23,106,191
PPHN 107,125
pressure control ventilation 101
pressure regulated volume controlled ventilation 25
pressure-support ventilation 21,28,104
pressure time product 178
proportional assist ventilation 21,31
PRVCV 25
PSV 5,21,28,33,104
pulmonary capillary wedge pressure 188

[Q]

QOL 205

[R]

randomized controlled study 106
RDS 115
respiratory index 184
RI 184
R index 53

[S]

SB(T)-CO_2 47
SDD 215
selective digestive decontamination 215
SIMV 21,25,26
single breath test for CO_2 47
single breath (Test) for CO_2 47
SO_2 53
sucralfate 215
$S\bar{v}O_2$ モニター 54
synchronized IMV 25
synchronized intermittent mandatory ventilation 21

[T]

the Centers of Disease Control and Prevention 214
the Hospital Infection Control Practices Advisory Committee 214
TLV 120
total liquid ventilation 120
TPPV 198
tracheal gas insufflation 170
tracheostomy intermittent positive pressure ventilation 198

[U]

upper inflection point 165

[V]

VAI 196
VCV 101
ventilator assisted individual 196
ventilator associated pneumonia 146
ventilator induced lung injury 163
ventilator lung injury 15
volotrauma 15
volume control ventilation 101
volume recruitment 125
volume reduction surgery 170
volume support ventilation 29
V/Q ミスマッチ 119
VRS 163
VSV 29

[Y]

Y ピース 101,102

| 人工呼吸療法：最近の進歩 | 〈検印省略〉 |

2000年 3月10日　第1版第1刷発行
2001年11月15日　第1版第2刷発行

定価（本体7,600円＋税）

編著者　西　野　　　卓
発行者　今　井　　　彰
発行所　克誠堂出版株式会社
〒113-0033　東京都文京区本郷 3-23-5-202
電話 (03) 3811-0995　振替 00180-0-196804
印　刷　明石印刷株式会社

ISBN 4-7719-0218-6 C 3047 ¥7,600 E
Printed in Japan © Takashi Nishino, 2000

本書の複製権・翻訳権・上映権・譲渡権・公衆送信権（送信可能化権を含む）は克誠堂出版株式会社が保有します。
JCLS ＜㈳日本著作出版権管理システム委託出版物＞
本書の無断複写は著作権法上での例外を除き禁じられています。複写される場合は，そのつど事前に㈳日本著作出版権管理システム（電話 03-3817-5670，FAX 03-3815-8199）の許諾を得てください。